普通高等教育中医药类规划教材

# 中医儿科学

（供中医类专业用）

主　编　王萍芬
副主编　朱大年
编　委　玉振熹
　　　　苏树蓉
　　　　胡景瑞
主　审　何　珉

上海科学技术出版社

普通高等教育中医药类规划教材
中 医 儿 科 学
（供中医类专业用）
主编　王萍芬
上海世纪出版股份有限公司
上 海 科 学 技 术 出 版 社　出版、发行
（上海钦州南路71号　邮政编码200235）
新华书店上海发行所经销　上海书刊印刷有限公司印刷
开本787×1092　1/16　印张12.75　字数300 000
1997年4月第1版　2007年2月第15次印刷
ISBN 7-5323-4100-3/R·1079（课）
定价：12.00元

# 普通高等教育中医药类规划教材

# 前 言

根据国家教委《全国普通高等教育"八五"期间教材建设规划纲要》"要集中力量抓好本科主要专业主干课程教材建设"的精神，国家中医药管理局统一组织编审出版了普通高等教育中医药类规划教材。本套教材包括中医学、中药学专业的主要课程和针灸、中医骨伤科学专业主要专业课程教材，计有《医古文》、《中医基础理论》、《中医诊断学》、《中药学》、《方剂学》、《中医内科学》、《中医外科学》、《中医妇科学》、《中医儿科学》、《中医急诊学》、《内经选读》、《伤寒论选读》、《金匮要略选读》、《温病学》、《正常人体解剖学》、《生理学》、《病理学》、《生物化学》、《诊断学基础》、《内科学》、《针灸学》、《经络学》、《腧穴学》、《刺法灸法学》、《针灸治疗学》、《中医骨伤科学基础》、《中医骨伤学》、《中医骨病学》、《中医筋伤学》、《中医学基础》、《药用植物学》、《中药化学》、《中药药理学》、《中药鉴定学》、《中药炮制学》、《中药药剂学》、《中药制剂分析》、《中药制药工程原理与设备》等三十八门课程教材及其相关实践教学环节教材。

为了提高教材质量、深化教学领域改革，国家中医药管理局于一九九二年四月在杭州召开了全国中医药本科教材建设工作会议，研究部署了本套教材的建设工作，会后下发了《普通高等教育中医药类规划教材编写基本原则》、《普通高等教育中医药类规划教材组织管理办法》、《普通高等教育中医药类规划教材主编单位招标办法》等文件。通过招标，确定并聘任了各门教材主编。一九九二年十一月在北京召开的普通高等教育中医药类规划教材建设工作会议上，成立了普通高等教育中医药类规划教材编审委员会，讨论研究了本套教材的改革思路，并组成了各门教材编写委员会，确定了审定人。

为了保证教材的编写质量，先后召开了几次工作会议和教材审定会议，对各门课程教学大纲、教材编写提纲及教材内容进行了认真审定。最后，还征求了本套规划教材顾问委员会各位名老中医药专家的意见。通过多次会议以及全体编委审定人的共同努力，在名老中医药专家的指导下，使本套教材在前五版统编教材的基础上，在符合本科专业培养目标的实际需要方面，在理论联系实际、保持中医理论的系统性和完整性，反映中医药学术发展的成熟内容和教育改革新成果方面，在明确各门教材的教学目的、确定教材内容的深广度、促进教材体系整体优化等方面有了较大的提高，使本套规划教材内容能具体体现专业业务培养的基本要求和教学质量测试的基本标准。对少数教材根据课程设置的需要，进行了较大幅度的改革，使之更符合教学的需要。根据国家教委有关文件精神，各高等中医药院校、高等医药院校中医药类专业应优先选用这套由国家中医药管理局统一规划组织编审的规划教材。

随着中医药高等教育工作的不断改革与深化，本套教材不可避免地还存在一些不足之处，殷切希望各地中医药教学人员和广大读者在使用过程中，提出宝贵意见，以促使本套教材更臻完善和更符合现代中医药教学的需要。

普通高等教育中医药类规划教材编审委员会

一九九四年十二月

# 编写说明

本书是由国家中医药管理局普通高等教育中医药类规划教材编审委员会组织编写和审定的，供全国高等医药院校中医、针灸专业使用。

中医儿科学是一门临床专业课，是临床学科的主干课程之一。本书是培养学生掌握中医儿科专业知识的主要教材，在编写过程中，力求继承中医儿科学以往教材的特点，注重教材的科学性、实用性与先进性，突出中医临床思维方法和实践技能，遵循理论密切联系实际这一宗旨。本书删去了以往教材中与其他学科重复的病证，补充了佝偻病、病毒性心肌炎、儿童多动综合征等常见病。编写体例与原有中医儿科教材相比较，增加了诊断、鉴别诊断与研究进展三项，前者参考国家中医药管理局制定的中医病证诊断疗效标准，后者选取获得部、省级科研成果奖的研究资料及在全国重要中医药刊物上发表的论文。在治疗部分中，为使学生掌握更多的中医治疗手段，选录了具有实用价值的外治、针灸、推拿等疗法。

本书共分四章，分别介绍了儿科学基础知识，常见病证，时行疾病，初生儿病证。简要系统地阐述了中医儿科发展简史、生理特点、病理特点、喂养保健、四诊概要及治疗概要。对常见病证、时行疾病、初生儿病证，分别从病因病机、诊断依据、辨证论治诸方面作了详细论述，并对部分病证结合当前医学发展，介绍了现代研究进展。对每个病证的阐述，力求反映中医特色，保持中医理论的完整性和系统性。附录有小儿常用针灸及推拿疗法、常用中药、常用小儿实验室检查正常值等篇。为便于查阅，还附加了方剂索引。

本书由南京中医药大学郁晓维副教授协编。

中医儿科学编委会

一九九五年十一月

# 目　录

# 第一章　儿科学基础

中医儿科学是研究小儿生长发育，预防保健和疾病诊治的一门学科。数千年来，它随着中医学的发生、发展，逐步形成和发展起来，成为一门内容非常广泛的独立临床学科。

## 第一节　中医儿科学发展简史

中医儿科学的起源，据我国古代文献记载，远在春秋战国至两汉时期已有小儿医，《史记·扁鹊仓公列传》记载："扁鹊……闻秦人爱小儿，即为小儿医。"《内经》中也有关于小儿体质、生理特点、疾病诊断等记载，如《灵枢·逆顺肥瘦》指出："婴儿者，其肉脆血少气弱。"《素问·奇病论》提出："人生而病巅疾者，病名曰何？安所得之？岐伯曰：病名为胎病，此得之在母腹中时，其母有所大惊，气上而不下，精气并居，故令子发为巅疾也。"《汉书·艺文志》载有妇人婴儿方19卷。此外长沙出土的西汉墓《五十二病方》帛书中有"婴儿病痫"、"婴儿瘛"的记载。这些文字的记载都反映了中古时期医家已认识到多种小儿疾病，孕育着中医儿科学的萌芽。

从秦到两汉时期，儿科虽未形成专业，但对小儿疾病的认识和防治已有医案记载，如西汉名医淳于意曾以"下气汤"治婴儿"气鬲病"，又有东汉名医华佗曾以"四物女宛丸"治2岁小儿"下利病"。东汉末年，张仲景在医学上的成就对儿科学发展也有着深远的影响。继东汉之后，小儿医学在两晋、南北朝时代又有所进展。《隋书·经籍志》所载南北朝医药书中专门立出儿科、产科、妇女科等医事分科，同时也出现了有关小儿医学的专著，如王末钞的《小儿用药本草》2卷，徐叔响的《疗少小百病杂方》37卷等。

至唐代，政府设立太医署，由"医博士"教授医学，其中设少小科，学制为5年，促进了儿科专业的发展。相传第一部儿科著作《颅囟经》也在此时流传，书中首创"纯阳"理论，并对小儿脉法及惊、痫、疳、痢、丹毒等病的证治方药论述较详。巢元方《诸病源候论》一书介绍小儿疾病多至6卷，共255候，对小儿疾病的病源认识和证候的描述都很详细，对儿科学系统理论的形成有很大启迪。

唐代杰出医学家孙思邈，本着"生民之道莫不以养小为大，若无于小，卒不成大"的观点，重视小儿优生，指出先天十月怀胎的胎养，是保证下一代健康聪慧的重要条件，生后须注意小儿优育，指出婴幼儿护养至关重要。他在《备急千金要方》中首列"少小婴孺方"2卷，并将疾病分为9门，是最早记载儿科理法方药的专篇，总结了唐代以前的儿科诊疗经验。后世认为儿科理论的形成和发展起源于唐代，"少小婴孺方"是至为重要的史料。

两宋年代，中医儿科专业得到巩固与发展，宋太医局将医学分为9科，其中设小方脉。已产生专业儿科医家和专科著作，理论体系及临床疾病的防治也日趋成熟。钱乙是北宋年间的儿科名医，专业儿科40余年，学术造诣精湛，他善于将中医理论与儿科临床实际相结合，在前人基础上有所创造与发明。其学生阎孝忠整理的《小儿药证直诀》，反映了钱乙的学术思想，记载了他丰富的临床经验。该书在张仲景辨证论治思想的影响下，首创五脏辨证，提出治法方药，区分五脏的寒热虚实证候，创制泻白散、导赤散、地黄丸等五脏补泻方剂。钱乙在实践中根据儿科特点总结出面部望诊的经验，如“目内证”、“面上证”等，现仍为儿科诊断的重要方法。并将小儿体质特点概括为“脏腑柔弱，易虚易实，易寒易热”。对儿科四大证（痧、痘、惊、疳）的认识有较为详细的记载，区别了麻疹、天花、水痘等出疹性疾病。对惊风和癫痫作出明确鉴别，指出痫的特征为“口作五畜声”。惊风有急惊与慢惊之分，提出急惊用凉泻，慢惊用温补的治疗大法。钱乙还重视小儿脾胃病的调理，提出“疳皆脾胃病”的著名论点。在方药的应用上，以丸散膏丹剂型为主，方便小儿服用，还善用张仲景的麻黄汤、白虎汤等，其创制的异功散、七味白术散、六味地黄丸等著名方剂，不但广泛应用于儿科临床，其他学科也广为采撷。钱乙的学术思想为后世儿科医家所尊崇，并对整个中医儿科学的发展产生了重大影响，后世称其为“儿科之圣”。

北宋年间，天花与麻疹流行，山东名医董汲善用寒凉法诊治麻、痘、斑、疹，所著《小儿斑疹备急方论》是论述小儿麻、痘、斑、疹的第一部专著。南宋名医陈文中根据自己长期的临床经验，大胆提出了用温补方药治疗小儿痘疹，为痘疹的治疗开辟了新的途径。陈文中不仅是一位治疗痘疹的专家，对小儿杂病的证治，亦皆收奇效，著有《小儿痘疹方论》、《小儿病源方论》两书传世。陈文中与钱乙的学术思想对后世儿科影响很大，儿科领域中长期存在的温补与寒凉两种学术思想的争鸣即始于此，温补与寒凉的学术争鸣，开始局限于痘、麻范围，以后扩展到儿科各个领域。这种学术争论对于儿科的基础理论与临床治疗的深入研究，产生深远影响，促进了中医儿科学的发展。

南宋刘昉等编著的《幼幼新书》40 卷，整理、汇集了宋代以前儿科学术成就，如巢元方、孙思邈、王怀隐、钱乙等医家的学术经验，咸悉摘录，并注明引证出处，附有己见。书中还收集了不少民间医生的验方、单方、遗佚方，内容详尽，取材广博，是当时世界上内容最完备的儿科专著，成为后人研究宋代以前儿科文献的主要著作。

此外，南宋时还有《小儿卫生总微论方》20 卷.对自初生至儿童，内外五官诸多疾病的证治，均分门别类，详细收录，书中明确指出新生儿脐风、撮口是由于断脐不慎所致，与成人因破伤而得的破伤风是同一种疾病，提出切戒用冷刀断脐，主张用烙脐饼子按脐上烧灸脐带，再以封脐散裹敷，这种方法不仅具有消毒作用，且为初生儿开辟了新的给药途径。

总之，宋代医学在小儿生长发育、喂养保健、生理病理、辨证论治诸方面都已形成独特的体系。

金元四大家大多一专多能，各科兼长，在他们的著作中均有儿科的有关论述，如刘完素在《宣明方论·儿科论》中提出：“小儿病者纯阳，热多冷少也”。主张用辛凉苦寒、泻热养阴以治小儿热病。李东垣的脾胃学说对促进儿科脾胃病的研究具有重要影响，他的补中益气汤、清暑益气汤等至今仍为儿科广泛应用。张子和治热性病善用攻下法，为小儿治疗热性病采用“上病下取”提供了理论依据。朱丹溪提出“阳常有余，阴常不足”的观点，对儿科阴虚体质及热病伤阴而采用滋阴方法治疗具有很大影响。

元代有影响的儿科医家曾世荣，著有《活幼口议》及《活幼心书》，前者对小儿保育、审脉、辨证、用药等提出了新的见解。《活幼心书》3 卷，上卷活幼心论，将小儿病因病理、证治方药编成七言歌括四句，加以注解，以便初学者理解与背诵；中卷活幼心证，论述常见小儿病证方药，颇多临床经验，尤其对惊风出现抽搐症状，多从心经治疗，有其独特见解；下卷活幼心方，介绍了儿科常用的方剂。曾世荣的学术思想对儿科学的发展具有一定贡献。

明清时期是中医儿科学飞速发展的时期，从事儿科专业人员激增，大批儿科医家著书立说，至今保存的儿科专著500多种中绝大部分为明清医家所作。如徐用宣的《袖珍小儿方》辑明代以前儿科诸家经验，分72门，共624方，各证齐备，叙述详明。寇平的《全幼心鉴》则对儿科医生守则、小儿生理、保育调理，以及望诊、脉法予以说明，其中以面部望诊及虎口三关望诊描述尤详。鲁伯嗣的《婴童百问》共10卷，详究儿科病源与证治，收集宏博，出方共800余首，在儿科界自成一家。薛铠、薛己父子精于儿科方脉，著《保婴撮要》20卷，针对当时初生儿破伤风病死率很高，采用火烧断脐法预防初生儿破伤风，并开创了小儿外科之先河，《保婴撮要》11～20卷中有6卷撰写小儿外科病证70余种，分析小儿外科疾病的病因病机时，重视乳母饮食及情绪变化对小儿的影响，并附有很多小儿验案，至今仍具有临床参考价值。

明代世医万全，著有《万氏家藏育婴秘诀》、《万氏家传幼科发挥》，《万氏秘传片玉心书》等，对小儿喂养、调护、疾病的预防、养胎、新生儿断脐、拭口、预防脐风等方面作了精辟论述，提出小儿发病的三因论。在论述急惊风疾病转归时，首次提出："有急惊风变成痫者"、"急惊风成瘫者"、"惊风后瘖不能言"等后遗症。对内钓、外钓、马脾风、客忤、龟胸及感受风寒引起的类似惊风之证进行了详细辨析，治疗惊风重视元气与脾胃，提出不可妄用辛香与寒凉之剂。治疗疾病首重保护胃气，提出五脏以胃气为本的思想。所创万氏家传十三方，至今仍为临床广泛使用。万氏提出的小儿"五脏之中肝有余，脾常不足，肾常虚"，"心常有余而肺常不足"的观点，高度概括了小儿生理、病理特点，对于小儿的保育与疾病防治具有重要意义。此外，万全较早应用推拿法治疗小儿疾病。万全的学术理论与临床经验对于儿科学的发展起着积极的推动作用。

王肯堂的《证治准绳·幼科》综合概括整理明代以前有关儿科文献之长，参与己见，使审证论治不偏不倚，有所遵循。由于书中引证广博，还保留了一些古代已佚的儿科学资料，因而具有较高的参考价值。张景岳在《景岳全书·小儿则》中提出小儿辨证重在表里寒热虚实，并对小儿生理病理特点提出了个人独特的见解。

清代儿科医家夏禹铸所著《幼科铁镜》重视望诊，提出"有诸于内而形诸于外"的著名论点，从望面色、审苗窍来辨脏腑的寒热虚实，并用灯火十三燋疗法治疗脐风等证。对惊风的治法提出："疗惊必先豁痰，豁痰必先祛风，祛风必先解热，解热必先祛邪"的理论，至今仍有现实指导意义。谢玉琼的《麻科活人全书》综合各家治疗麻疹之心得，加上自己的丰富临床经验，将麻疹各个阶段的辨证与治疗作了详细的介绍，是一部较有影响的麻疹专著。

陈飞霞为清代具有代表性的儿科医家之一，他的《幼幼集成》是一部集大成的儿科名著，全书汇集、整理了清代之前的儿科理论与临床经验，按照理论联系实际的原则，广泛采纳诸家学说，并结合作者个人见解加以阐发，既不单纯地引经据典，更不人云亦云，全书比较切合实际。书中重视"胎禀"、"护胎"，认为胎婴在腹，与母亲的精神、饮食、劳逸等有密切关系，所以孕母必须十分重视这方面的调摄。书中还详细论述初生儿疾病的防治和诊法。叙述常见病证达30余种，每叙一病以类相从，对其病因病机症状特点辨别甚详。论治方面，首列正方，其未尽者，复以经验简方及外治之法。突出辨证，独抒己见，师古而不泥古，如对惊风、伤寒、痉病、杂病、诸搐搦症，提出误搐、类搐、非搐的区别，具有独特的见解，推动了惊风理论的研究和发展。他对小儿指纹诊法既不全盘肯定，也不全盘否定，提出当以"浮沉分表里，红紫辨寒热，淡滞定虚实"，颇切临床实际，故为后世多数医家所采纳。

吴鞠通的《温病条辨·解儿难》详细介绍小儿暑痉的证治，指出“痉由于暑，只治痉之因而痉自止，不必沾沾但以痉中求之。”为后世治疗小儿暑温提供了理论依据。吴鞠通还对小儿体质特点提出“稚阳未充，稚阴未长”学说，从而丰富了小儿生理特点内容，对防治小儿疾病具有临床指导意义。

清代叶天士的《临证指南医案·幼科要略》、沈金鳌的《幼科释迷》、周震的《幼科指南》等也各有特色。明清时期还有几部集体或国家主持编写的儿科专著，一为明代《普济方·婴孩》，此书广收博引，所载宏伟；一为清代《医宗金鉴·幼科杂病心法要诀》及《医宗金鉴·痘疹心法要诀》，其条理分明，立论精当，切合于临床应用。还有清代的《医部全录》，载有儿科100卷，内容丰富，影响甚广。

明清时期的医家还十分重视痘疹的防治，现有麻痘专书120余种，绝大部分出自明清时期。如蔡维藩的《小儿痘疹袖金方论》、徐谦的《仁端录》、万全的《世医痘疹心法》、翁仲仁的《麻疹心法》、吴建钮的《异传稀痘经验良方》等，从这些宝贵的著作中可以看出中医儿科医学对痘疹的防治积累了极为丰富的经验。稀痘方是牛痘接种发明以前预防天花的方法，如郭子章《博集稀痘方论》中载有“稀痘方”以饮未痘儿“辄饮辄效”。《三冈识略》记载用痘浆染衣，让未出痘的小儿穿着，可以诱发轻症天花，这是原始的人痘接种法，在明·隆庆年间已经盛行推广到各地。张琰著的《种痘新书》记载“以佳苗引出胎毒，斯毒不横，而证自顺。”所用的“佳苗”是以鼻痘发出的痘痂研粉为种苗，经不断改进递相接种，故毒性愈来愈减弱，用佳苗人工引种的痘，症状多轻而顺利。清·康熙时俄罗斯遣人至中国学种痘，至17世纪，人痘接种法已先后流传至土耳其、英国、朝鲜、日本等国，可见我国人痘接种法的发明与推广，比英国人琴纳发明的牛痘接种法要早，是世界免疫学发展的先驱。

清代温病学说的兴起，更进一步促进了儿科学的发展，叶天士的《外感温热篇》、吴鞠通的《温病条辨》、陈平伯的《外感温热篇》等，开阔了儿科证治的视野。近代以来，对许多急性传染病如小儿暑温等的治疗，仍是依据温病学说的理论知识和临床实践经验而取得显著成效。

中华人民共和国成立以后，中医儿科学有了迅速的发展，儿科领域出现崭新面貌。古代所称的痧、痘、惊、疳四大要证中，天花已被消灭，麻疹成为强弩之末的散发性疾病。由于普遍推广小儿计划免疫，由传染病所引起的急惊风的发病率已大为减少，新生儿破伤风的发病率也明显下降。在治疗方面，中医儿科已掌握暑温、胎黄、硬肿症等病证的证治规律，取得可喜成果，对病毒性肺炎、支气管哮喘、癫痫等病证的认识与治疗也取得很大的进展。

在医学教育方面，也取得长足的进展，全国各地建立了中医院校，招收专科、本科、研究生等各个层次的学生，发展了中医儿科教育，编写了不同层次的中医儿科学教材、参考资料、各种类型的题库，整理和出版了大批中医儿科著作，80年代出版的《中医儿科学》达130余万字，集古今儿科之长，是目前中医儿科的大型参考书。90年代出版的《实用中医儿科学》比较系统、全面、准确地反映了中医儿科学理论体系，并适合现代临床的实际需要。

在剂型改革方面，除进一步研究传统的丸散膏丹外，近年来陆续研制新型的冲剂、口服液、滴鼻剂、栓剂、膜剂、注射剂等，茵栀黄、清开灵、双黄连、醒脑静等静脉注射液，成为小儿常用的急救药品。外治剂型可免除小儿服药困难，颇得医生与病家青睐，成为儿科医疗保健工作中的常用剂型，也起了很大的作用。

近十多年来，中医儿科学术交流也十分活跃，全国许多省市已相继建立了中医儿科专业委员会，1983 年 9 月成立了中国中医药学会儿科学会，这对促进全国中医儿科界的团结和推动中医儿科学术的发展，起到了积极的作用。

## 第二节 年龄分期

小儿自生命开始到长大成人，始终处在生长发育的动态过程中，不同年龄的小儿在形体、生理、病理方面各有其不同特点。由于不同的环境、气候、生活条件等影响，各年龄组小儿患病种类、病理变化、临床表现也各有差异。将整个小儿期划分为若干阶段，可以更好地指导教养和防治疾病。

古代医家对小儿年龄划分说法不一，早在《灵枢·卫气失常》中提出："十八已上为少，六岁已上为小"，《小儿卫生总微论方·大小论》则提出："以今时言之，当以十四岁以下为小儿治"。对年龄分期划分比较详细的记载当推《寿世保元·儿科总论》："夫小儿半周两岁为婴儿，三四岁为孩儿，五六岁为小儿，七八岁为龆龀，九岁为童子，十岁为稚子矣"。

现根据小儿生长发育特点，将年龄分为以下六期。

### 一、胎儿期

从受孕到分娩共 40 周，称为胎儿期。胎儿完全依赖于母亲而生存，孕母的健康情况和卫生环境均可影响胎儿的生长发育。在整个孕期内，尤其在受孕的前 3 个月，胎儿的各脏腑器官迅速发育分化，并基本形成，此时孕母若因遭受物理、药物、感染、劳累、营养缺乏、心理因素等不良因素，影响胎儿的正常生长发育，可以导致流产、死胎、先天畸形。因此要做好胎儿期保健，指导孕期卫生，预防感染，保证饮食营养，劳逸适度，避免外伤及放射线照射，减少不必要的用药。

古代医家很重视胎儿保健，称之为"护胎"、"养胎"、"胎教"，提出许多切实可行的措施。如《内经》针对孕妇的精神调摄，提出要居住清静，性情和悦；《备急千金要方》中提出孕妇应禁酒及冰浆；《万氏家藏育婴秘诀》则提出孕妇有疾不可妄投药饵。这些论述对胎儿保健具有一定的指导意义。

当前国际上将孕期 28 周到出生后 7 天止，定为围产期。围产期小儿死亡率最高，70 年代国内部分城市统计，围产期死亡率在 18‰～24‰，半数死于未出生之胎儿期，要降低围产期死亡率，就必须加强胎儿保健，以及改进分娩技术。

### 二、新生儿期

从出生到 28 天，称为新生儿期。新生儿脱离了母体，体质十分稚嫩，各种生理功能尚未健全，对许多疾病的防御能力十分薄弱，因此容易发生体温不升、体重减轻等症。亦可因分娩过程中处理不当，损伤胎儿，导致产伤、窒息、硬肿、脐风等疾。因此，应特别重视新生儿喂养、保暖、消毒隔离、皮肤保护等，予以细心养护。

### 三、婴儿期

从生后 28 天到满 1 周岁为婴儿期。这个时期生长发育特别迅速，1周岁体重为出生时的 3 倍，身长为 1.5 倍，头围、胸围的发育也以婴儿期为最快，头围周岁时已达 46cm左右。脏腑功能也在继续发育和完善。保健重点为提倡母乳喂养，指导合理营养，及时增加辅食，预防疳证、佝偻病的发生，同时要按时接受计划免疫接种，注意护理和教养。此期小儿脾胃功能薄弱，如喂养不当，容易发生脾胃疾病，如泄泻、食积、呕吐、疳证等。

## 四、幼儿期

从1周岁到3周岁为幼儿期。这一时期小儿体格增长较婴儿期缓慢，生理功能日趋完善，乳牙开始出齐，语言、动作及思维活动发展迅速。断乳后由于食物品种转换，脾胃功能比较薄弱，容易造成吐泻、疳证等病证。随着小儿年龄增加，户外活动逐渐增多，接触传染病的机会增加，故多种小儿时行疾病如痄腮、顿咳、丹痧、水痘等发病率明显增高，应做好消毒隔离等预防工作。由于识别危险、保护自己的能力尚差，幼儿期容易发生意外事故，如中毒、烫伤等。

## 五、幼童期

从3周岁到7周岁为幼童期，也称学龄前期，这个时期由体格的迅速发育转到神经精神的迅速发育，与成人接触更密切，理解和模仿力增强，语言逐渐丰富，并具不少抽象概念，如数字、时间等。这一时期小儿具有高度的可塑性，要注意培养他们具有良好的道德品质和良好的卫生习惯。

由于生长发育仍未完善，与外界环境接触更广，仍很容易罹患各种时行疾病，水肿及风湿热痹也好发于这个年龄，因此要继续做好预防保健工作。此期小儿活动范围增大，更须注意防止中毒、触电、跌扑等意外事故发生。

## 六、儿童期

从7周岁到12周岁为儿童期，因大多为6～7岁入学，故也称学龄期，此时小儿体格发育仍稳步增长，大脑思维、分析能力，体力活动均有进一步发展，已能适应学校、社会环境，对各种时行疾病的抗病能力加强，疾病的种类及表现基本接近成人，这是增长知识，接受教育的重要时期，要因势利导，使他们在德、智、体三方面都得到发展，并应注意劳逸结合，保护视力，预防龋齿，保证充分的营养等。

# 第三节　生长发育与生理特点

生长和发育是小儿时期特有的生理现象，也是不同于成人的基本特点。生长指小儿形体的增长，发育表示各种功能的演进。生长发育的整个过程，形态和功能的不断成熟、完善，反映了小儿的生理特点。

## 一、生长发育

### （一）体格发育

体格发育是健康小儿生长发育规律的总结，用来衡量小儿健康状况的标准，体格发育与社会条件、气候、地理、营养、疾病等有密切关系，必须综合全面情况，方能作出正确判断。现从体格发育方面列举生理常数如下。

1．体重　体重是作为衡量小儿生长发育和营养状况的指标，也是西医学计算药量的根据。体重增长过快，超过一般规律时，应注意有无肥胖症；体重不足，低于标准 15%以上时，应考虑营养不良或其他消耗性慢性病。同一年龄小儿的体重在正常情况下可有一定的个体差异，其波动范围不超过正常的 10%。测量体重的时间，应在清晨空腹排尿之后。

小儿初生体重平均约 3kg，生后 1 周内可有暂时性的体重下降，但不超过出生体重的 10%，一般在生后 7～10 天内恢复到出生时的体重。生后前半年平均每月增长 600g，7 个月到 1 岁平均每月增长 500g，2 岁时体重为 12kg，2 岁以后平均每年增长 2kg。

1～6 个月　体重(kg)＝3＋0.6×月龄

7～12 个月　体重(kg)＝6.6＋0.5×(月龄－6)＝3.6＋0.5×月龄

2～12 岁　体重(kg)＝2×(年龄－2)＋12＝8＋2×年龄

2．身长　身长是反映骨骼发育的重要指标之一，身长的显著异常是疾病的表现，如身长低于正常的 30%以上，要考虑侏儒症、营养不良等。测量身长时，3 岁以下采用卧位，3 岁以上采用立位，要求足跟、臀、两肩部及枕后同时紧靠立柱。

小儿初生时身长约 50cm，出生后第 1 年增长 25cm。2 岁后用下列公式推算：

身长(cm)＝75＋5×年龄

此外，还有上下部量的测定，上部量从头顶到耻骨联合上缘，下部量从耻骨联合上缘到足底。上部量与脊柱的增长有关，下部量与下肢长骨的发育有关。新生儿下部量比上部量短，中点在脐上，1 岁时中点在脐下，6 岁时中点移至脐与耻骨联合之间，12 岁左右上下部量相等，中点恰好在耻骨联合上。

3．头围　用软卷尺自双眉上最突出处，经过枕后结节绕头一周的长度，即为头围。新生儿头围平均约 34cm，生后半年增加 8cm，后半年增加 4cm，第 2 年内又增加 2cm，约为 48cm，5 岁约为 50cm已逐渐接近成人。头围过小多为小头畸型；过大则可能为脑积水等引起。

4．胸围　测量时 3 岁以下小儿可取卧位或立位，3岁以上取立位，用软卷尺由背部平肩胛骨下方，经过乳头绕一周的长度，即为胸围。观察呼气与吸气时的胸围，取其平均值。出生时胸围约32cm，第 1 年增长约 12cm，第 2 年增长约 3cm。1 岁内胸围常小于头围，1 岁时几乎相等，2 岁以后胸围超过头围。佝偻病及营养不良者则胸围较小。

5．囟门　后囟门关闭时间出生后 2～4 个月内(部分出生时已闭)；前囟门位于顶骨与额骨之间，呈菱形，6 个月时逐渐缩小，12～18 个月时关闭。

量囟门一般是测量前囟门，用尺量出前囟菱形两条对边中点连线的长度即为前囟门的大小，一般出生时约为 1.5～2cm。囟门的大小和闭合的早迟可反映颅骨发育的情况，前囟过小，6 个月以前就已闭合，常见于脑发育不全、小头畸形、某些遗传病、维生素D中毒等；前囟大、闭合晚，主要见于颅骨发育障碍及颅内压持续增高的疾病，如佝偻病、呆小病、解颅等。

6．牙齿　小儿有乳牙与恒牙两种。出生后 5～10 个月开始出乳牙。如出牙过晚，多见于佝偻病、营养不良、先天愚型等。一般 1 岁时出 8 颗牙；1 岁以后长出上下左右第一乳磨牙，1 岁半出尖牙，2 岁出第 2 乳磨牙，20～30 个月出齐 20 颗乳牙。6 岁以后开始换为恒齿，并长出第 1 恒磨牙，12 岁以后长出第 2 恒磨牙，至 12～15 岁长满 28 颗恒齿。第 3 恒磨牙一般在 17～30 岁长出，称为智齿，也有始终不出者。6～24 个月正常小儿牙齿数，可用下列公式计算：

牙齿数＝月龄－4（或6）。

7．呼吸　年龄愈小，呼吸愈快。1～3个月每分钟约45～40次，4～6个月每分钟约40～35次，6～12个月每分钟约35～30次，1～3岁每分钟约30～25次。

8．脉搏　年龄愈小，脉搏愈快。新生儿～1岁每分钟160～120次，1～3岁每分钟120～100次，3～5岁每分钟110～90次，5～7岁每分钟100～80次，7～12岁每分钟90～70次。

9．血压　年龄愈小，血压愈低。一般收缩压不得低于9.9～10.7 kPa(75～80mmHg)，不能超过16.0kPa(120mmHg)，舒张压不得超过10.7kPa(80mmHg)。正常情况下，下肢血压比上肢血压约高2.7～5.3kPa(20～40mmHg)，各年龄期小儿的正常血压，可用下列公式计算：

收缩压(kPa)＝10.7＋0.27×年龄

舒张压(kPa)＝收缩压×($\frac{1}{2}$～$\frac{2}{3}$)

测血压应在小儿安静状态下进行，一般只测一侧上肢即可，怀疑有主动脉缩窄或大动脉炎时，应测下肢血压。

**（二）动作、感觉发育**

1．动作发育　动作的发育直接与肌肉的发育，尤其是中枢神经系统的发育有密切关系。发育顺序是由上到下，由不协调到协调，由粗到细地进行。新生儿仅有反射性活动(如吸吮、吞咽等)和不自主的活动。1个月小儿在睡醒后常作伸欠动作；2个月俯卧时开始抬起头；3～4个月俯卧时能抬起前半身；6个月能翻身；7个月会独坐；9个月会爬，会扶着栏杆站立；1岁能独自站立，开始学走，多数13～15个月能独立行走。以后随着年龄的增长而能登梯、跳跃，动作也逐渐有力、精细和准确。

小儿精细动作的发育表现在握物的方式上。5个月时眼与手的动作取得协调，能有意识地抓取面前的东西，先是用手掌一把抓握；至9～10月会用拇指对食指拈取细小物件，并能来回挪动、传递；约15个月时，动作更灵巧准确，会堆叠积木；18个月会叠5～6块；24个月会叠6～10块；36个月会叠12块。

2．听觉　由于新生儿耳窍发育未全，所以听觉很不灵敏，但对强大的声音有瞬目、震颤的反应。2周的小儿即可集中听力，3个月时对声音有定向反应。

3．视觉　新生儿的眼睛已有感光反应，当给予强光时，可以引起闭眼。从第2个月开始，有注视物体的能力；自第3个月开始，可追寻活动着的玩具或人；自5个月开始，可以辨认物体的颜色和形状，能认识母亲。

**（三）语言发育**

语言发育反映神经的发育，一般可分为四个阶段。

1．发音阶段　新生儿除哇哇啼哭，没有其他发音；2个月能发出和谐喉音；3个月发出喃喃之声。

2．咿呀作语阶段　5～6个月会发出单调音节；7～8个月会发复音，如“妈妈”、“爸爸”等，并可重复大人所发简单音节。

3．单语单句阶段　1岁以后能说日常生活用语，如睡、吃、走等；15个月能说出自己名字；1岁半能讲单句，能用语言表达自己的要求，如吃饭等。

4．成语阶段　2岁后能简单交谈，4～5岁能用完整的语言表达自己的意思，7岁以上能较好掌握语言。

小儿语言的发育，除了与神经发育有密切关系之外，还需有正常的听觉和发音器官，并与后天教养有关。

上面介绍的生理常数，反映了小儿生长发育的过程和规律。古代医家提出的变蒸学说即是阐述小儿生长发育的理论。早在《脉经》和《诸病源候论》中已提到变蒸学说。《诸病源候论·变蒸候》指出："小儿变蒸者，以长血气也，变者上气，蒸者体热。"钱乙进一步阐明了变蒸为生长发育的理论，他在《小儿药证直诀·变蒸》中指出："小儿在母腹中，乃生骨气，五脏六腑成而未全。自生之后，即长骨脉，五脏六腑之神智也。变者，易也。又生变蒸者，自内而长，自下而上，又身热，故以生之日后三十二日一变。变每毕，即情性有异于前。何者？长生腑脏智意故也。"薛已在《保婴撮要·变蒸》中也提出："变者生五脏也，蒸者养六腑也，变者上气，蒸者发热，每经一变一蒸，情志即异。"也支持了变蒸属小儿生长发育的理论。

综观上述，古代医家用变蒸来归纳解释小儿的形态发育和智慧增长规律是有一定价值的，每蒸毕，均有变化，这是符合小儿在1岁以内发育迅速的规律，小蒸以后接着大蒸，也符合1岁以后生长发育速度逐渐减慢的规律。但变蒸学说认为在发育过程中必定出现一些发热等异常现象，是不正确的。若将疾病中所出现的发热、呕吐等证视为变蒸过程，不及时处理，将会造成不良后果。

## 二、生理特点

关于小儿生理特点，古代医家论述甚多，可归纳为生机蓬勃，发育迅速；脏腑娇嫩，形气未充两方面，理论上创立了纯阳学说与稚阴稚阳学说。

**（一）生机蓬勃，发育迅速**

这是小儿生理特点之一，用来比喻小儿时期的生长发育非常快速。以形体发育为例，小儿体重，从初生至周岁增长3倍，身长增长1倍半，头围增长1/2倍。动作功能、智力发育及脏腑功能活动也是快速增长，不断向完善、成熟的方面发展。古人观察到小儿这种生机蓬勃，发育迅速的动态变化，理论上用"纯阳"来概括，称小儿为纯阳之体。所谓"纯阳"，是指小儿在生长的过程中，表现为生机旺盛，蓬勃发展，好比旭日之初升，草木之方萌，蒸蒸日上，欣欣向荣，并非说正常小儿是有阳无阴或阳亢阴亏之体。纯阳学说是以生机蓬勃，发育迅速的客观存在为基础，成为生理特点的理论依据之一。

**（二）脏腑娇嫩，形气未充**

这是小儿生理的另一特点，脏腑是指五脏六腑，形气是指形体结构、气血津液和气化功能。小儿出生之后，五脏六腑都是娇柔嫩弱的，其形态结构、四肢百骸、筋骨肌肉、气血津液、气化功能都是不够成熟和相对不足的，这种体质特点，古代医家早有论述，如《灵枢·逆顺肥瘦》中说："婴儿者，其肉脆血少气弱"，《颅囟经·病证》提出："孩子气脉未调，脏腑脆薄，腠理开疏"，《小儿病源方论·养子十法》则说："小儿一周之内，皮毛、肌肉、筋骨、脑髓、五脏六腑、营卫、气血，皆未坚固"，清代吴鞠通在前人论述的基础上，将这种生理现象归纳为"稚阳未充，稚阴未长"，奠定了"稚阴稚阳"学说。小儿脏腑娇嫩，形气未充具体表现在肌肤柔嫩，腠理疏松，气血未充，肺脾娇弱，肾气未固，神气怯弱，筋骨未坚等方面。如初生至婴儿期小儿，头大颈细，躯干上部长，下部短，1岁半之内小儿前囟未闭，肌肤薄嫩，皮毛不密，头发黄细，睡时容易出汗，悲啼喜笑，情志变化常发生在瞬息之间等。五脏六腑功能皆属不足，尤其以肺、脾、肾三脏更为突出。

1．肺常不足 肺主一身之气，外合皮毛腠理。肺脏娇嫩，则卫外不固，而易为外邪所侵。肺之气赖脾之精微而充养，脾胃健旺，则肺卫自固，而小儿脾亦不足，故肺气亦弱。

2．脾常不足 脾为后天之本，主运化水谷精微，为气血生化之源。小儿发育迅速，生长旺盛，对营养精微需求较成人相对为多，但小儿脾胃薄弱，饮食稍增，即易引起运化功能失常，故曰脾常不足。

3．肾常虚 肾为先天之本，肾中元阴元阳为生命之根，关系到人的禀赋体质与成长，各脏之阴取之于肾阴的滋润，各脏之阳依赖于肾阳之温养。小儿生长发育、抗病能力以及骨髓、脑髓、发、耳、齿等的正常发育和功能都与肾脏有关。小儿初生正处生长发育之时，肾气未盛，气血未充，肾气随年龄增长而逐渐充盛，此即小儿"肾常虚"之义。

此外，小儿五脏功能生理特点，还表现为"肝常有余"及"心常有余"。所谓"肝常有余"，不是指小儿"肝阳亢盛"，主要是指小儿时期肝主疏泄，具有升发疏泄全身气机的功能，正如《幼科发挥·五脏虚实补泻之法》中说："云肝常有余，脾常不足者，此却是本脏之气也。盖肝乃少阳之气，人之初生，如木之方萌，乃少阳生长之气，以渐而壮，故有余也。""心常有余"，同样不是指"心火亢盛"，而是指小儿发育迅速，心气旺盛有余，呈生机蓬勃之象，故《万氏家藏育婴秘诀·五脏证治总论》说："心属火，旺于夏，所谓壮火之气也。"当然，由于小儿脏腑经络柔嫩，精气未充，感邪后易化热化火，引动肝风，以及由于肾阴不足，心火易炎，此乃"肝常有余"、"心常有余"的另一含义。

## 三、关于纯阳与稚阴稚阳学说

"纯阳"与"稚阴稚阳"都是古代医家用来说明小儿生理特点的理论。"纯阳"是指小儿生机蓬勃，发育迅速。"稚阴稚阳"是指小儿脏腑娇嫩，形气未充，骨骼肌肉、筋骨皮毛以及精神意识等与成人相比均属不足。

"纯阳"最初用来说明宇宙现象，晋书《郭璞传》记载"时在岁首，纯阳之月"，是以"纯阳"来比喻四季更换的时令之首。《颅囟经·脉法》中用以引申说明小儿的生理特点，提出"凡孩子三岁以下，呼为纯阳，元气未散"。之后，历代医家也纷纷用"纯阳"理论说明临床的脉象特点、治疗法则、疾病性质与发病特点。《宣明方论·小儿门》说："大概小儿病者纯阳，热多冷少也"；《医学正传·小儿科》说："夫小儿八岁以前曰纯阳，盖其真水未旺，心火已炎"；《幼科要略·总论》提出："襁褓小儿，体属纯阳，所患热病最多"。这些都从不同角度提出"纯阳"的概念。但是从生理方面来理解"纯阳"，则认为是用以说明小儿时期生机蓬勃，发育迅速这一特点的。

稚阴稚阳学说在理论上是纯阳学说的发展，说明小儿体质除生机蓬勃，发育迅速之外，还存在脏腑娇嫩，形气未充的一面。这里"阴"，是指体内精、血、津液等物质；"阳"是指体内脏腑的各种生理功能与活动，"稚阴稚阳"说明小儿无论在物质基础与生理功能上，都是幼稚和不完善的。稚阴稚阳学说也为小儿发病容易这一病理特点奠定了理论基础。

纯阳与稚阴稚阳学说，都是在阴阳学说范畴内，从不同角度反映了小儿生理特点，同时也为阐明小儿病理特点，指导临床治疗提供了重要的理论依据。

# 第四节 发病原因与病理特点

小儿疾病的发生，其病因虽与成人基本相同，但由于小儿的体质特点，故还有其特殊性。小儿疾病的发生，一是机体正气不足，御邪能力的低下，二是由于对某些病邪的易感性所致。小儿肺脏娇嫩，形气未充，抗病力差，不耐外邪侵袭，容易发生外感疾病，尤其是外感时行疾病。小儿又"脾常不足"，调护失当，则容易引起脾胃病证。亦有因先天禀赋不足，以及母体遗传、胎中受病、分娩不顺等因素所产生的一些特殊疾患。此外，由于小儿脏腑柔弱，不仅发病容易，而且变化迅速，邪正之间、寒热虚实之间，易于消长转化，反映出易寒易热、易虚易实的病理特点。但小儿生机蓬勃，发育迅速，患病后如及时诊治，机体易趋康复，此乃小儿另一病理特点。

## 一、发病原因

小儿患病后，所表现的病情与成人相比并不完全一致，预后也有差异，有些病因则为儿科所特有，因此小儿发病原因在临床上有其特异性。

### （一）外感六淫、疠气

六淫即风、寒、暑、湿、燥、火，风为百病之长，占小儿外感致病因素第一位。小儿肺常不足，腠理不密，肌肤疏松，风邪从口鼻、皮毛而入，引起感冒、咳嗽、哮喘、肺炎喘嗽等肺系疾病。风为阳邪，善行而数变，风邪外袭，发病多急，传变较快。如外感风邪，初起属于表证，邪在卫分，如不及时疏解，易从内传，由表及里，且易化热化火，引动肝风。小儿外感风邪还易与其他病邪兼挟致病，常见有挟寒、挟热、挟湿等，如感冒时的风寒证、风热证。风邪有时可与两种以上病因相兼而致病，如风、寒、湿三邪合并，则发为痹证。小儿感受风邪，还常与乳食相夹，为表里同病，临床多见于感冒时风邪挟滞证，即既有发热恶风，鼻塞流涕，喷嚏咳嗽等肺经表证，又有恶心呕吐，腹胀腹泻之脾胃里证。

寒为阴邪，易伤阳气，如小儿躯体受寒，或为饮食生冷所伤，则寒邪犯肺，痰饮内停，最易发生冷哮，临床可见恶寒，咳嗽，流清涕，呼吸喘鸣，痰多稀白有泡沫，苔白，脉浮紧等症。若寒邪直中脾胃，脾阳受损，可发生寒泻，可见大便稀薄，澄清色淡，夹食物残渣，臭气不甚，腹痛喜按，小便清，肢端凉，口不渴，舌淡，脉沉细等症。若迁延不愈，可由脾及肾，伤及肾阳，出现精神淡漠，面色㿠白，小便清长，肢冷，脉沉细等症。寒性凝滞，寒凝则血涩，常导致气血流行不畅，如新生儿早产，因阳气未充，感受寒邪后，导致阳气不能温煦肌肤，可发生新生儿硬肿症，出现体温不升，哭声无力，皮肤僵硬，发冷，甚至水肿等症。

暑为阳邪，其性炎热，小儿感受暑邪，可发生高热，昏迷，抽风等暑风、暑痉的危重证候。在病变过程中，可反映出热、痰、风、惊的病理变化，即热盛生风，风盛动痰，痰盛生惊，互为因果，此为小儿感受暑邪致病的特点之一。暑为夏季之气，如小儿禀赋不足，体质虚弱，不能适应夏令酷热的气候，则易冒受暑气，而发生暑热症，又称夏季热，临床见长期发热，多饮，多尿，无汗等症，但至秋凉，症状能自行消退，为小儿夏季特有的病证。暑多挟湿，暑湿困于中焦，阻遏气机，则发生疰夏。

湿性粘滞，小儿脾常不足，如湿邪内留，则脾先受困，脾阳不振，运化无权，水湿不化。"湿胜则濡泄"，故小儿腹泻最为多见。感受湿邪还可引起一些其他疾病，如湿阻脾胃，可导致食欲不振，湿与热合，流注经络，可发生痿证等。

秋燥之气，易伤津液，如燥邪疫毒侵犯肺胃，循经上炎，毒聚咽喉，则发生疫喉。秋燥之气，多从口鼻而入，肺为娇脏，肺气娇弱，感受燥邪，易伤津液，肺失清肃而发生燥咳，临床可见干咳少痰，口咽干燥，舌红，苔黄等肺燥阴伤之证。

火为阳邪，轻者为温，重者为热，甚者为火。小儿除直接感受温热病邪外，其他如风、寒、暑、湿、燥等病因，皆可化热化火。小儿患热病之后，与成人不同，容易生风动血，发生昏迷，抽风，发斑，出血等症。

除以上六淫之邪外，小儿还常易感受疫疠之气，而引起时行疾病如麻疹、水痘、小儿麻痹症、丹痧、顿咳、痄腮等等。感受疫疠之气，病情常较危重，并有相互传染的特点。

**（二）饮食内伤**

饥饱失常　《幼科发挥》说："太饱伤胃，太饥伤脾。"小儿不知饥饱，饮食失宜，而易伤及脾胃，导致运化功能失常。如乳食过度，则脾胃为病，不能蒸腐运化水谷，可发生食积、呕吐、腹胀、腹痛、腹泻等证。如喂养不当，特别是1岁以内婴儿，母乳不足，断乳太早，因营养缺乏，可发生疳证。

饮食不洁　小儿脾胃薄弱，如饮食不洁则损伤肠胃，可致腹泻、呕吐、痢疾等肠胃疾病及肠道寄生虫病，严重者可致食物中毒，甚则危及生命。

饮食偏嗜　有些小儿常见偏食、挑食等不良习惯，食谱单调，致使营养缺乏，日久则脾胃虚弱，气血化生乏源。临床出现食欲不振，形体消瘦，面色少华等气血不足，脾胃虚弱之证，常可影响小儿生长发育。

**（三）胎产损伤**

小儿病因除以上外感六淫及内伤乳食外，还与胎禀因素及产时损伤有关，如孕母严重营养不良可以影响胎儿的生长发育，易发生流产和早产，出生的婴儿常为低出生体重儿。孕母疾病对胎儿也有影响，有些时行疾病可直接传给胎儿如水痘、风痧等。孕母在妊娠期用某些药物或接触放射线，可使胎儿致畸、致残。

在分娩过程中，如产程过长或胎吸、产钳等工具使用不当，可导致头颅血肿、斜颈、青紫窒息、不乳不啼等证，严重者出现抽风痉厥、尖叫尖啼。产程过短、急产婴儿可因突然离开母体，导致短时间的反应消失，不会啼哭，年长后还可出现多动、五迟、五软、痴呆等证。在断脐及脐带结扎过程中，如不重视清洁卫生，则可发生脐风、赤游丹等疾患。

**（四）禀赋因素**

禀赋因素包括遗传因素，小儿某些疾病与遗传因素有关，如癫痫、哮喘诸病。癫痫在《素问·奇病论》中已有"此得之在母腹中时"的记载。哮喘多为宿疾，其发病也与母体遗传有关。其他如病理性黄疸、某些出血性疾病等，也与胎禀、遗传有关。

## 二、病理特点

小儿病理特点，主要有两个方面，即发病容易，传变迅速；脏气清灵，易趋康复。

**（一）发病容易，传变迅速**

发病容易是指小儿容易感染病邪而发病。小儿脏腑娇嫩，对疾病的抵抗力较差，加之幼儿寒暖不能自调，乳食不会自节，故在外易为六淫所侵，在内易为饮食所伤，以及胎产禀赋因素，所以小儿易于感触，容易发病，且年龄越小，发病率越高。

肺为娇脏，主司呼吸，外合皮毛，小儿肺常不足，卫外功能薄弱，邪气不论从口鼻吸入或由皮肤侵袭，均能影响肺的功能，故有“形寒饮冷则伤肺”，“温邪上受，首先犯肺”之说。小儿时期，容易患感冒、咳嗽、肺炎喘嗽等疾病。

小儿因脾常不足，运化力弱，容易引起饮食停滞，产生疳证、食积、泄泻诸症。脾常不足，饮食水谷不能化为精微，气血化生无源，又易导致气血两虚的病证。

小儿肝常有余，生理上标志着少阳生发之气如草木方萌，欣欣向荣，但也具有病理特点的含义。万全在《万氏家藏育婴秘诀·五脏证治总论》中说：“有余为实，不足为虚。”所以后世医家又将肝火上炎、肝阳上亢出现的实证，以及高热热甚灼筋，出现抽搐动风惊厥的证候，也责之为肝常有余。

肾常虚主要指肾精不足，精包括先天之精与后天之精，先天之精属肾，后天之精属脾，胎儿未生之前，先天养后天，即依靠先天之精促进后天；已生之后，后天养先天，即依靠脾胃摄取水谷之精，满则泻溢贮于肾。肾常虚的含义，即容易发生先天元精不足而引起各种疾患，如解颅、胎怯胎弱、五迟五软等疾病，也可由脾胃之精摄取不足，影响肾气藏精而产生佝偻病等疾患。

心神怯弱与心火有余是心经发病的两个特点，心常有余除理解为心气旺盛，生机蓬勃的生理特点外，心经发病容易出现烦躁惊乱，神志昏迷，啼哭无常，其原因既有心气不足，心神怯弱的一面，又有心常有余，心火旺盛的特点，故小儿发病的心经证候也较多见。

传变迅速是指小儿在疾病过程中容易发生转化，变化多端，其主要表现为“易虚易实”，“易寒易热”。

虚实主要是指人体正气的强弱与疾病邪气的盛衰而言。《素问·通评虚实论》说：“邪气盛则实，精气夺则虚。”易虚易实即是指小儿一旦患病，则邪气易实，正气易虚，实证可迅速转化为虚证，虚证也可转化为实证，或为虚实并见之证。如小儿肺炎喘嗽，初起因肺气闭塞，可见发热，咳嗽，气急鼻煽，涕泪俱无之实证，若失治误治，则可迅速出现面㿠肢冷，大汗淋漓，唇紫，心悸等症，表现为正虚邪陷、心阳暴脱之虚证。又如小儿泄泻，初起因内伤乳食或邪气壅滞，可见脘腹胀满，泄下酸腐，小便短赤，舌红苔腻，脉滑有力之实证，若泄泻不止则可液脱伤阴或阴竭阳脱，迅速出现神昏肢厥，面㿠气促，脉微欲绝之虚证。以上病情虚实变化之迅速，实为小儿所特有。

寒热为疾病病理表现两类性质不同的证候。“易寒易热”是指在疾病的过程中，由于“稚阴未长”，故易呈阴伤阳亢，表现热的证候，又由于“稚阳未充”，机体脆弱，尚有容易阳虚衰脱的一面，而出现阴寒之证。如患风寒外束的寒证，邪可郁而化热，热极生风，出现高热抽搐等风火相煽的热证；而急惊风患儿在高热抽搐、风火相煽实热内闭的同时，也可因正不敌邪，转瞬出现面色苍白，汗出肢冷，脉微欲绝等阴盛阳衰的虚寒证，这就是小儿患病易寒易热的表现。

总之，小儿寒热虚实的变化，比成人更为迅速而错综复杂。故对小儿疾病的诊治，尤须辨证清楚，诊断准确，治疗及时。

**（二）脏气清灵，易趋康复**

小儿感染疾病传变迅速，寒热虚实错综复杂，但小儿体禀纯阳，生机蓬勃，活力充沛，组织再生和修补的过程较快，且病因比较单纯，疾病过程中情志因素的干扰和影响相对较少，所以轻病容易治愈，重病若及时诊治，护理得宜，大多数也能获得痊愈。如小儿肺系、脾胃以及时行疾病虽为多见，但大多数病程短，恢复快。即使病程较长的一些疾病，如疳证中的干疳证候，经补其气血，调其饮食，适其寒温，也能早日恢复健康。所以《景岳全书·小儿则》指出："其脏气清灵，随拨随应，但能确得其本而撮取之，则一药可愈。"这是对小儿脏气清灵，易趋康复这一病理特点的概括。

## 第五节 乳食喂养与预防保健

乳食喂养和预防保健是保证小儿正常生长发育的重要环节。年龄越小，越需要得到细致和全面的照顾，因此在小儿各年龄阶段，初生婴儿和乳婴儿的合理喂养和护理显得更加重要。

古代医家对小儿喂养和保健积累了非常丰富的经验。如北齐医家徐之才倡导"逐月养胎法"，从孕妇的精神、饮食、起居、用药等方面提出了一系列保护胎儿正常生长发育的措施。《诸病源候论·养小儿候》对初生婴儿的护理，提出了在"天和暖无风之时，令母将抱日中嬉戏，数见风日，则血凝气刚。"《小儿卫生总微论方》立初生论、洗浴论、断脐论等，对小儿保健，提出了更为详尽的内容。此外，《小儿病源方论》中的"养子十法"，如提出背要暖，腹要暖，足膝要暖，头要凉等，对于小儿的保育也具一定参考价值。以上这些经验和知识，迄今对小儿保健、预防、护理工作仍具有指导意义。

### 一、乳食喂养

#### （一）孕妇营养

孕妇的饮食营养与胎儿生长发育有密切关系，胎儿在母腹中全赖孕妇气血濡养。《景岳全书·小儿则》中说："妊娠胎气，本乎气血，胎不长者，血气之不足耳……。"孕妇从怀孕开始就应加强营养，多食鱼、肉、蛋、水果、蔬菜等，以保证胎儿营养需要。

#### （二）婴儿喂养

婴儿期的喂养有母乳喂养、人工喂养及混合喂养三种方式。

1. *母乳喂养* 生后5～6个月内的婴儿，以母乳为主要食物的称为母乳喂养。婴儿喂养应以母乳为宜，《万氏家藏育婴秘诀·鞠养以慎其疾》说："乳为血化美如饧"，并指出："儿在母腹之时，赖血以养。既生之后，饮食之乳，亦血之所化也"。母乳所含的多种营养物质含量适中，比例合适，既利于婴儿的营养需要，又利于吸收，且能增加抗病能力，母乳喂养儿的脾胃病和时行疾病的发生率明显低于人工喂养儿。尽早开奶有促进母乳分泌作用，正常足月新生儿只要情况稳定，呼吸通畅，生后半小时便可尝试喂奶。早产儿或虚弱儿可推迟到24小时之后。

哺乳时间一般间隔3小时1次，开始每次哺乳时间为5分钟，以后逐渐延长。3～4天后，可延长到每次15～20分钟。第3个月起，每日哺乳6次，每次间隔时间4小时。第5～6个月起可改为每日5次，并逐渐养成夜间不喂奶的习惯。喂乳量的多少，须根据小儿的体质及生长发育的需要，灵活掌握。哺乳前应当将储存于乳头的"宿乳"挤出，并用手轻轻揉按乳房，使乳汁流畅，并用温开水清洗乳头。

哺乳的姿势采取坐位较佳，将婴儿斜抱怀中，哺乳后将婴儿抱直倚于肩头，拍背数分钟，以便使吸入的空气得以排出，防止溢乳。婴儿啼哭未定时，不宜哺乳。

乳母的健康情况对婴儿影响很大。乳母患急慢性传染病、重症心脏病或肾脏病、糖尿病或身体过于虚弱者，不宜哺乳。乳头皲裂并感染时，可暂停哺乳，但应按时挤出乳汁，以免病后无乳。

产后哺乳初期，乳汁分泌量不足，可通过婴儿的勤喂多吮，逐渐增加泌乳量。如婴儿不能将奶吸尽，可用手挤或用吸奶器将乳房排空。乳量不足，可服黄芪、当归、川芎、王不留行、路路通、穿山甲等药，或以猪蹄煮木通同服，或饮鲫鱼汤、鸡汤。艾灸膻中，针刺少商、后溪、乳根、合谷等穴，也可增加乳汁分泌。

断奶时间视母乳充足与否而定，一般随辅食的增加，逐渐减少哺乳次数，以8～12个月断奶为宜，夏季或小儿患病期间不宜断奶。

2. 人工喂养　因母乳缺乏或其他原因不能坚持母乳喂养，完全改用代乳品（代替母乳的食品）喂养者称人工喂养。

目前代乳品的种类不断增多，质量也逐渐改进，但仍然没有一种代乳品能和人乳相比。我国目前比较适合婴儿的代乳品有以下几种。

(1) 鲜牛奶　牛奶是比较合理的也是比较普遍使用的代乳品，与人乳相比，牛奶的蛋白质和矿物质含量均高2～3倍。6个月以前的小婴儿服牛奶时应加水稀释，以降低蛋白质及矿物质含量，加糖（5%）以恢复稀释后奶的热能含量。

(2) 全脂奶粉　便于保存和携带，又较鲜奶易于消化，适合于喂养婴儿。

(3) 人乳化奶粉　是由改进过的牛奶制成，所含各种营养素如蛋白质、矿物质、脂肪、碳水化合物和维生素，无论在数量或质量上均比牛奶更接近于人奶。有些人乳化奶粉还增加了人乳所缺乏的维生素D和铁，适合4～6个月以内的小婴儿食用。

(4) 淡蒸发奶　由鲜牛奶蒸发水分至原体积一半的浓缩奶，并经罐装及消毒。用等量水稀释即可还原成牛奶，这种奶粉成分准确，较鲜奶易消化，使用方便。

(5) 鲜羊奶　羊奶所含蛋白质、矿物质的量略高于牛奶，因此喂养小婴儿时也需和牛奶一样，加水稀释，加糖并煮沸。

(6) 其他不含奶的代乳品　一些不易获得动物奶与奶制品的地区，常用大米、小麦或其他谷类磨粉煮成糊加糖喂养婴儿。各种谷类蛋白质含量均较低，长期应用会产生蛋白质营养不良，临床可见泥膏样小儿。为了提高谷类食物的蛋白质含量，必须因地制宜地加入其他来源的蛋白质，以满足营养需要。

4～6个月以内的小婴儿，食用牛奶时，为了降低蛋白质和矿物质的含量，可按下表事先加以调配（表1-1）。

表1-1　出生至6个月婴儿食用牛奶调配方法

| 月　龄 | 体　重 (kg) | 稀释比例 (奶:水) | 每100ml加糖量 (g) | 每日喂哺次数 | 每次参考用量 (ml) |
|---|---|---|---|---|---|
| 出生～1个月 | 3.2～4.9 | 2:1 | 5 | 7 | 50～120 |
| 1～2个月 | 4.9～6.0 | 2:1 | 5 | 7 | 120～150 |
| 3～4个月 | 6.7～7.3 | 3:1 | 5 | 6 | 150～180 |
| 5～6个月 | 7.7～8.9 | 不加水 | 2或不加 | 5 | 200 |

每日牛奶总量不宜超过1000ml，不足时应以辅食补充。

鲜羊奶成分近似牛奶，使用前调配方法与牛奶相同。

全脂奶粉可按容积1:4,或按重量1:7加水稀释还原成纯牛奶。如喂给 4～6 个月以内婴儿,还须按鲜牛奶的调配方法,第二次稀释加糖。人乳化奶粉只需按容量 1:4，或按重量1:7稀释后服用。

3．混合喂养　因母乳不足或其他原因不能全部用母乳喂养，部分用牛奶或其他乳品，称为混合喂养。混合喂养的方式有两种：补授法与代授法。

(1) 补授法　指每日喂哺人乳的次数照旧,每次喂完人乳后再补喂代乳品,直到婴儿吃饱。这种方法可因经常吸吮刺激而维持母乳的分泌。

(2) 代授法　指用代乳品完全代替 1 次母乳。每日代替次数应根据情况而定，最好不超过喂养次数的一半,否则会导致母乳分泌减少。

4．添加辅食　为了满足婴儿生长发育的需要,无论何种方式喂养的婴儿都应按时添加辅食。添加辅食除了补充营养的不足,还可增强婴儿胃肠道消化吸收功能,为断奶打下基础。

添加辅食的原则是由一种到多种,由少量到多量，由稀到稠，由细到粗。添加辅食时,应先试一种,并从小量开始,待婴儿愿意接受,大便正常后,再试第二种辅食。食物应由稀到稠,由淡到浓,如蔬菜、水果可由菜水、果汁到菜泥、果泥,然后碎菜、碎果。大米先用米汤,然后稀粥、稠粥到软饭。改变喂养方法勿过多过勤,改变时应考虑质量以及进食方法。如气候炎热或小儿患病,应暂缓添加新的辅食，以免加重病情。辅食种类及添加顺序参见表 1-2。

表 1-2　婴儿辅食及添加顺序

| 月　龄 | 应添加的辅食 | | | | 补充的主要营养素 |
|---|---|---|---|---|---|
| 半月～3个月 | 维生素D剂（400u，或按医嘱） | 菜水△、果子水△或果汁 | | | 维生素 D、C |
| 4～6个月 | 维生素D(同上) | 菜泥、果泥 | 蛋黄、肉汤 | 米汤、稀粥 | 铁 |
| 7～9个月 | 维生素D(同上) | 碎菜、碎果 | 全蛋、蛋羹、鱼、肉、肝泥、豆腐 | 粥、烂面、饼干、馒头片△△、熟土豆、熟白薯 | 动、植物蛋白质、热能 |
| 10～12个月 | 维生素D(同上) | 碎菜、碎果 | 全蛋、碎肉、碎鱼、豆制品 | 稠粥、软饭、挂面、带馅食品 | 同上 |

△　菜水、果子水:将鲜菜、果洗净切碎，适量水煮沸后加入菜、果再煮沸2～3 分钟后搁置半小时备用。含硝酸盐的蔬菜,如胡萝卜、菠菜应延到 4 个月后使用。

△△　馒头片:宜用干馒头片,以增加磨牙效果,以助牙齿的发育。

注:考虑到婴儿肾排钠功能较差,以及防止以后患高血压,婴儿辅食中不要放或少放盐,为防止形成甜食习惯,也应尽量不放或少放糖。

**(三) 幼儿喂养**

1～3周岁幼儿处于以乳食为主转变为以普通饮食为主的时期,此时乳牙已逐渐出齐,脾胃功能尚弱,生长发育速度较婴儿期明显减慢,但仍高于其他儿童时期。幼儿膳食宜软、碎、新鲜,忌油腻煎炸食物以及辛辣之品,并宜含有丰富的营养,以谷类为主食,辅以鱼、肉、蛋、豆类及水果、蔬菜等。幼儿就餐次数可根据食量每天安排4～5次，除了 3 次正餐外，加1～2次点心。平时还应注意培养幼儿良好的膳食习惯,吃饭定时，每餐定量，不随意吃零食。食物品种应多样化,粗细粮都有，荤素菜搭配。培养不挑食、不偏食的习惯。通过变换食物品种、花样,创造愉快的进食气氛来激发幼儿的进食兴趣。

**(四) 幼童喂养**

幼童期小儿发育趋于稳步发展,活动量逐渐增大,牙齿基本长齐,消化功能逐步完善,膳食品种基本接近成人，注意早餐要吃好，中餐要吃饱，晚餐要吃少。因小儿年龄、体质差异，膳食的数量还应按需供给，保证丰富的营养，注意饮食卫生，养成良好饮食习惯，以保证正常的生长发育。

## 二、预防保健

### （一）各年龄期保健原则及重点

1．胎儿期保健　胎儿期是人生最重要的时期，死亡率高，其最主要死亡原因是缺氧、宫内生长障碍、早产、产伤和感染。增强孕妇营养，孕妇戒烟、酒，治疗心、肾等疾病，可减少宫内生长障碍。避免过度疲劳、高年妊娠、多次人工流产者，以减少早产率。此外，做好胎儿期保健还应利用产前保健门诊，进行母乳喂养的宣传教育，以及对某些遗传性疾病及先天性畸形做好产前诊断，溶血病的产前监测，以及胎儿生长及成熟度的监测。

2．新生儿保健　小儿初生，离开母体，从宫内转为宫外生活，生理上起了很大变化，为使其能适应新的环境，必须给予细心照料，精心护理。

（1）断脐　婴儿娩出后，立即结扎脐带，消毒剪断包扎，防止邪毒入侵，以免引起脐疮、脐风。脐带一般 1～7 天脱落，脐带未脱落时，应注意勿使水液、尿液浸渍脐部。脐带脱落后，脐眼处有渗出物，应撒消毒滑石粉或消毒龙骨散、煅牡蛎粉，以保持脐部干燥。

（2）拭口　婴儿娩出后应及时用消毒纱布清除口腔中的羊水及秽液，以免污浊之物吸入肺胃，随后可用金银花、野菊花、生甘草各 3g，煎水拭口，另给少量口服。亦可用黄连 1～1.5 g，加水少许，隔水蒸服，或用生大黄 1g煎泡，少少饮服，每日2～3次，连用 3 日，以清除胎毒。

（3）洗浴　婴儿出生后用消毒纱布蘸温开水轻轻擦身，或用温水淋浴，水温以36～37°C为宜。并可用消毒棉花蘸植物油少许，将腋下及腹股沟积聚的皮脂轻轻揩去，浴后用清洁柔软的纱布拭干周身，再穿衣。早产儿不宜过早洗浴。

（4）保暖　小儿出生后，体温调节不够稳定，特别是早产儿及低体重儿，应给予保暖，保暖可用热水袋进行，水温以 40～60°C为宜，每 1～2 小时换水 1 次，保持温度恒定。有条件者可放于保暖箱中。

3．婴幼儿保健　婴幼儿时期发病率及死亡率仍较高，常易发生脾胃疾病及时行疾病。此期小儿应提倡母乳喂养，按时添加辅食，指导断奶，并合理安排断奶后的饮食，定期进行健康检查，以及早发现问题，加以纠正。合理安排生活，养成良好的卫生习惯。

4．幼童期保健　此期小儿饮食逐渐过渡到成人饮食，活动范围日益扩大，智力发育极快，应培养小儿独立自主生活能力，讲卫生、讲礼貌、爱集体、爱劳动的道德品质。扩大知识面，促进智力发育。并要加强体格锻炼，利用空气、日光和水，通过体育活动和游戏增强体质。定期进行体格检查，预防各种疾病，防止意外情况发生，如烫伤、外伤、异物吸入、中毒等。

### （二）小儿保健的具体措施

1．计划免疫　根据小儿不同年龄，定期进行预防接种，是减少和防止传染病发生的重要措施。《素问・四气调神大论》提出："是故圣人不治已病治未病，不治已乱治未乱。"充分体现了预防为主的思想。现阶段预防接种有卡介苗，麻疹减毒活疫苗，脊髓灰质炎减毒糖丸，乙脑疫苗，百日咳、白喉、破伤风疫苗，流脑菌苗，乙肝疫苗，伤寒、副伤寒菌苗，霍乱菌苗等，应定期、按时进行接种。

2．居室　小儿的居室应空气流通，阳光充足，冷暖燥湿要适宜，避免六淫外邪侵袭，减少疾病发生。早产儿体温调节功能差，对外界环境适应能力差，室内必须保持一定的温度，床垫铺设要软硬适宜，过软会影响小儿脊柱的正常发育。新生儿及早产儿的居室避免患病者进入，以免引起交叉感染。

3．衣着　小儿的衣服应以轻软为原则，使四肢能活动自如，衣着不宜过多，应随气温的升降而减增。夜间盖被也要适宜，过厚会使小儿睡眠不安。尿布要清洁干燥，不要过厚或过大，以免引起下肢变形。

4．睡眠　小儿应保证充足的睡眠，卧室宜空气新鲜，环境安静，光线略暗。年龄越小，每天所需睡眠时间越多。小儿每天所需的平均睡眠时间见表1-3。

表1-3　小儿每天睡眠时间

| 年　龄 | 6月前 | 6～12月 | 2～3岁 | 4～6岁 | 7岁以上 |
|---|---|---|---|---|---|
| 睡眠时间 | 15～20小时 | 15～16小时 | 12～14小时 | 11～12小时 | 9～10小时 |

训练定时及有规律的睡眠习惯，避免抱着睡或边拍边睡，及口含乳头、吮手指等入睡方式。

5．清洁卫生　注意勤沐浴，勤换衣服，沐浴顺序应先洗脸及头，然后再洗颈部和全身，所用肥皂以碱性小者为宜，湿疹患儿最好不用肥皂洗澡。婴幼儿皮肤娇嫩，洗浴后必须将水揩干，尤其应注意皮肤皱折处，浴后可扑滑石粉或六一散预防糜烂。夏季应保护皮肤，免生痱子。幼儿应培养早晚刷牙，饭后漱口，饭前便后洗手及睡前洗脸、洗脚的习惯。

婴儿从3个月起大便次数减少，并有固定时间，即可根据观察结果，训练定时大便；8～9个月后可训练坐盆大便。从6个月开始，可对小便排出进行训练。小儿学会走路后，可以适当增加户外活动，多呼吸新鲜空气，多晒太阳。

6．预防意外　小儿由于缺乏生活经验，对日常生活中某些危险事物没有识辨能力，所以需采取安全措施防止意外，对易引起意外事故的电门、尖锐器皿、药物等，都应远置小儿手不能触及之处。婴幼儿睡床最好设有栏杆，避免跌伤。

7．教育　合理的教育可促进小儿智力的发育，培养愉快的精神和优良品格，使小儿健康成长。古代医家十分重视小儿的品格教育，《万氏家藏育婴秘诀·鞠养以慎其疾》提出："小儿能言，必教之以正言，如鄙俚之言勿语也；能食，则教之以恭敬，如亵慢之习勿作也……言语问答，教以诚实，勿使欺妄也，或教以数方偶，或数以岁月时日之类。如此不但无疾，而知识亦早矣。"小儿的教育还可以通过游戏、户外活动及作业劳动来完成。随着年龄的增长，除游戏外，应结合年龄和智力、体力的差别，有指导地培养一些作业劳动，幼儿可从事简单的劳动，学龄儿童应结合五讲四美、三热爱，进行社会主义文明教育。

8．体格检查　在幼儿园、小学、中学定期开展某些传染病及寄生虫病等的检查，发现异常及时治疗。

**（三）传染病管理原则及实施办法**

做好传染病管理是减少小儿传染病发病率和降低病死率的一项重要措施。对传染病患儿必须早诊断、早治疗、早隔离，管好传染源，减少交叉感染。要建立健全疫情报告制度，定期开展传染病的检查及治疗。加强幼托机构传染病管理，严格执行小儿入所体检，并根据不同传染病的传染方式和途径，结合当地流行情况，分别给予处理。

有计划地对小儿进行传染病预防接种，在全国范围内建立健全儿童保健组织，进行儿童保健人员培训，指导有关业务，开展儿保卫生宣教，将科学育儿法普及到群众中去。

## 第六节 四 诊 概 要

望、闻、问、切，统称“四诊”，是中医诊断疾病的主要方法。在临诊时，望、闻、问、切四个方面不可偏废，不能孤立地看待某一方面，应该四诊合参，相互配合。由于小儿有其生理、病理特点，生长发育和病情反应与成人有别，且婴儿不会言语，有时年龄较大的小儿也不能正确诉说病情，加上就诊时常啼哭叫扰，影响脉象气息，给诊断造成困难，所以历代儿科医家都十分重视望诊，在这一方面积累了较丰富的经验。

### 一、望诊

#### （一）内容、方法及临床意义

望诊是医生运用视觉，通过对患儿全身或局部的观察，获得与疾病有关辨证资料的一种诊断方法。《灵枢·本藏》说：“视其外应，以知其内藏，则知所病矣。”小儿肌肤娇嫩，反应灵敏，故脏腑病变每能形诸于外。儿科望诊可分为总体望诊和分部望诊，总体望诊包括望神色、望形态，分部望诊包括审苗窍、辨斑疹、察二便、看指纹。

1. 望神色　望神色是指观察小儿的精神状态和面部气色。“神”有广义和狭义之分，广义的神，是指人体生命活动的外在表现；狭义的神，则指人的精神。儿科望诊时，必须通过对小儿目光、神态、表情、动态、语言反应等方面综合观察，才能了解五脏精气盛衰和病情轻重及预后。“神”反应了人体内脏功能，也体现了人的生命活动。故凡精神振作，二目有神，表情活泼，面色红润，呼吸调匀，反应敏捷，均为气血调和，神气充沛无病的表现，或虽有病，也多轻而易愈。反之精神萎顿，二目无神，面色晦暗，表情呆滞，呼吸不匀，反应迟钝，均为有病的表现，且病情较重。

面部望诊是小儿望神色中的重要组成部分，《灵枢·邪气藏府病形》中说：“十二经脉，三百六十五络，其血气皆上于面而走空窍。”望面色可以了解脏腑气血的盛衰，以及邪气之所在。常用的面部望诊方法有五色主病和五部配五脏，临床上主要根据五色主病来判断小儿疾病。

（1）五色主病　所谓五色指红、青、黄、白、黑，又称五色诊。

面呈白色，多为寒证、虚证、吐泻。若面白浮肿为阳虚水泛，常见于阴水；面色惨白，四肢厥冷，多为阳气暴脱，可见于脱证；面白少华，唇色淡白，多为血虚，见于小儿贫血；面色㿠白者，多为滑泄吐利。

面呈红色，多为热证。若面红耳赤，咽痛，脉浮为风热外感；午后颧红，潮热唇赤则为阴虚内热，虚火上炎；若两颧艳红，面㿠肢厥，冷汗淋漓为虚阳上越，是阳气欲绝的危重证候。新生儿面色嫩红，或小儿面色白里透红，为正常肤色。

面呈黄色，多为虚证或有湿，可见于疳证、积滞、虫证。若面色萎黄，形体消瘦为脾胃功能失调，常见于疳证；面黄无华，咬牙腹痛常为肠寄生虫；面目色黄而鲜，为湿热内蕴之阳黄；面目黄而晦暗，为寒湿阻滞之阴黄；生后不久出现黄疸为胎黄。

面呈青色，多为寒证、疼痛、瘀证、惊痫。若面色青白并见，愁苦皱眉，多为里寒腹痛；面青而晦暗，神昏抽搐，常见于惊风和癫痫发作之时；面青唇紫，呼吸急促，为肺气闭塞，气血瘀阻。大凡小儿面色呈青色，病情均较重，必须加强观察。

面呈黑色，多为寒证、疼痛、惊痫，或内有水湿停饮。若面色青黑，手足逆冷多为阴寒里证；面色黑而晦暗，兼有腹痛呕吐，可为药物或食物中毒；面色青黑惨暗为肾气衰绝，不论新病久病，皆属危重。若小儿肤色黑红润泽，体强无病，是先天肾气充沛的表现。

（2）五部配五脏　根据小儿面部不同部位出现的各种色泽变化，结合所属脏腑来推断病变的部位与性质，就是五部配五脏的望诊方法。五部指左腮、右腮、额上、鼻部、颏部。五部与五脏的关系，最早见于《小儿药证直诀·面上证》："左腮为肝，右腮为肺，额上为心，鼻为脾，颏为肾。"《证治准绳·幼科》中对这些部位的色泽变化，用五行学说作解释，提出："左颊属肝，东方之位，春见微青者平，深青者病，白色者绝"，"右颊属肺，西方之位居右，秋见微白者平，深白者病，赤色者绝"，"额上属心，南方之位，火性炎上，故居上，夏见微赤者平，深赤者病，黑色者绝"，"鼻上属脾，中央之位，故居中而四季见，微黄者平，深黄者病，青色者绝"，"下颏属肾，北方之位，水性润下，故居下，冬见微黑者平，深黑者病，黄色者绝"。

2．望形态　"形"指形体，"态"指动态。望形态包括观察病儿的形体和姿势动态等变化，以推断疾病的性质。

（1）望形体　主要包括头囟、躯体、四肢、肌肤、毛发、指（趾）甲等，检查时应按顺序观察。凡神态活泼，肌丰肤润，毛发黑泽，筋骨强健，发育正常者，为胎禀充足，营养良好，健康的表现；若神态呆滞，肌瘦形瘠，皮肤干枯，毛发枯黄，筋骨软弱，发育落后者，为先天不足，或病态的表现。若头方发少，囟门迟闭可见于佝偻病；头大颌缩，前囟宽大，头缝开解，眼珠下垂，见于解颅；肌肤松弛，皮色萎黄是脾气虚弱，常见于积滞与疳证；皮肤干燥，前囟及眼眶凹陷，可见于婴幼儿泄泻脱水。腹部膨大，形体羸瘦，发稀额上青筋显现，多为疳证。"发为血之余"，若毛发枯黄，或发竖稀疏，或容易脱落，均为气血虚亏的表现。某些疾病的变化，也能反映在指（趾）甲上，如指甲菲薄，苍白质脆，为营血虚亏的表现。指甲色紫或呈杵状，为心阳不足，气血瘀滞。

（2）望动态　包括身体各部分的动静姿态变化。正常小儿身体各部分发育正常，活动自如，无痛苦或不适的表现。不同疾病常有不同姿态。若小儿睡卧能自行转侧，面向光亮处，多为阳证、热证、实证；若懒于转侧，面向暗处，精神萎靡，则多为阴证、寒证、虚证；睡时仰面伸足，揭衣踏被，多为热证；踡卧缩足，喜复被者，多属寒证。此外，小儿喜伏卧者，为乳食内积；喜侧卧者，多为胸胁疼痛；仰卧少动，二目无神，多为久病、重病；若喜踡卧，或翻滚不安，呼叫哭吵，两手捧腹，多为腹痛所致；端坐喘促，痰鸣哮吼，多为哮喘；咳嗽鼻煽，胸胁凹陷，呼吸急促，多为肺炎喘嗽。

3．审苗窍　苗窍是指舌、目、鼻、口、耳及前后二阴。苗窍与脏腑关系密切，舌为心之苗，肝开窍于目，肺开窍于鼻，脾开窍于口，肾开窍于耳及前后二阴。脏腑有病，每能从苗窍反映出来。

（1）舌象　《素问·阴阳应象大论》中说："心主舌"，心"在窍为舌"。心的功能正常，则舌体淡红润泽，伸缩活动自如。若心火上炎则舌红，甚则生疮；心血瘀阻，则舌质紫黯或有瘀斑；心阳不足，则舌质淡白胖嫩；心阴不足，则舌质红绛瘦瘪。临床上望舌，主要观察舌体、舌质、舌苔三方面的变化。

舌体　舌体胖嫩，舌边齿痕显著，多为脾肾阳虚，或有水饮痰湿内停；舌体肿大，色泽青紫，可见于气血瘀滞；舌体胖，并有裂纹，多为气血两虚；舌体强硬，多为热盛伤津；急性热病中出现舌体短缩，舌干绛者，则为热甚伤津，经脉失养而挛缩；舌体肿大，板硬麻木，转动不灵，甚则肿塞满口，称为木舌，由心脾热炽，火热循经上行所致；舌下红肿突起，形如小舌，称为重舌，属心脾火炽，上冲舌本所致；舌体不能伸出唇外，转动伸缩不灵，语言不清，称为连舌，因舌系带过短所致；舌出唇外，来回拌动，掉转不灵，称为弄舌，多为大病之后，心气不足之象，或属于智力低下；舌吐唇外，缓缓收回，称吐舌，常为心经有热所致。

舌质　正常舌质淡红。若舌质淡白为气血虚亏；舌质绛红，舌有红刺，为温热病邪入营血；舌质红少苔，甚则无苔而干，为阴虚火旺；舌质紫黯或紫红，为气血瘀滞；舌起粗大红刺，状如杨梅者，为丹痧的舌象。

舌苔　舌苔色白为寒，色黄为热；舌苔白腻为寒湿内滞，或寒痰与积食所致；舌苔黄腻为湿热内蕴，或乳食内停；热性病而见剥苔，多为阴伤津亏所致；舌苔花剥，经久不愈，状如"地图"，多为胃之气阴不足所致；若舌苔厚腻垢浊不化，伴便秘腹胀者，为宿食内滞，中焦气机阻塞，这种舌苔也称"霉酱苔"。新生儿舌红无苔和乳婴儿的乳白苔，均属正常舌苔。此外，小儿因食某些药品、食物，往往舌苔被染，如食红色糖果可呈红苔，食橄榄、杨梅呈黑苔，食橘子水、蛋黄呈黄苔等，均不属病苔。染苔的色泽比较鲜艳而浮浅，与病苔不同。

观察舌象时要注意伸舌的姿势，舌尖上翘，舌体收缩或舌体只伸一半等，均会影响观察。

(2) 目　察目首先要观察眼神的变化。健康小儿黑睛圆大，神采奕奕，为肝肾气血充沛的表现；反之则目无光采，两目无神或闭目不视，均为病态表现；若见瞳孔缩小或不等，或散大而无反应，病必危重。由于五脏精气皆上注于目，故观察时，还应观察眼睑、内外眦、白睛、瞳仁的变化。

(3) 口　察口时应仔细观察口唇的颜色、润燥和外形的变化。唇色淡白为脾虚气血不足；唇色青紫为血瘀或寒证；唇色樱红，为暴泻伤阴；口唇干燥为伤津之征；齿为骨之余，齿龈属胃，齿龈红肿多属胃火上冲；牙齿逾期不出，多为肾气不足；婴儿牙龈有白色斑块，影响吮乳，俗称板牙；咽喉是呼吸与饮食的通道，与肺胃相通，咽红发热，为风热外感；咽红乳蛾肿大，为外感风热或肺胃之火上炎；咽痛微红，有灰白色假膜，不易拭去，为白喉之症。此外，口舌粘膜破溃糜烂，为口腔炎症；若满口白屑，状如鹅口，为鹅口疮；若两颊粘膜有针尖大小的白色小点，周围红晕，为麻疹粘膜斑。

(4) 鼻　察鼻主要观察鼻内分泌物和鼻形的变化。鼻塞流清涕，为风寒感冒；流黄涕，为风热感冒；长期流浊涕，气味腥秽，为肺经有伏热；鼻翼煽动，伴呼吸急促，为肺气郁闭，见于肺炎喘嗽；鼻孔干燥，为肺经燥热，或外感燥邪；鼻衄为肺经郁热，迫血妄行；麻疹患儿鼻准部出现疹点，为麻疹向外透发，顺证的表现。

(5) 耳　察耳的外形是判断小儿体质强弱的一个标志。小儿耳壳丰厚，颜色红润，是先天肾气充沛，健康的表现；反之则属肾气不足或体质较差，如早产儿耳壳软而紧贴两颞，耳舟不清；耳内疼痛流脓，为肝胆火盛，如聤耳；耳背络脉隐现，耳尖发凉，兼壮热多泪，常为麻疹之先兆；以耳垂为中心弥漫肿胀，则是痄腮的表现。

(6) 二阴　男孩阴囊不紧不松是肾气充沛的表现。若阴囊松弛，多为体虚或发热；阴囊时肿时复，啼哭肿大加甚，是疝气的表现；阴囊阴茎均肿，常为肾炎水肿的表现。女孩前阴红赤而湿，多属下焦湿热；潮湿瘙痒，须注意蛲虫病。小儿肛门潮湿红痛，多属尿布皮炎；大便坚硬带鲜血，常为肛裂；便后直肠脱出，多属中气虚亏，见于脱肛。

4．辨斑疹 凡形态大小不一，不高于皮面，压之不退色，称之为“斑”；形小如粟米，高出皮面，压之退色，称之为“疹”。斑和疹每见于小儿时行病过程中，如麻疹、丹痧、风痧等。小儿杂病发斑，可见于紫癜病等。按其形态，有细疹、疱疹、斑疹、风团、白㾦等不同名称。

（1）细疹 细小状如麻粒。如麻疹在初热期，口腔颊粘膜处，见有细小的麻疹粘膜斑，高热3～4天后，皮肤可见红色细疹；风痧的皮疹细小，呈浅红色，分布均匀；奶麻多见于乳婴儿，热退疹出，皮疹细小呈玫瑰红色；丹痧的皮疹以颈、胸、背为多，红色细密成片。

（2）疱疹 形态大小不一，高出皮面，中有液体。色白如晶为水痘；若疱疹内有脓液，多为脓疱疮。

（3）斑疹 色红较艳，摸之不碍手，压之不退色，多为热毒炽盛，病在营血；若斑疹欲出不出，隐隐不显，或斑色紫暗，面色苍白，肢冷脉细，为气不摄血，血溢脉外。

（4）风团 皮肤出现局限性水肿，如云团样，抓痕明显，此起彼伏，反复发生，见于荨麻疹，因风邪客肌，血分有热所致。

（5）白㾦 又称“白痱”、“汗疹”。为细小而表面隆起的含浆液白色疱疹，色泽光亮。白㾦以晶亮饱满为顺；枯白无液为逆，也称“枯㾦”，属气液耗伤之证。白㾦多见于湿温证或其他热性病长期发热出汗后。

5．察二便 除新生儿及较小乳儿大便可呈糊状，1日3次左右，正常小儿的大便应该色黄而干湿适中。大便燥结，为内有实热或阴虚内热；大便稀薄，夹有白色凝块，为内伤乳食；大便稀薄，色黄秽臭，为湿热内滞；下利清谷，洞泄不止，则为脾肾两虚；大便赤白粘冻，为湿热积滞，常见于痢疾；乳幼儿大便呈果酱色，伴阵发性哭闹，常为肠套叠。初生婴儿的胎粪，呈暗绿色或赤褐色，粘稠无臭。母乳喂养儿，大便呈金黄色，稍带酸臭；牛奶喂养儿，大便呈淡黄白色，质地较硬。

正常小儿的小便为淡黄色。夏季因出汗较多，小便可色黄而少。若小便黄赤，短少混浊而有刺痛，为湿热下注，见于热淋；小便色深红或呈褐色，为血尿之征；小便色深黄，染衣裤不退色者，为黄疸；夏季小便色清而量多，伴高热不退，口渴多饮，见于夏季热；尿浑浊如米泔水，为脾胃虚弱，饮食不调所致，常见于积滞与疳证。

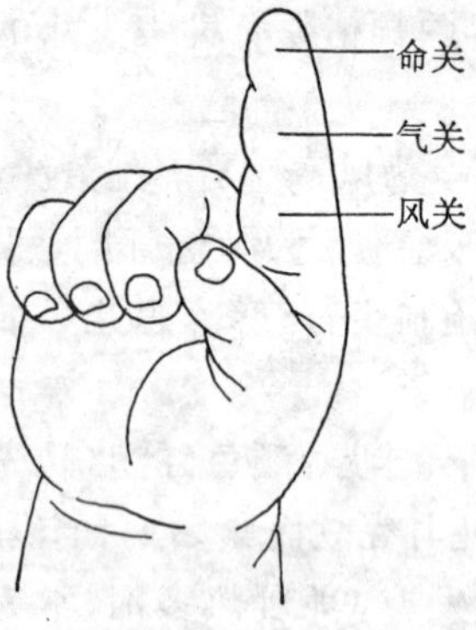

婴幼儿指纹三关

6．看指纹 指纹是指虎口直到食指内侧的桡侧浅静脉，可分为风、气、命三关，第一节为风关，第二节为气关，第三节为命关。看指纹是对3岁以内的小儿用以代替脉诊的一种辅助诊法，用来辨别婴幼儿疾病的病因、性质、以及估计预后等。诊察时用手指轻轻从小儿食指的命关推向风关，使指纹容易显露。观察指纹时将小儿抱向光亮之处，以便于观察指纹的变化。

正常小儿的指纹多数应该是淡紫隐隐而不显于风关之上，若发生疾病，指纹的浮沉、色泽、部位等，都随之发生变化。《幼幼集成》一书中对小儿患病后指纹的变化，用浮沉分表里、红紫辨寒热、淡滞定虚实、三关测轻重作为概括。

浮沉分表里 浮主表，沉主里。疾病在表，则指纹浮而显露；病邪在里，则指纹沉而不易显露。

红紫辨寒热 红主寒，紫主热。指纹色泽鲜红为感风寒；淡红不露为虚寒；暗紫色为邪热郁滞；紫黑色为热邪深重，闭郁血络，证属危重。

淡滞定虚实　淡主虚，滞为实。滞指涩滞不活，推之不畅之意。色淡是气血不足；淡青为体虚有风；淡紫为体虚有热；指纹郁滞是病邪稽留，营卫阻遏，常因痰湿、食滞、邪热郁结所致。

三关测轻重　指纹现于风关，是病邪初入，证尚轻浅；达于气关，为疾病进一步深入加重，是病邪方盛之时；达于命关，则表示疾病危重。

**（二）望诊注意事项**

1．望诊时应按顺序进行，先整体望诊后分部望诊。有些望诊会引起小儿不适与反抗，如察口、察舌，应放在四诊其他项目完成后再进行。

2．望诊必须在自然光线下进行，以免影响望诊效果。

3．看指纹是一种辅助诊法，适用于3岁以内小儿，当指纹观察结果与症状、舌象不符合时，可"舍纹从证"。

## 二、闻诊

**（一）内容、方法及临床意义**

闻诊是运用听觉和嗅觉来辅助诊断疾病的方法，闻诊包括听语言声、啼哭、咳嗽、呼吸及嗅气味等方面。

1．语言声　正常小儿语言以清晰响亮为佳。语声低弱，为气虚；呻吟不休，多为身有不适；高声尖呼，常为剧痛所致；谵语狂言，为邪热入营，常见于温热病过程中；语声嘶哑，多为咽喉和声带疾患。

2．啼哭声　正常健康小儿哭声宏亮而长，并有泪液。健康婴儿啼哭，须注意尿布潮湿和饥饿思食，饥饿哭声多绵长无力，或口作吮乳之状。若哭声尖锐，忽缓忽急，时作时止，多为腹痛所致；哭声嘶哑，呼吸不利，多为咽喉水肿所致；久病体虚及疳证，哭声延绵而低微。总之，小儿哭声以洪亮为实证，哭声微细而弱为虚证；哭声清亮和顺为轻，哭声尖锐或细弱无力为重。

3．咳嗽声　咳嗽以声音畅利，痰易咯出为轻。咳声清扬而流清涕，为外感风寒；咳声重浊，痰稠色黄，为外感风热；干咳无痰，多属肺燥，或为咽炎所致；咳嗽阵作，并有回声，常为百日咳；咳声嘶哑，如犬吠声，常见于喉炎或喉白喉。

4．呼吸声　呼吸气粗有力，多为外感热证；呼吸急促，喉间哮鸣，为痰邪壅肺，如哮喘症；呼吸急促，气粗鼻煽，每见于肺炎喘嗽；呼吸窘迫，面青不咳，常为呼吸道阻塞；呼吸低微，双吸气如哭泣声，为肺气将绝之危症，如呼吸衰竭时；乳儿呼吸稍促，用口呼吸，常为鼻塞所致。

5．嗅气味　包括嗅口气和大小便的气味。口气臭秽，多属肺胃之热上蒸，浊气上升所致。口气臭腐，牙龈肿胀溃烂，则为牙疳；口气酸腐而臭，多为伤食；口气腥臭，见于血证，如齿衄时。大便秽臭，是湿热积滞；大便酸臭而稀，多为伤食；下利清谷，无明显臭气，为脾肾两虚。小便短赤，气味臊臭，为湿热下注；小便清长少臭，常为脾肾虚寒。

**（二）闻诊注意事项**

听声音中的语言声与啼哭声，应掌握寒热虚实总的原则，如声静属寒，声噪属热，声低属虚，声高属实等。啼哭是小儿的一种语言，除为疾病所致各种啼哭外，还应排除饥饿、口渴、针刺、尿布潮湿等非疾病因素引起的啼哭。

## 三、问诊

### （一）内容、方法及临床意义

1. 问病情

（1）问寒热 小儿发热可通过体温计测量，或通过接触的感觉来测知，如手足心热、头额热、授乳时口热等。小儿怕冷可从姿态改变来测知，如依偎母怀、蜷缩而卧等。年龄大的儿童也可直接询问。小儿发热一般早衰暮盛，故询问时要注意时间因素。

（2）问汗 小儿肌肤嫩薄，较成人容易出汗，一般不属于病态。若白天出汗较多，或稍动即出，称为“自汗”，是气虚卫外不固的表现；若夜间睡后汗出，称为“盗汗”，是阴虚或气阴两虚。汗出热不解，为热病邪气由表入里的征象。

（3）问头身 较大儿童每能诉说头痛与眩晕，一般见于高热、贫血等。发热肢体疼痛，常为风寒湿热之邪外束的表现。此外，一些发疹性疾病和荨麻疹，常有皮肤瘙痒。

（4）问饮食 包括纳食和饮水两方面，小儿能按时乳食，食量正常而无吐泻，是正常现象。若不思乳食，所食不多，为脾胃薄弱的表现。若喜饮冷，则为热证；渴喜饮热，或口不渴，则为寒证；频频引饮，口唇干燥，为胃阴不足，津液亏耗；渴不欲饮，常为中焦有湿。

（5）问胸腹 胸部闷窒，哮鸣痰喘，为痰阻肺络，如哮喘；胸痛发热，咳嗽而气促，可为肺炎喘嗽；脘腹饱胀，多为伤食积滞；腹痛阵作，以脐周为主，见于蛔虫证。此外，小儿急性腹痛，痛势剧烈，须注意外科疾患。

（6）问二便 主要询问大便的次数、质地和颜色等。大便次数明显增多，质地稀薄或有粘冻，为泄泻或痢疾。小便清长，夜尿多，为肾阳虚亏；小便频多，便时疼痛，为湿热下注，如热淋；小便刺痛，滴而不尽，或排出砂石，为石淋之症。

（7）问睡眠 正常小儿睡眠以安静为佳，年龄越小，睡眠时间越长。出现昏睡和嗜睡，在热病中多为邪入心包或痰蒙清窍所致。佝偻病与蛲虫病，睡眠不宁，前者有烦躁盗汗，后者有肛门发痒。

2. 问年龄 许多儿科疾病与年龄有密切关系。如诊断脐风、胎黄、脐血、脐疮等，则见于1周内初生儿；而鹅口疮、脐突、夜啼等，又以乳婴儿为多；遗尿，则发生在3岁以上小儿。某些时行病也与年龄有密切关系，如麻疹、风痧大多发生在生后6个月的婴幼儿，水痘、顿咳等在幼童期比较多见。12岁以后，小儿所患疾病的过程，基本上已接近成人。详细询问患儿的实足年龄 对诊断疾病和治疗用药都具有重要的意义。

3. 个人史 包括生产、喂养、发育等。生产史要问清胎次、产次，是否足月、顺产或难产，有否流产，以及接生方式，出生地点，出生状况，孕期母亲的营养和健康情况等。喂养史包括喂养方式和辅助食物添加情况，是否已断奶和断奶后的情况。对年长儿还应询问饮食习惯，现在的食物种类和食欲等。发育史包括体格和智力发育，如坐、立、语、行等开始的时间，出牙和囟门闭合的时间。对已入学的小儿还应了解学习情况，以推测智力发育情况。

4. 预防接种史 亦称儿童计划免疫，询问小儿出生后，家长是否已到居住地区基层医疗卫生单位申办预防接种卡。预防接种包括卡介苗、麻疹减毒活疫苗，以及百日咳、白喉、破伤风、乙型脑炎、流行性脑脊髓膜炎、伤寒、副伤寒等，记录接种年龄和反应等。

5. 遗传史 许多疾病的发生和遗传有关，应询问家庭成员尤其是直系亲属的健康情况，有无家族性或遗传性疾病史，如支气管哮喘，血友病，智能低下等，是否近亲婚配。

（二）问诊注意事项

较小的乳幼儿不会言语，较大儿童也不能正确诉说自己的病痛，因此小儿病史的采集主要向家长或与患儿最接近的成人询问，年长儿可以自己陈述，但仅供参考。问病情还须结合其他临床表现来了解。

## 四、切 诊

（一）内容、方法及临床意义

1. 切脉 小儿脉诊，较成人简单，这与小儿疾病较单纯，并少七情影响有关。

（1）健康小儿脉象 健康小儿脉象平和，较成人软而稍数，年龄越小，脉搏越快，因此不同年龄的健康小儿，脉息的至数是不相同的，如按成人正常呼吸定息计算：初生婴儿7～8至(120～140次/分)，1岁为6～7至(110～120次/分)，4岁为6至(110次/分)，8岁为5至(90次/分)，14岁与成人相同(76～80次/分)。

（2）切脉的年龄 《幼幼集成·小儿脉法》指出："小儿三五岁，可以诊视。"3岁以后的小儿，切脉比较容易达到要求，不易出现哭吵而影响脉诊的准确性。

（3）切脉的方法 小儿寸口脉位较短，切脉常采用一指定三关的方法，即医者用食指或拇指同时按压寸、关、尺三部。并应取轻、中、重三种不同指力来体会脉象变化，切脉时间一般不少于1分钟。小儿脉搏次数，每因啼哭、走动等而增加，故以入睡和安静时最为准确。

（4）病理脉象 小儿主要有浮、沉、迟、数、有力、无力六种基本病理脉象，以辨别疾病的表里、寒热、虚实。凡轻按即能触及为浮脉，多见于表证，浮而有力为表实，浮而无力为表虚；重按才能触及的为沉脉，多见于里证，沉而有力为里实，沉而无力为里虚；脉搏迟缓，来去较慢，一息五六次以下为迟脉，多见于寒证，迟而有力为寒滞实证，迟而无力为虚寒；脉搏频数，来去急促，一息六七次以上为数脉，多见于热证，数而有力为实热，数而无力为虚热。此外，小儿腹痛或惊风的弦脉、心阳不足或心气受损的结代脉等，也须注意诊察。

2. 按诊 包括按压和触摸头颅、颈腋、四肢、皮肤、胸腹等。

（1）按头颅 检查囟门要注意囟门大小，凹陷或隆起。小儿囟门逾期不闭，则为肾气不足，发育欠佳的表现，常见佝偻病等；囟门凹陷，名"囟陷"，可见于泻甚失水者；囟门高凸，名"囟填"，伴呕吐壮热，为肝风内动之征；囟门不能应期闭合，囟门宽大，头缝开解，则为解颅。

（2）按颈腋 颈项、腋下等处有小的结节(浅表淋巴结)，质软不粘连，是正常状态。若结节肿大，伴发热压痛，则为痰毒；病程迁延，结节大小不等，连珠成串，质地较硬，推之不易活动，则为瘰疬。

（3）按四肢 四肢厥冷，多属阳虚；四肢挛急抽动，为惊风之征；一侧或二侧肢体细弱，不能活动，可见于小儿麻痹症的后遗症；温病热退后，手足颤动或拘挛，并见肢体强直等，此为虚风内动。

（4）按皮肤 主要了解寒、热、汗的情况。肢冷汗多，为阳气不足；肤热无汗，为热甚所致；手足心灼热为阴虚内热；皮肤按之凹陷，为水肿之征；皮肤干燥而松弛，常为吐泻失水所致。

（5）按胸腹 胸骨高突为"鸡胸"。脊柱高突，按之不痛为"龟背"。心尖搏动处，古书称为"虚里"，是宗气会聚之处，若搏动太强，或节律不匀，是宗气外泄，病情严重；若动而微弱，触之不甚明显，为宗气内虚；若搏动过速，伴有喘急，为宗气不继，症情危重。胸胁触及串珠，二肋外翻，可见于佝偻病。若左胁肋下按之有痞块，属脾肿大，右胁肋下按之有痞块，明显增大，则属肝肿大。小儿腹部柔软温和，按之不痛为正常。腹痛喜按，按之痛减为虚痛；腹痛喜热敷为寒痛；腹痛拒按，按之胀痛加剧为里实腹痛；按之有条索状包块，按之痛减者，多属虫瘕证；腹胀形瘦，腹部青筋显露，多为疳证；腹部胀满，叩之鼓声，多为气滞腹胀；腹部胀满，叩之有液体波动之感，多为腹内积水。

**（二）切诊注意事项**

小儿切脉要取得准确的结果，应以入睡或安静时为宜。腹部按诊必须在不哭时进行，检查手法要轻柔，并注意保暖。在检查过程中，边检查边注意小儿表情，以推测病痛所在。前囟尚未闭合之小儿，患病时应仔细检查囟门，尤其急性热病或吐泻时，一旦囟门出现变化，必须引起重视，加强观察，或作进一步的检查。

**附　五脏辨证**

古代儿科医家很重视五脏证治，主要通过四诊搜集的证候，按五脏所主加以分析归纳，对临床辨证有一定帮助(表1-4)。其法首先见于钱乙的《小儿药证直诀》，以后张洁古、万密斋、王肯堂等各有所补充。

表 1-4　五脏辨证纲要表

| 五脏 | 所主 | 本病 | 色诊 | 脉象 | 辨 | 证 | 性能表现 |
|---|---|---|---|---|---|---|---|
| 肝 | 风 | 大叫，目直视，呵欠，颈项强直，四肢抽搐 | 青 | 弦 | 实 | 目直视，大叫，颈项强急，抽搐有力， | 常有余 |
| | | | | | 虚 | 咬牙，多呵欠，徐徐瘛疭 | |
| | | | | | 热 | 壮热引饮，喘闷，口中气热，目内青，直视，身反折强直，手乱动 | |
| 心 | 惊热 | 惊悸，大热，哭叫，口渴引饮，手足动摇，神乱不安 | 赤 | 数 | 实 | 发热，烦渴，哭叫，喜仰卧，惊搐 | 为火为热 |
| | | | | | 虚 | 卧而悸动不安 | |
| | | | | | 热 | 壮热，心胸热，口中气热，欲就冷，目上窜，目内赤，合面而睡，咬牙，欲言不能 | |
| 脾 | 困 | 体重，困倦，多睡，不思饮食，泄泻 | 黄 | 迟 | 实 | 困倦思睡，身热饮水，泄泻黄赤 | 常不足 |
| | | | | | 虚 | 呕吐，泄泻白色，睡露睛 | |
| | | | | | 热 | 目内黄，尿黄 | |
| 肺 | 喘 | 喷嚏，流涕，鼻塞，咳嗽，短气喘急，呼吸不利，哽气或长出气，闷乱 | 白 | 浮 | 实兼风冷 | 喘而气盛，咳嗽，胸满闷乱，渴不喜饮，鼻塞流涕，喷嚏 | 娇嫩 |
| | | | | | 虚 | 哽气或长出气，喘而少气，皮毛干燥，唇色白 | |
| | | | | | 热 | 喘急，呼吸不利，鼻干或衄血，手掐眉目鼻面 | |
| | | | | | 虚热 | 唇露红色 | |
| 肾 | 虚寒 | 目无睛光，畏亮，足胫寒、逆冷 | 黑 | 沉 | 虚(无实) | 面浮灰暗或皖，尿清长不禁(惟疮疹肾实则变黑陷) | 常虚 |

## 第七节　治疗概要

小儿疾病的治疗大法与成人基本相同，由于小儿生理和病理上的特点，故在药物剂量、药物选择、给药方法和各种疗法的运用上尚具有许多特点。

## 一、小儿内治法用药特点、药物用量折算

### （一）小儿内治法用药特点

1．*治疗要及时、正确和谨慎* 小儿体属"稚阴稚阳"，病理特点之一为变化迅速、易虚易实，因此争取时间，及时治疗非常重要，用药时必须做到治疗快、用药准、剂量适宜，否则容易造成疾病的发展，轻病变重，重病转危，且不少病例可以急遽间导致死亡。由于小儿脏腑娇嫩，形气未充，用药稍有不当，极易损害脏腑功能，并可促使病情剧变，吴鞠通在《温病条辨·解儿难》中特别提出："其用药也，稍呆则滞，稍重则伤，稍不对证则莫知其乡，捉风捕影，转救转剧，转去转远。"因此小儿用药，不仅要及时、正确，还应谨慎。

2．*治疗要中病即止* 小儿机体柔弱，如草木之方萌，对药物的反应，较成人灵敏，应用时须根据患儿个体特点与疾病的轻重，区别对待，特别是大苦、大寒、大辛、大热和有毒、攻伐之品，应用时更须审慎，苦寒能削伐生发之气，辛热足以耗损真阴，攻伐之剂用之不当会引起气阴亏损，应用时必须中病即止。

3．*运用儿科中药新剂型* 煎剂能够随症加减，在体内吸收也较快，但对于危急患儿，煎剂缓不济急，，加上小儿服药困难，故治疗时应注意运用儿科中药新剂型。冲剂、糖浆剂、片剂、浸膏剂、针剂、栓剂等应用方便，临床也有肯定的疗效，如感冒冲剂、板蓝根冲剂治疗病毒性感冒，双黄连注射液治疗呼吸道感染和皮肤感染，复方柴胡注射液治疗感冒高热，茵栀黄注射液治疗新生儿黄疸，清开灵注射液治疗高热、惊厥等。

4．*掌握小儿中药的煎煮方法* 煎煮小儿汤剂，一些先煎、后入、包煎和烊冲药物的处理与成人汤剂基本相同，煎出的药量，根据年龄大小来决定：婴儿60～100ml，幼儿及幼童150～200ml，学龄期儿童200～250ml。小儿服中药应根据疾病的性质，确定服药次数，新病、急病要分数次服，慢性疾病可少几次。对服药次数多的，药量可适当增加。必须掌握正确的喂药方法，小儿服汤药不能急于求成，尤其乳幼儿，可以吃几口药，喂少许甜食。对拒服药物的小儿，可固定头部，用小匙将药液送至舌根部，使其自然吞下，切勿捏鼻，以防呛入气管。可以在中药中加适量调味品，如白糖、冰糖等，若方中有苦寒药黄芩、黄连等，也可加入适量甘草以减轻苦味。婴儿服用丸剂、片剂，须研成细末调服。昏迷的患儿，可用鼻饲法给药，鼻饲散剂必须调得非常稀薄，最后还应注入少量温水，以免造成鼻饲管阻塞。

### （二）药物用量折算

小儿用药剂量，常随年龄大小、个体差异、病情轻重、医者经验而不同，由于小儿服药多有浪费，所以药用剂量相对较大，但辛热、苦寒、攻伐之剂用量须谨慎，如麻黄、附子、细辛、乌头、大黄、巴豆、芒硝等。为计算方便，可采用下列比例用药：新生儿用成人量的1/6，乳婴儿为成人量1/3～1/2，幼儿及幼童为成人量的2/3或用成人量，学龄儿童用成人量。

## 二、常用内治法则

### （一）疏风解表法

主要适用于外邪侵袭肌表所致的表证。小儿肌肤薄，腠理疏，卫外功能不固，最易感受外邪侵袭，由于邪毒郁闭肌表，开合失司，故可出现发热，恶风，汗出或无汗等。可用疏散风邪的药物，使郁于肌表的邪毒从汗而解。风寒外感可用疏散风寒的方剂，如麻黄汤、荆防败毒散、葱豉汤等；风热外感可用辛凉解表的方剂，如银翘散、桑菊饮等。小儿"肺脏娇嫩"、"脾

常不足”、“肝常有余”，感风邪后易兼挟痰、挟滞、挟惊等症，当有这些兼症时，可加止咳化痰、消食导滞、熄风镇惊的药物。

**（二）止咳平喘法**

主要适用于邪郁肺经，痰阻肺络所致的咳喘。寒痰内伏可用温肺散寒、化痰平喘的方剂，如小青龙汤、射干麻黄汤；热痰内蕴可用清热化痰、宣肺平喘的方药，如定喘汤、麻杏石甘汤等。小儿患病后“易寒易热”，风寒之邪阻滞肺络，极易郁而化热，转为外寒内热或痰热之证，用药须及时调整。肺、肾同源，小儿又为“肾常虚”之体，咳喘久发，则每易由肺及肾，出现肾虚的证候，此时可加温肾纳气方药，如黑锡丹、参蛤散等。

**（三）清热解毒法**

主要适用于邪热炽盛的实热证。清热可分为甘寒清热、苦寒清热、苦寒泄热、咸寒清热等，应按邪热之在表、在里、属气、属血、入脏、入腑等辨证用药。当病邪由表入里而表邪未尽解时，可用栀子豉汤、葛根黄芩黄连汤等清热解毒透邪；证属阳明里热者，可用白虎汤清热生津为主；湿热化火或湿热留恋，可用白头翁汤、茵陈蒿汤、甘露消毒丹等清热解毒化湿；温热之邪入于营血，发为神昏，斑疹，可用清营汤、犀角地黄汤、神犀丹等清热解毒凉血；当出现丹毒、疔疮走黄、下痢脓血等火热实证者，可用黄连解毒汤、泻心汤等清火解毒；当肝胆火旺时，则用龙胆泻肝汤等清肝解毒泻火。

**（四）凉血止血法**

主要适用于有出血的证候，如鼻衄、齿衄、尿血、便血、紫癜等。常用方剂如犀角地黄汤、玉女煎、小蓟饮子、槐花散等。单味参三七、白及、仙鹤草以及成药云南白药等，也有较好的止血作用。血证主要由血热妄行，血不循经引起，但小儿血证常同时见有气虚、阴虚、脾虚等，致使病情复杂多变，临证时在凉血止血的方药中加补气、养阴、健脾的药物同用。

**（五）消食导滞法**

主要适用于小儿饮食不节，乳食内滞之证。小儿脾胃薄弱，若饮食不节，恣食无度，则脾胃运化无权，轻则呕吐泄泻、厌食食积，重则形成疳证，影响生长发育。常用方剂如保和丸、消乳丸、枳实导滞丸等，单味药鸡内金、麦芽、山楂、六曲，莱菔子也有消食导滞功效。麦芽能消乳积，山楂能消肉食油腻，六曲善化谷食积滞，莱菔子能消麦面之积，鸡内金则能消各种食积，还有开胃作用。

**（六）镇惊开窍法**

主要适用于小儿抽搐、惊痫等证。小儿脏腑娇嫩，神气怯弱，感受病邪，每易邪热枭张，热极生风，肝风内动而抽搐；或因痰热壅盛，上蒙清窍而惊痫。小儿暴受惊恐，神志不安，可用朱砂安神丸、磁朱丸等安神镇惊；热极生风，项强抽搐，可用羚角钩藤汤等镇惊熄风；热入营血而神昏、惊厥，可用安宫牛黄丸、至宝丹、紫雪丹等镇惊开窍、清热解毒；痰浊上蒙，惊风抽搐，可用苏合香丸、小儿回春丹等豁痰开窍；感受时邪秽浊之气而吐泻昏厥，可用行军散、玉枢丹、红灵丹等辟秽开窍。

**（七）利水消肿法**

主要适用于水湿停聚，小便短少而致的水肿证。水肿由于风邪外袭，内传于肺，或疮毒入侵，内归肺脾，多属阳水；若阳水日久，肺脾气虚，由实转虚，或患儿禀赋不足，脾肾素虚，则多见于阴水。不论阳水或阴水，其病变主要责之于肺、脾、肾。常用方剂，若阳水可用五苓散、五皮饮、越婢加术汤；若阴水可用防己黄芪汤、实脾饮等。车前草、玉米须、荠菜花等单味药也有较好的消肿利尿作用。

**（八）健脾开胃法**

主要适用于脾胃虚弱，脾运功能失常所致的泄泻、疳证、厌食等证。小儿时期“脾常不足”，饮食不能自调，食物不知饥饱，若偏食挑食，或乱投杂食，皆可导致脾胃不和，运化失常，甚至脾胃虚弱。常用方剂如四君子汤、参苓白术散、七味白术散、健脾丸等。脾虚气弱小儿由于运化失职，常出现食欲不振，故健脾补气方药中可佐以砂仁、陈皮、佛手、谷麦芽、鸡内金等理气、消导之品。

**（九）培元补肾法**

主要适用于小儿胎禀不足，肾气虚弱及肾不纳气之证，如解颅、五迟、五软、遗尿、哮喘等。小儿脏腑娇嫩，形气未充，五脏功能表现为“肾常虚”，肾又主骨生髓，且为先天之本。若先天父母精血有亏，或后天护养失宜，病邪缠绵，均可导致肾气亏损，下元虚弱。常用方剂如六味地黄丸、金匮肾气丸、参蛤散、黑锡丹、桑螵蛸散等。小儿时期常见肝肾同病、脾肾同病或肺肾同病，治疗时当配合养肝、健脾、补肺之品。

**（十）活血化瘀法**

主要适用于各种血瘀之证。如肺炎喘嗽等病证时，口唇青紫，肌肤有瘀斑、瘀点，以及腹痛如针刺，痛有定处等。常用方剂如桃红四物汤、血府逐瘀汤、少腹逐瘀汤、桃仁承气汤等。基于“气为血之帅，气行则血行”，故活血化瘀方中，常辅以行气的药物。

**（十一）回阳救逆法**

主要适用于小儿元阳衰脱之危重证候。临床可见面色㿠白，神疲肢厥，冷汗淋漓，气息奄奄，脉微欲绝等，此时必须以温补阳气的方药，加以救治。小儿为“稚阴稚阳”之体，在病理上不仅发病容易，且传变迅速，一旦患病，若未能及时治疗，则邪气易实而正气易虚，实证迅即转化为虚证，甚至出现阳气衰脱或阴竭阳脱之危候。常用方剂如四逆汤、参附龙牡救逆汤等。

**（十二）养阴生津法**

主要适用于小儿阴液虚亏，津液耗损之证。小儿脏腑娇嫩，肌肤疏薄，卫外不固，易于感受外邪，时行疾病如麻疹、丹痧、暑温等，发病率也较高，热病后耗伤津液，易出现阴液虚亏之证。常用方剂如沙参麦冬汤、增液汤、大补阴丸等。

## 三、常用外治法

**（一）薰洗法**

是利用中药的药液及蒸气薰洗人体外表的一种治法。如麻疹发疹初期，为了透疹，用生麻黄、浮萍、芫荽子、西河柳煎水后，加黄酒擦洗头部和四肢，并将药液放在室内煮沸，使空气湿润，让体表接触药气。肾病水肿可用河白草煎汤熏洗躯体。

**（二）涂敷法**

是将新鲜中草药捣烂，或将药物研末加入水或醋调匀后，涂敷于体表的一种外治法。如用鲜马齿苋、鲜乌蔹莓、鲜芙蓉叶、鲜丝瓜叶等，任选一种，捣烂外敷腮部，治疗痄腮。用白芥子粉加等量面粉，以温水调成糊状，用纱布包好敷于背部，治疗肺炎喘嗽后期湿啰音不吸收者。

**（三）薄贴法**

是以膏药加药末外贴或用潮湿的药品做成薄饼贴于局部的外治法。如将丁香、肉桂撒于伤湿止痛膏上贴脐部，治疗寒湿腹痛腹泻；葱、姜捣烂，做成薄饼贴于囟门上，治疗婴儿感冒。

**（四）热熨法**

是将药物炒热后，以熨肌表的外治法。如用炒热食盐熨腹部，治疗腹痛；用生葱、食盐炒热，熨脐周及少腹，治疗尿闭等。

**（五）气雾法**

是用气雾吸入器，将药液形成气雾状由患儿口鼻吸入的外治法，常用以治疗小儿鼻、咽及肺部疾病。

**（六）滴鼻法**

是将中药煎成汤液，经浓缩后滴于鼻内的外治法。常用麻黄、辛荑、苍耳子、菊花、藿香等治疗小儿鼻部疾病，如鼻塞、鼻窒、鼻渊等。

**（七）佩带法**

是将某些芳香性药物研成细末，装入布袋，佩戴于小儿胸前，用以防治疾病的外治法。如用雄黄、朱砂、菖蒲、白芷、薄荷研成细末佩带，可防治感冒；用雄黄、苍术、细辛、干姜、白芷、菖蒲研末佩带，可防治咳喘。

**（八）敷脐法**

是将药物敷置于脐部，以治疗疾病的一种外治法。如用五倍子研细末，加醋或水调敷脐部，治疗盗汗；用阿魏、硼砂研细末，加白酒调和敷脐部，治肝脾肿大；用吴茱萸、小茴香研细末，加酒敷脐部，治疗虚寒腹痛等。

**（九）灌塞法**

是将中药药液灌肠，或将药物研成粉末加赋形剂，制成长圆形固体塞入肛门的一种外治法。如用百部煎水保留灌肠，治疗蛲虫病；用厚朴、枳实、大黄、木香、槟榔等煎水保留灌肠治疗肠梗阻。将中药制成固体塞入肛门的疗法，又称药栓疗法，需根据病情选择用药，一般药味均较少，加入乌桕油、甘油、明胶等基质，赋形成固体栓剂使用。

**（十）离子透入法**

是应用药物离子透入仪输出的直流电，施加于浸有中药药液衬垫的电极板上，使药物离子透入人体穴位，从而获得药物与刺激穴位的双重治疗效果的外治法。大多应用中药的浸出液，也可用浓缩中药煎液，浸润在衬垫上，放在有关穴位或部位上。如用丹参、香附、木香、乌药、厚朴、桃仁、白芍、延胡索等，取天枢、气海、中脘与命门、肾俞两组穴位，治疗肠粘连引起的腹痛。

## 四、其他疗法

**（一）小儿常用推拿疗法**

亦称小儿按摩，此法具有促进气血流行，经络通畅，神气安定，脏腑调和的作用。临床常用于治疗哮喘、食积、疳证、泄泻、惊风、腹痛、痿痹等证。小儿推拿手法与成人推拿相似，但小儿脏腑娇嫩，形气未充，肌肤柔弱，手法应以轻快柔和为原则，每次推拿的次数，应根据年龄大小、病情轻重、体质强弱而定。常用手法有按法、摩法、推法、拿法、掐法，揉法、摈法等。捏脊也是小儿推拿中的一种疗法，是通过对督脉和膀胱经的捏拿，达到调整阴阳，通理经络，调和气血，恢复脏腑功能的目的。常用于治疗疳证、遗尿、泄泻及脾胃虚弱的患儿。操作方法：

患儿俯卧，医者两手半握拳，两食指抵于背脊之上，再以两手拇指伸向食指前方，合力夹住肌肉提起，而后食指向前，拇指向后退，作翻卷动作，两手同时向前移动，自长强穴起，一直捏到大椎穴即可，如此反复5次，但捏第3次时，每捏3把，将皮肤提起1次。每日1次，连续6天为1疗程，休息1天，再作第2疗程。脊背皮肤感染及紫癜病患儿禁用此法。

（二）小儿常用针灸疗法

针灸疗法包括体针、头针、耳针、拔火罐等。小儿针灸疗法常用于遗尿、哮喘、泄泻、痢疾、小儿麻痹症、小儿暑温后遗症等。所用经穴基本与成人相同，但因不易合作，故不宜深刺和留针，一般采用浅刺、速刺的方法。小儿用直接灸法或针上灸法比较困难，宜用艾条间接薰灸穴位，每穴约灸2～3分钟，年龄较大儿童可适当延长时间，待局部微红即可。

1. 刺四缝　四缝是经外奇穴，位置在食、中、无名指及小指四指中节，是手三阴经所过之处。针刺四缝可以解热除烦，通畅百脉，调和脏腑。常用于治疗疳证和小儿厌食证。操作方法：皮肤局部消毒后，用三棱针或粗毫针针刺，约1分深，刺后挤出黄白色粘液，每日刺1次，直到针刺后不再有黄白色液体挤出为止。

2. 头针　又称头皮针疗法，是根据大脑皮层的功能定位的理论，在头皮划分出皮层功能相应的刺激区，在有关刺激区进行持续，快速捻针以治疗疾病的一种方法。常用于瘫痪、失语、癫痫、舞蹈病、遗尿等病证。选穴原则为单侧肢体病，选用病肢对侧的刺激区；双侧肢体病，选用双侧刺激区。内脏或全身性疾病，选用双侧刺激区。治疗时患儿取坐位或卧位，作局部常规消毒，与头皮呈30°角进针，快速刺入头皮下。运针时只捻转不提插，捻转速度每分钟约200次左右，一般持续捻转2～3分钟，留针5～10分钟，反复操作1～2次即可起针。亦可在主要刺激区用电针仪通电，以代替手法运针。

3. 耳针　耳与人体经络、脏腑有密切关系，当人体内脏和躯体有病时，常在耳壳相应区出现病理反应点，这些反应点就称为耳穴，用针刺耳穴防治疾病的方法称为耳针疗法。耳针应用范围很广，儿科常用于治疗哮喘、咳嗽、癫痫、遗尿、惊风、夜啼、泄泻、疳证等。取穴可根据病变部位确定，如泄泻选大肠、小肠穴，胃痛可选胃穴等。亦可根据脏腑经络学说取穴，如眼病取肝穴，耳病取肾穴。取穴要求少而精，一般选2～3穴，每日或隔日治疗1次，5～6次为1疗程。

4. 拔火罐　小儿常用口径4～5cm的竹罐或玻璃罐。先在局部涂上凡士林，然后将酒精棉球点燃，置杯内数秒钟，取出后迅速将罐紧罩在选定的皮肤上，由于负压、皮肤被吸入罐内而高起，约5～10分钟后取去。此法能促进气血流畅，营卫运行，有祛风、散寒、止痛等作用，适用于小儿肺炎喘嗽、腹痛、哮喘、遗尿等。6个月以内婴儿不适用，高热抽风、皮肤过敏、水肿、有出血倾向、明显营养不良及皮肤感染者，也不宜拔火罐。取罐时以食指按压罐边皮肤，同时将罐向另一侧倾斜，使空气进入罐内，罐很快脱落，不能以手直接取罐，以免损伤皮肤，增加痛苦。

（三）割治疗法

割治疗法有调和气血，促进脾胃运化功能等作用。常用以治疗疳证和哮喘等证。割治部位常取两手掌大鱼际处。操作方法：将两手掌大鱼际局部消毒后，用大拇指揿住刀口旁约1cm处，用0.4cm宽的平口手术刀直戳割治部位，创口约长0.5cm，然后挤出赤豆大小黄白色脂状物，并迅速剪去，再用红汞棉球覆盖其上，绷带包扎，5天后可解除包扎，包扎期间，防止感染。

**（四）爆灯火疗法**

是用灯心草蘸麻油，点燃后烧灼所选定的穴位或部位，以治疗疾病的一种方法，由于在烧灼时会发生爆声，又称为爆灯火疗法。古人用以治脐风、惊痫等。如《幼科铁镜》中就有取囟门、眉心、人中、承浆、少商、脐心、脐轮共十三燋，治疗脐风。目前用于治疗痄腮、乳蛾、癫痫、脐风、荨麻疹等。本法主要通过对经穴或患处周围的刺激，使经络通畅，气血流通，祛邪外出。

# 第二章 常见病证

## 第一节 感冒

小儿感冒是感受外邪引起的肺系疾病,以发热,恶寒,鼻塞流涕,咳嗽为特征。发病率高,四时皆有,而以冬春两季为多,发病年龄以婴幼儿最高。本病有轻重不同,轻者称为伤风;重者称为重伤风或时行感冒,有流行趋势。感冒症状较轻,预后良好,病程中可出现挟惊、挟滞、挟痰的兼证。其禀赋不足、体质娇弱的小儿,容易反复感冒,甚至引起心悸、怔忡等病证。

杨仁斋在《仁斋直指小儿附遗方论》中描写本病的临床证候:"感冒风邪,发热头痛,咳嗽声重,涕唾稠粘"。《幼科释迷·感冒》解释感冒为:"感者触也,冒其罩乎",是指感受外邪,触罩肌表全身,概括了病名及其含义。

本病西医学称急性上呼吸道感染,其反复发作者称为反复呼吸道感染,有流行趋势者称为流行性感冒。

**【病因病机】**

感冒病因,系由感受外邪,侵袭于肌表所致。在气候突变,寒温失常,坐卧当风,沐浴受凉,调摄不当时容易诱发本病。

外邪之中,冬春以风寒、风热为主,夏季多为暑湿。邪从口鼻肌表入侵,病位在肺。肺主皮毛,司腠理开合,开窍于鼻,咽喉为肺胃之门户,肌表受邪,腠理开合失司,而致畏寒发热;鼻咽受病,气道不畅,故鼻塞流涕,咽红,咳嗽。暑邪感冒,多有高热无汗,胸闷泛恶。暑为阳邪,必兼挟湿 暑在肌表,其证高热为主,挟湿内阻脾胃,见胸闷,泛恶。时行感冒,邪毒较重,侵入肌表,兼犯经络,其证发热,恶寒,头身皆痛,甚则化热入里,产生变证。

小儿稚阴稚阳,脏腑娇嫩,神气怯弱,筋脉未盛,若高热炽盛,热扰肝经,兼有惊叫,惊惕,抽风惊厥的挟惊证候;脾主运化,小儿脾常不足,感受风邪,乳食停积,兼有腹胀,吐泻等挟滞证候;若外邪未彻,肺络失宣,易使津液凝聚,酿液为痰,痰阻肺络,兼有咳嗽,痰多等挟痰证候。

此外,禀赋不足、体质娇弱的小儿,感冒会反复发作,时轻时重,寒热往来,鼻流清涕,自汗盗汗,此乃肺脾俱虚,卫外不固,因虚受邪,邪少虚多,称为虚证感冒。

**【诊断】**

1. 以发热,恶寒,鼻塞流涕,喷嚏,咽痒为主要症状,多兼咳嗽。如有兼证,可伴呕吐,腹泻,腹胀,或高热惊厥,咳嗽,痰吼。

2. 四时均有,多见于冬春,常因气候骤变,寒热失调而发病。

3. 全身症状较重,呈流行趋势者为流行性感冒。

4. 每月反复感冒 2 次以上者,多见于虚证感冒。

5. 外周血象 白细胞计数正常或减少,中性粒细胞减少,淋巴细胞相对增加,单核细胞增加。

6．对呼吸道分泌物作直接荧光抗体检查，可快速诊断。病毒分离阳性。

**【鉴别诊断】**

1．肺炎喘嗽　初起可见恶寒，发热，鼻塞流涕，咽红，咳嗽等类似感冒的证候，发热较高，伴气急痰喘，鼻翼煽动。两肺听诊可闻细湿啰音，胸透见斑片状阴影。

2．麻疹、水痘、奶麻　初起有发热，咳嗽等症，麻疹眼泪汪汪，口颊粘膜充血，有柯氏斑；水痘皮肤有斑疹、丘疹、疱疹；奶麻则发热 2～3 天，热退疹出而愈。

**【辨证论治】**

## 一、辨证要点

1．辨风寒、风热　凡咽红，喉蛾肿大，舌红，苔白而干，多为风热证候。虽见恶寒，鼻塞，流清涕，也为寒包热郁或寒热挟杂的证候；若咽不红，流清涕，舌淡红，苔薄白为风寒证候。

2．辨暑热、暑湿　暑邪感冒，暑热偏盛者，发热较高，无汗或少汗，口渴烦躁引饮；暑湿较盛者，胸闷泛恶，体倦神萎，身热不甚，小便混浊，食少，舌苔腻。

3．辨虚实　风寒证、风热证感冒均为实证；若反复感冒，每月至少 2 次以上，平时体质较差，容易出汗，畏寒，则为虚证。

## 二、治疗原则

感冒治疗总的原则是疏风解表。感受风寒、风热之邪，治以辛温、辛凉解表；感受暑邪，治以清暑解表；虚证感冒，治以扶正解表；时行感冒，应参以解毒方药；出现兼证，则随证论治。

## 三、分证论治

### （一）风寒感冒

症状　发热，恶寒，无汗，头痛，鼻塞流清涕，喷嚏，咳嗽，口不渴，咽不红，苔薄白，脉浮紧。

证候分析　外感风寒，客于腠理，邪正交争，肌表被束，故发热，恶寒，无汗，头痛。肺气失宣，气道不利，故鼻塞流涕，咳嗽，喷嚏。咽不红，苔薄白，脉浮紧，为外感风寒之象。

治法　辛温解表。

方药　荆防败毒散加减。

本方发散风寒，疏解表邪。头痛明显者，加葛根、白芷散寒止痛；呕吐者，加半夏、紫苏降逆和胃。时行感冒发热较高，有流行趋势者，加大青叶、板蓝根、蒲公英解毒清热；或选用柴葛解肌汤，重用柴胡、葛根和解清热。

### （二）风热感冒

症状　发热较重，恶风，有汗热不解，头痛，鼻塞，或流黄涕，咳嗽声重，痰粘白或稠黄，咽红或痛，口干引饮，舌红，苔薄白或薄黄而干，脉浮数。

证候分析　外感风热，邪在卫表，故发热较重，有汗热不退。风热外袭，肺气失宣，故流黄涕，咳嗽痰黄，咽红。舌红，苔薄白或薄黄，脉浮数，为风热之象。

治法　辛凉解表。

方药　银翘散加减。

本方辛凉解表，清热解毒。咳重者，加桑叶、杏仁宣肺止咳；咽红肿痛者，加土牛膝根、玄参清热利咽。

小儿感冒除风寒、风热证候外，还可见到寒包热郁或寒热挟杂的证候，其临床表现为畏寒，发热，流清涕，咽红，咽痛，咳吐黄痰等，治法为表里双解，既投荆芥、防风辛温解表，又用连翘、薄荷、石膏辛凉泄热。咳嗽不爽者，加杏仁、前胡、浙贝母宣肺止咳；时行感冒，高热不退者，重用柴胡、板蓝根、蒲公英清热解毒。

**（三）暑邪感冒**

症状　高热无汗，头痛，身重困倦，胸闷泛恶，食欲不振，或有呕吐，腹泻，咳嗽，苔薄白或腻，脉数。

证候分析　外感暑邪，卫表不和则高热无汗，暑多挟湿，故身重困倦。暑湿中阻则见恶心呕吐，食欲不振。苔腻为湿重之象。

治法　清暑解表。

方药　新加香薷饮加减。

本方清暑解表化湿。湿邪中阻，恶心欲吐，苔黄腻者，加佩兰、藿香清化湿热；泄泻者，加葛根、黄芩、黄连清肠化湿。

**（四）虚证感冒**

症状　发热不高，反复发作，自汗，面白，恶风怕冷，鼻塞流清涕，肢软乏力，胃纳不香，或有咳嗽，舌淡嫩，苔薄白，脉细弱。

证候分析　本证病程较长，体质虚弱，常在3个月内每月感冒2次以上。营虚卫弱，腠理不固，故自汗，恶风。邪少虚多，故发热不高，舌淡嫩，感冒反复发作。

治法　调和营卫。

方药　黄芪桂枝五物汤加减。

方中黄芪益气固表，扶正祛邪，桂枝汤调和营卫。畏寒鼻塞者，加荆芥、防风辛温解表；咳嗽者，加杏仁、浙贝母、前胡宣肺止咳；若气阴两虚，病情迁延，见不规则发热，夜间盗汗，咳嗽，口干，舌红，苔少者，去桂枝，加玉竹、丹皮、沙参、百部以益气养阴，润肺止咳。

**（五）兼证**

1．挟惊　感冒高热，兼有惊惕啼叫，睡卧不安，甚则抽风痉厥，目珠上窜，热退抽搐即止。症由高热引起，热灼筋脉，扰动肝经。治以解热定惊。银翘散加菊花、钩藤、石决明、蝉蜕。

2．挟滞　感冒过程中，兼有腹胀嗳气，甚则呕吐，腹泻，苔厚浊腻，脉数。证属乳食停积中焦，运化失常。治以消食导滞，加用神曲、麦芽、山楂、枳壳、莱菔子，或用保和丸煎服。

3．挟痰　感冒发热，咳嗽，喉间痰多，甚则气急痰鸣。由肺失清肃，酿液成痰或肺热炼液成痰，痰阻肺络所致。治以肃肺化痰。属寒痰者，二陈汤加苏子温肺化痰；属热痰者，加海蛤壳、桑白皮、葶苈子清化痰热。

## 【其他疗法】

### 一、中成药

1．午时茶　每次1/2～1包，1日3次。用于轻症风寒感冒挟滞者。

2．小柴胡冲剂　每次1～2包，1日3次。用于感冒发热，往来不已者。

3．桑菊感冒冲剂　每次1包，1日3次。用于风热感冒咳嗽重者。

4. 小儿回春丹　每次2～3粒,1日3次。用于感冒挟惊者。

5. 小儿金丹片　每次2～3片,1日3次。用于感冒挟惊者。

## 二、经验方

1. 大青叶、马鞭草各30g,羌活10g,甘草4g。水煎服,1日量,分次服。用于冬春感冒,发热不退,头身疼痛,无汗者。

2. 葱白头(连须)3～7个,生姜3～5片,浓煎后加糖适量。用于风寒感冒。

## 三、外治疗法

1. 柴胡注射液滴鼻,每次左右鼻孔各2～3滴,1～2小时重复1次。用于感冒发热,体温较高者。

2. 香薷、苏叶、荆芥、防风、藿香各15g,连翘10g,大豆黄卷20g,菊花、葱白、豆豉、生姜各30g。取水5000ml煎成,置放桶内,再加食醋50ml,煎水濯足。待药液稍冷,首次将药液浸至踝关节,每隔15分钟逐渐加量,至浸没小腿肚,每次浸30～60分钟,1日1～2次。用于暑邪感冒。

3. 香薷、柴胡、厚朴、扁豆花、防风各30g,银花、连翘、豆豉、鸡苏散、石膏、板蓝根各50g。煎水3000ml,稍冷沐浴。1日1～2次。用于暑邪感冒。

**【预防与调摄】**

1. 居室清洁卫生,和暖通风。适当进行户外活动,增强体质。注意根据气候变化增减衣被。

2. 感冒流行期间,少去公共场所,避免感染。可用贯众3～6g,板蓝根、野菊花各10g,煎水口服,连用3～5日;或以每立方米空间用食醋3～5ml,加水1～2倍,置容器内,加热熏蒸房间,每日1次或隔日1次,以预防感冒。

3. 患病期间,多饮开水,给予易消化食物。仔细观察患儿体温、神志,防止发生惊厥。

**【文献摘要】**

《幼科全书·发热》:凡伤风发热,其证汗出身热,呵欠面赤,目涩多肿,恶风喘气,此因解脱受风所致,宜疏风解肌退热,先服柴葛解肌汤,发去风邪……。

《幼科释迷·感冒》:感冒之原,由卫气虚,元府不闭,腠理常疏,虚邪贼风,卫阳受摅。

《医宗金鉴·幼科杂病心法要诀》:小儿伤暑,谓受暑复感风寒也。其证发热无汗,口渴饮水,面色红赤,干呕恶心,或腹中绞痛,嗜卧懒食。以二香饮治之……若伤暑夹食,大吐泻者,以加味香薷饮治之。

**【研究进展】**

以卫气双解汤治疗小儿上呼吸道感染118例,观察退热作用。患儿体温在39～40℃,有的高达40.5～41℃,均伴有喷嚏,流涕,咳嗽,喉中有痰,有汗或无汗,尿少短赤及烦躁等。部分可因高热引起惊厥。卫气双解汤基本方:羌活、桔梗、羊蹄根各4.5g,板蓝根6～12g,七叶一枝花9～18g,黄芩4.5～6g,生石膏12～75g,寒水石9～45g,生甘草1.8～3g。若寒象明显者,加麻黄或桂枝;痰多者,加杏仁或皂荚;咳剧者,加鱼腥草;剧咳较久者,加半枝莲或桑白皮;烦躁不安者,加糯稻根或朱灯心。治疗结果:服药后在12小时内退热者37例,占31.3%;12～24小时退热者71例,占60.2%;24～48小时退热者6例,占5.1%,48小时后仍不退热作无效病例共4例，占3.4%，总有效率为96.6%。本方是掌握了表里结合，温清结合，标本结合方法，才能收到良好效果。

洪百年：卫气双解汤治疗小儿上呼吸道感染。中医杂志 1980；21(6)：38。

采用解毒乙方治疗小儿夏季病毒性感冒250例，收效良好。患儿都在6～9月发病，以高热，头重，身痛，咽痛，倦怠为主要症状，少数伴有咳嗽，吐痰，呕吐及腹泻，个别出现高热惊厥。以贯众、大青叶、连翘、薄荷、茵陈、佩兰、藿香、通草、滑石、黄芩为基本方，有卫分证者，加香薷、豆豉；气急痰鸣者，加郁金、天竹黄、瓜蒌皮；惊厥者，加钩藤、僵蚕、全蝎，水煎服。治疗结果：服2剂以内治愈者48例，占19.2%；服3～4剂治愈者158例，占63.2%；服5～6剂治愈者36例，占14.4%，总有效率达96.8%。本方为清热解毒，苦辛淡渗，化浊利湿，宣畅气机的复合方，适用于治疗暑邪感冒。

张仕明：解毒乙方治疗小儿夏季病毒性感冒250例观察。中医杂志 1986；27(2)：46。

## 第二节　咳　　嗽

咳嗽是常见、多发的肺系病证。有声无痰为咳，有痰无声为嗽，有痰有声为咳嗽。本证一年四季皆可发生，以冬春季为多，婴幼儿发病率较高。本证预后一般较好。

古代医籍中有关咳嗽的论述较多，《内经》有专篇“咳论”以论述其病机及症状。有关小儿咳嗽的记载，首见于《诸病源候论·嗽候》：“嗽者，由风寒伤于肺也。肺主气，候皮毛，而俞在于背。小儿解脱，风寒伤皮毛，故因从肺俞入伤肺，肺感微寒，即嗽也。”《活幼心书·咳嗽》说：“咳嗽者，因有数类，但分寒热虚实，随证疏解，初中时未有不因感冒而伤于肺。”强调了咳嗽的致病因素多由外感引起。《幼幼集成·咳嗽证治》则精辟地分析了小儿咳嗽的辨证治疗，其云：“因痰而嗽者，痰为重，主治在脾；因咳而动痰者，咳为重，主治在肺。”其治疗方法迄今仍有临床指导意义。

本证包括西医学所称的气管炎、支气管炎。

**【病因病机】**

小儿咳嗽的致病原因主要为感受外邪。病位主要在肺脾。

感受外邪　主要为感受风邪，风邪致病，首犯肺卫，肺主气，司呼吸，肺为邪侵，壅遏肺络，气机不宣，肃降失司，肺气上逆，则致咳嗽。风为百病之长，多挟邪而病。挟寒则鼻塞声重，流清涕，咳声重浊；挟热则鼻孔干燥或流浊涕；挟燥则干咳少痰，咽干唇焦。

痰浊内生　小儿脾胃薄弱，易为乳食、生冷所伤，致脾失健运，水谷不能化生精微，酿为痰浊，上贮于肺，壅阻气道，致使肺气不得宣畅，因而引起咳嗽。此即“脾为生痰之源，肺为贮痰之器”之理。再如小儿肝气亢盛，木火上炎，或心经蕴热，日久化火，炼液为痰，阻碍肺气肃降，也能发生咳嗽。

气阴两虚　小儿禀赋不足，素体虚弱，若外感咳嗽日久不愈，可耗伤气阴，发展为内伤咳嗽，出现肺阴耗伤或肺脾气虚之证。

小儿咳嗽致病原因虽多，但其发病机理则一，都为肺脾受累之后才能发生。外感咳嗽是病起于肺，而内伤咳嗽可由他脏先病，累及于肺所致。

**【诊断】**

1．以咳嗽为主要症状，多继发于感冒之后，常因气候变化而发作。

2．肺部听诊，两肺呼吸音粗糙或有少许干啰音。

3．X线检查，肺纹理增粗。

**【鉴别诊断】**

1．顿咳 以阵发性痉挛性咳嗽为主证，咳毕呕吐痰涎，伴鸡鸣样回声。进行性加重，入暮尤甚。

2．肺炎喘嗽 以发热，咳嗽，气急，鼻煽为主证。肺部听诊有细湿啰音，胸部X线检查可见斑片状阴影。

**【辨证论治】**

## 一、辨证要点

1．辨外感内伤 咳声高扬者，多为外感咳嗽；咳声低沉者，多为内伤咳嗽。咳声发自喉头以上，宏亮有力，咽喉发痒，多为外感咳嗽；咳声发自喉头以下，咳时痰多或干咳少痰，多为内伤咳嗽。

2．辨寒热虚实 外感咳嗽属实证；内伤咳嗽多属虚证或虚中挟实；咳嗽，舌淡红，苔白腻或薄白，多属寒证；舌红，苔黄腻，或舌红，苔少，多属热证。

## 二、治疗原则

外感咳嗽治疗原则是疏散外邪，宣肃肺气。挟有寒痰或热痰，则配合温肺化痰或清肺化痰。内伤咳嗽则应辨别病位，随证施治。

## 三、分证论治

**外感咳嗽**

**（一）风寒咳嗽**

症状 初起咳嗽频作，干咳为主，或有少量稀白痰液，咽痒声重，鼻塞流涕，恶寒，无汗，或有发热，头痛等，舌淡红，苔薄白，脉浮紧。

证候分析 风寒犯肺，肺气失宣，腠理闭塞，故频咳不爽，鼻流清涕，畏寒发热，头痛咽痒。风寒阻于肺络，津液凝聚为痰，故痰涎清稀。苔白，脉浮，为寒邪束肺之象。

治法 疏风散寒，宣肺止咳。

方药 杏苏散加减。

本方宣肺止咳。表寒较重，兼有气喘者，加炙麻黄平喘降逆；痰多者，加金沸草、苏子降气化痰；胸闷气逆者，加厚朴宽胸理气。

若风寒化热或寒包热郁，既有鼻塞流清涕，苔薄白等风寒证候，又见咳声嘶哑，咽痛，口渴，身热的证候，以疏散风寒与清热宣肺同用，杏苏散加板蓝根、黄芩、枇杷叶清肺泄热。

**（二）风热咳嗽**

症状 咳嗽不爽或咳声重浊，吐痰粘稠色黄，不易咯出，口渴，咽痛，鼻流浊涕，或伴发热，头痛，恶风，微汗出，舌红，苔薄黄，脉浮数。

证候分析 风热犯肺，肺失清肃，咳嗽不爽或咳声重浊，鼻流浊涕，咽喉疼痛，身热汗出。肺热炼液成痰，故痰粘或色黄难咯出，舌红，苔薄黄或薄白而干，脉数。

治法 疏风清肺。

方药 桑菊饮加减。

本方辛凉解表，宣肺止咳。咳嗽剧烈或咳声重浊，口渴咽痛者，加炙麻黄、生石膏清热宣肺；热重者，加知母、黄芩、鱼腥草清肺泄热；咽喉红赤者，加玄参、射干、牛蒡子清热利咽；痰多加浙贝母、瓜蒌、葶苈子清化痰热。

**内伤咳嗽**

**（一）痰热咳嗽**

症状 咳嗽痰多色黄，稠粘难咯，甚则气息粗促，喉中痰鸣，或伴发热口渴，烦躁不宁，小便短赤，大便干结，舌红，苔黄，脉滑数。

证候分析 痰湿素盛，肺络有热，故咳痰稠黄。肺失清肃，肺气上逆，故咳嗽痰多，气息粗促或喉中痰鸣。肺与大肠相表里，肺热内盛，移热于大肠，故大便干结。热重则尿黄赤，舌红，苔黄，脉滑数，为痰热内盛之象。

治法 清肺化痰。

方药 清金化痰汤加减。

方中山栀、知母、黄芩清泄肺热，瓜蒌、浙贝母、桑白皮、橘红止咳化痰，茯苓健脾，桔梗、麦冬、甘草润肺止咳。痰多者，加葶苈子、黛蛤散、天竹黄、天南星、竹沥清肺化痰；咳甚痛引胸胁者，加枳壳、郁金、柴胡理气宽胸；大便秘结者，加瓜蒌仁润肠通便；肺热较重，兼见鼻衄者，加白茅根、丹皮凉血止血；舌红少津者，加北沙参，重用麦冬滋养肺阴。

**（二）痰湿咳嗽**

症状 咳嗽痰多，色白而稀，喉间痰声漉漉，胸闷纳呆，神情困倦，舌淡红，苔白，脉滑。

证候分析 湿生于脾，脾湿盛者，酿液成痰，贮阻肺络，故咳嗽痰多。湿为阴邪，故痰白稀。痰阻气道，故喉间痰声漉漉。

治法 燥湿化痰。

方药 二陈汤加减。

本方燥湿化痰。痰多者，加天南星、白附子豁痰；胸闷气逆，苔白腻者，加厚朴、苏梗燥湿理气；有寒化倾向，吐泡沫痰兼咳喘者，用小青龙汤温肺化饮；兼有食积者，加神曲、麦芽、山楂消积导滞。

**（三）气虚咳嗽**

症状 咳嗽反复不已，以清晨为主，痰白清稀，面色苍白，自汗畏寒，气短懒言，语声低微，纳谷不香，舌淡嫩，边有齿痕，脉微细。

证候分析 肺虚腠理不密，肺失清肃，故咳嗽反复不愈，自汗畏寒，反复感冒。脾气虚水泛为湿，酿液成痰，故吐痰色白而清稀，纳谷不香。脾肺气虚，故面色苍白，气短懒言，语声低微。舌淡嫩，边有齿痕，苔薄白，脉细弱，为气虚之象。

治法 健脾益气。

方药 人参五味子汤加减。

方中党参、白术、茯苓、甘草补气健脾，五味子、麦冬、生姜、大枣调和营卫。有痰者，加半夏、陈皮止咳化痰；自汗畏寒，气短懒言者，加黄芪、桂枝、白芍补气建中；咳久者，加诃子、百部敛肺止咳；挟寒饮者，加干姜温中化饮。

**（四）阴虚咳嗽**

症状 干咳无痰，或痰少而粘，不易咯出，口渴，咽干，喉痒，声音嘶哑，午后潮热或手足心热，盗汗，舌红，苔少或见花剥苔，脉细数。

证候分析 肺热伤阴，阴虚火旺，故干咳无痰，咽干，声音嘶哑。阴虚则内热，故午后潮热。热伤血络，故咳嗽痰中带血。舌红，脉细数，为阴虚之象。

治法 滋阴润肺。

方药 沙参麦冬汤加减。

本方养阴润肺止咳。阴虚明显者，加生地、玄参养阴生津；肺热重者，加知母清肺热；痰中带血者，加茅根、藕节、阿胶凉血止血；潮热盗汗者，加银柴胡、青蒿、鳖甲、地骨皮滋阴退热；气阴两虚，兼自汗气短，苔花剥者，加五味子、黄芪、玉竹、茯苓、炙甘草气阴双补；干咳，长期不愈，咽喉红赤、干燥，有滤泡者，加玄参、生地、马勃、板蓝根、甘草、桔梗清利咽喉，护阴止咳。

**【其他疗法】**

## 一、经验方

1. 前胡、黄芩、浙贝母、桑白皮、杏仁、莱菔子各 10g，炒枳实、炒橘红各 5g，桔梗、甘草各 3g。将上药研粗末，每包30g，加水 60ml，隔水炖沸，滤渣服汤，连服 5～7 天。用于肺热咳嗽。

2. 茯苓、桑白皮各 10g，半夏、橘皮、苏子、杏仁各 6g。先用凉水浸药 30 分钟，文火煮 20 分钟，2 次共煎60ml，每次 20ml，1 日 3 次。用于痰湿咳嗽。

3. 川贝母、麦冬、玄参、百合、北沙参各 9g，款冬花、马兜铃、丹皮各 4.5g，知母、枇杷叶各 6g。将上药研极细末，加等量蜂蜜制成蜜丸，每丸重3 g。1 岁以内 2 丸，1～3 岁 3～4 丸，3～6 岁 5～8 丸，6～9 岁 9～10 丸，9～12 岁 12 丸。1 日 2～3 次，开水或糖水溶化。用于阴虚咳嗽。

4. 生姜30g，捣烂取汁为 1 份，加蜂蜜 4 份，混匀于碗中，再置锅内隔水蒸热 10 分钟，分 2～3 次服。用于风寒或虚寒咳嗽。

## 二、外治疗法

1. 鱼腥草 15g，青黛、海蛤壳各 10g，葱白 3 根，冰片 0.3g。将前三味研碎为末，取葱白、冰片与药末捣烂如糊状。先用 75% 乙醇消毒脐部后，取药糊涂于脐内，盖上纱布，胶布固定，1 日换药 1 次。用于风热咳嗽。

2. 白芥子、半夏、细辛各 3g，麻黄、肉桂各 5g，丁香 0.5g。共研细末。先将脐部用 75% 乙醇消毒后，取药粉纳置脐内，胶布固定，1 日换药 1 次。用于风寒咳嗽。

**【预防与调摄】**

1.改善居住环境，保持室内空气流通，避免煤气、尘烟、油气等刺激，注意气候变化，防止复感外邪。

2.适当进行体格锻练，增强体质，提高抗病能力。

3.外感咳嗽初起，禁食生冷酸甜食品，以防加重咳嗽。勿食辛辣食品，以防燥伤肺阴。适当休息，多饮开水。肺热未清者，用芦根、白萝卜、荸荠煎汤代茶饮。

**【文献摘要】**

《幼科发挥·肺所生病》：饮入于胃，脾为传化，水谷之精气为荣，悍气为卫，周流一身，昼夜不息。虚者不能运化精悍之气以成荣卫。其糟粕之清者为饮，浊者为痰，留于胸中，滞于咽嗌，其气相博，浮涩作痒，介作声，而发为咳嗽也。故治痰咳，先化其痰，欲化其痰者，先理其气，陈皮枳壳以理肺中之气，半夏茯苓以理脾中之痰，此治咳之大略也。

《婴童百问·伤寒咳嗽伤风》：小儿感于风寒，客于皮肤，入伤肺经，微者咳嗽，重者喘急。肺伤于寒，则嗽多痰涎，喉中鸣急；肺伤于暖，则嗽声不通壅滞。伤于寒，必散寒邪；伤于暖者，必泄壅滞。发散属以辛甘，即桂枝、麻黄、细辛是也。涌泄系以酸苦，即葶苈、大黄是也。更五味子、乌梅之酸，可以敛肺气，亦治咳嗽之要药也。

《小儿卫生总微论方·咳嗽论》：治嗽大法，盛则下之，久则补之，风则散之，更量大小虚实，意以施治，是以慎护小儿，须素着夹背心，虽夏月热时，于单背心上当背更添衬一重。盖肺俞在背上，恐风寒伤而为嗽，嗽久不止，亦令生惊。若百晬内儿病嗽者，十中一二得全，亦非小疾也。

《万氏秘传片玉心书·咳嗽门》：小儿伤风咳嗽，其症身热憎寒，自汗躁烦不安然，日夜嗽声无遍，时常鼻流清涕，咽喉不利痰涎，脉浮头痛症多端，治则宜乎发汗。

**【研究进展】**

取止咳散煮服，治疗小儿气管炎 50 例，并观察临床疗效。50 例患儿的年龄分布：2 个月～1 岁 14 例，1～3 岁 26 例，3～5 岁 7 例，5～10 岁 3 例。都有咳嗽，喉中痰鸣，甚则低热，气急等症状。病程在 10 天之内者 35 例，10 天以上者 15 例，经西药治疗无效而改服中药煮散。止咳散由半夏15g，葶苈子 8g，川贝母8g，熟大黄 6g，竹沥水 6g组成。先将前四味研为末，然后取竹沥水捣入药末中为 1 包量。服法：1 岁以下每次1/3包，1～3 岁每次 1/2 包，3～5 岁每次2/3包，5～10 岁每次 1 包，10～14 岁每次 2 包。将药末用纱布包裹，置小砂锅煎煮 5～10 分钟，然后挤药汁，加白糖少许，按年龄大小顿服或分服。每天煮散 2 次。治疗结果：2 天内治愈 21 例，3～7 天治愈 27 例，平均疗程约 4 天，无效 2 例，有效率 96%。本方药少价廉，制作容易，服用简便，收效较快，副作用小，因外感引起的痰热咳嗽，较为有效。

仝泰云：止咳散治疗小儿气管炎 50 例观察。中医杂志 1984，25(12)：47。

## 第三节 肺炎喘嗽

肺炎喘嗽是小儿时期常见的肺系疾病之一，为感受外邪，郁闭肺络所致。以发热，咳嗽，气急，鼻煽为主要症状，重者涕泪俱闭，面色苍白发绀。本病全年皆有，冬春两季为多，好发于婴幼儿。一般发病较急，有的来势凶猛，迅速出现心阳虚衰，内陷厥阴的变证。若年龄幼小，平时体质较差，患病之后，病情容易反复，迁延难愈。若能早期及时治疗，预后良好。

肺炎喘嗽的病名首见于《麻科活人全书·气急发喘鼻煽胸高》，其在叙述麻疹合并肺炎症状时，若出现“喘而无涕，兼之鼻煽”称为“肺炎喘嗽”，并指出其病机为“多缘肺热不清所致”。清代之前关于小儿肺炎喘嗽的症状描写多散在于肺胀、马脾风各章节中。如《小儿药证直诀·肺盛复有风冷》说：“胸满短气，气急咳嗽上气。”《全幼心鉴》载有“马脾风”候，症状描述详尽，治疗方法迄今仍有临床价值。

本病包括西医学所称支气管肺炎、间质性肺炎。

**【病因病机】**

病因系由外感风寒、风热从皮毛口鼻而入，侵犯肺经；亦有继发于麻疹、顿咳、丹痧等急性热病之后，热毒猖獗，灼烁肺金；有脾肺不足，生湿酿痰，壅滞肺络，遇外邪而触发；亦有邪热方衰，正气未复，余邪留滞不去。虽然致病原因不同，其病位都在肺经。病理变化为邪闭肺络，肺失清肃而致。肺主气，司呼吸，外合皮毛，司腠理开合，开窍于鼻，为水之上源，肺气以下降为顺，上升为逆。邪痹肺络，肺气失于宣肃，腠理开合失度，可致发热咳嗽，甚则气急鼻煽。气为血帅，气行则血行，气滞则血凝，肺络痹阻，气机不宣，脉道壅滞，血不流畅，可使痰热瘀闭，病情加重。当痹阻严重时，颜面口唇出现苍白、青紫等。

若邪气壅盛或正气虚弱，病情进一步发展，由肺涉及其他脏腑，肺气痹阻会影响心血运行，肺主气而朝百脉，心主血而运营阴，心肺同居上焦，气血相互依存，肺气痹阻则心血瘀滞；肝主藏血，气滞血瘀，除呼吸不利，颜面肢端发绀外，还见肝脏肿大，肢端逆冷，皮肤出现花纹等心血瘀滞，心阳不振的严重变证。若影响脾胃升降功能，浊气停聚，大肠之气不行，出现腹胀，便秘等腑实证候。若热毒之邪猖獗，内陷厥阴，引动肝风，可见神昏谵语，抽风不已。或见肺气衰竭，心气溃败，气不达肾，出现呼吸急促，节律不齐诸证。

**【诊断】**

1．发病较急，轻证仅有发热咳嗽，喉间痰鸣，重证则呼吸急促，鼻翼煽动。

2．病情严重时，喘促不安，烦躁不宁，面色苍白，唇口青紫发绀。若肢冷，脉伏或数疾无序，乃属正不敌邪，心阳虚衰的变证；若高热不退，神昏痉厥，狂躁不安，为热毒猖獗，内陷心肝的变证。

3．初生儿患本病时，仅见不乳，神萎，口吐白沫，而无上述典型证候。

4．肺部听诊可闻细湿啰音，如病灶融合，可闻及管状呼吸音。

5．X线检查见肺纹增多、紊乱，肺部透亮度降低或增强，可见小片状、斑片状阴影，也可出现不均匀的大片阴影。

6．实验室检查，细菌引起的肺炎，白细胞总数较高，中性粒细胞增多。若由病毒引起，白细胞总数减少、稍增或正常。

**【鉴别诊断】**

1．咳嗽　以咳嗽为主症，可伴发热，无气急，气喘，鼻煽。两肺听诊，可闻呼吸音粗或干啰音。

2．哮喘　以咳嗽，气喘，呼气延长为主症，多数不发热，两肺听诊以哮鸣音为主。伴继发感染者，肺部听诊可闻及湿啰音。

**【辨证论治】**

一、辨证要点

1．辨风寒、风热　初期为感受风邪，要分清风寒还是风热，寒重热轻还是热重寒轻，或是寒热兼挟以及寒包热郁。

2．审痰重、热重　喉间痰鸣，呼吸喘急，甚则胸高闷满，呼吸困难，苔多厚腻，属痰重；高热稽留，呼吸气粗，烦躁口渴，舌红，苔黄而糙，或干糙无津，属热重。

3．区别常证、变证　常证指病位在肺，证候有轻重之别。轻证为风寒闭肺、风热闭肺。若高热炽盛，喘憋严重，呼吸困难者，为毒热闭肺，痰热闭肺的重证。若正虚邪盛，出现心阳虚衰，热陷厥阴，为病邪猖獗，正气不支的重危变证。

## 二、治疗原则

治疗原则为宣肺定喘，清热化痰。若痰多壅盛者，首先降气涤痰；喘憋严重者，治以平喘利气；气滞血瘀者，治以活血化瘀；病久气阴耗伤者，治以补气养阴，助正达邪；出现变证者，随证施治。

## 三、分证论治

**常证**

**（一）风寒闭肺**

症状 恶寒，发热，无汗，呛咳频作，痰白清稀，甚则呼吸急促，舌淡，苔薄白或白腻，脉浮紧。

证候分析 此为风寒之邪袭肺，肺气失宣，邪郁肌表之证。多见于寒冷地区或寒冷季节，为肺炎喘嗽的初期或属轻证。

治法 辛温开肺。

方药 三拗汤加减。

本方散寒宣肺。发热，无汗，表证重者，加荆芥、豆豉辛温解表；痰多白粘，苔白腻者，加苏子、陈皮、半夏、莱菔子化痰止咳平喘；若寒邪外束，肺有伏热者，加桂枝、石膏表里双解。

**（二）风热闭肺**

症状 初起发热，恶风，有汗热不解，口渴引饮，咳嗽痰粘或黄，咽部红赤，舌红，苔薄黄或薄白而干，脉浮数。重证可见高热烦躁，咳嗽剧烈，痰多粘稠，气急鼻煽，涕泪俱无，大便秘结，舌红，苔黄，脉数大。

证候分析 此为风热犯肺或寒郁化热证候，临床较为常见，表邪未解，肺经有热，轻者见发热咳嗽，重者邪闭肺络则见气急，鼻煽，涕泪俱无。

治法 辛凉宣肺，止咳化痰。

方药 银翘散合麻杏石甘汤加减。

银翘散用于发热咳嗽，气急，鼻煽不甚明显者，具辛凉解表之功效。麻杏石甘汤适用于风热闭肺见壮热，咳剧，气急，鼻煽，具清肺化痰之功效。咳剧痰多者，加浙贝母、竹沥、天竹黄清化痰热；热重者，加黄芩、山栀、板蓝根，或用清开灵、双黄连注射液静脉滴注清肺；挟有积滞者，加莱菔子、大腹皮、全瓜蒌化痰通腑。

**（三）痰热闭肺**

症状 发病较急，气喘，鼻煽，喉间痰鸣，声如拽锯，发热，烦躁不安。重证颜面口唇青紫发绀，两胁煽动，摇身撷肚，舌淡嫩或带紫色，苔黄腻而厚，脉滑数。

证候分析 痰热闭肺，痰重于热，肺气不降，痰随气升，故气急，痰鸣，甚则呼吸困难。此证多见于虚胖体弱的婴儿，平素容易自汗盗汗，肺脾不足，生湿酿痰，复因外邪引动伏痰，闭滞肺络所致。

治法 泻肺降气，定喘涤痰。

方药 葶苈大枣泻肺汤合五虎汤加减。

方中葶苈子泻肺涤痰，麻黄、射干降气平喘，石膏清肺热，杏仁止咳化痰。痰多者，加鲜竹沥、猴枣散、天竹黄，或用礞石滚痰丸涤痰清热；热甚者，加黄芩清肺；便秘，腹胀者，加生大黄、芒硝，或用牛黄夺命散通腑涤痰；紫绀者，加当归、红花、赤芍活血化瘀。

**（四）毒热闭肺**

症状　高热炽盛，咳嗽剧烈，气急、鼻煽，涕泪俱无，鼻孔干燥如烟煤，面赤唇红，烦躁口渴，溲赤便秘，舌红而干，苔黄腻，脉浮数滑大。

证候分析　毒热闭肺，热甚化火灼金，故高热剧咳，气急鼻煽。肺为热迫，化源欲绝，津不上承，清窍不利，故啼哭无泪，鼻孔干燥如烟煤。肺与大肠相表里，肺气闭郁，大肠传导失司，故大便秘结。

治法　清热解毒，泻肺泄热。

方药　三黄石膏汤加减。

本方清热解毒。热毒较重者，加金荞麦根、虎杖、蒲公英、败酱草清热解毒；便秘腹胀者，加生大黄、芒硝通便解热，釜底抽薪。

**（五）正虚邪恋**

1．阴虚肺热

症状　低热，盗汗，面色潮红，口唇樱红，干咳无痰，舌红而干，苔光或花剥，脉细数。

证候分析　肺炎喘嗽后期，因久热久咳，耗伤肺阴，余邪留恋不去，故低热，盗汗，口唇樱红，脉细数。肺阴亏损，则干咳无痰，舌干红。

治法　养阴清肺。

方药　沙参麦冬汤加减。

本方养阴清肺生津。余邪留恋，低热起伏者，加知母、黄芩、青蒿、鳖甲、地骨皮清虚热；久咳者，加百部、桑白皮、诃子、枇杷叶敛肺止咳；食欲不振者，加扁豆、甘草调和胃气；汗多者，加龙骨、牡蛎固涩敛汗。

2．肺脾气虚

症状　低热起伏不定，面色苍白无华，动则汗出，咳嗽乏力，喉中有痰，纳呆，大便溏薄，舌淡，苔白滑，脉细软。

证候分析　平素脾胃不健，病程中肺气耗伤太过，正虚未复，余邪留恋，故发热起伏不定。肺气虚弱，营卫失和，卫表失固，故动则汗出。脾运不健，痰湿内生，则食少便溏，喉中痰鸣。气血生化乏源，故面色无华，肢体困乏无力。

治法　益气健脾。

方药　人参五味子汤加减。

方中人参、白术、茯苓、甘草健脾益气，培土生金，五味子收敛肺气。咳嗽不止者，加紫菀、百部、款冬花肃肺止咳；低热起伏，营卫不和者，加桂枝、龙骨、牡蛎、白芍调和营卫，扶正护阳；动则汗出者，加黄芪益气固表；食欲不振者，加山楂、神曲、麦芽健胃助运；久泻不止者，加扁豆、山药、煨木香、煨诃子健脾止泻。

**变证**

**（一）心阳虚衰**

症状　突然面色苍白，口唇肢端青紫发绀，呼吸困难加重，额汗不温，四肢厥冷，烦躁不宁，右胁下肝脏肿大，舌淡紫，苔薄白，脉微欲绝。

证候分析　心阳虚衰常继发于痰热闭肺证。因肺气严重痹阻，影响心血运行，血液瘀滞，故紫绀，舌淡紫。肝主藏血，血郁于肝，故肝脏肿大。心阳不能运行敷布全身，故面色苍白,四肢欠温。阳气浮越,则烦躁不宁。

治法 温补心阳,救逆固脱。

方药 参附龙牡救逆汤加减。

方中人参大补元气,附子回阳救逆,龙骨、牡蛎潜阳敛汗,白芍、甘草和营护阴。气阴两竭者,加生脉散益气养阴;面色口唇发绀,肝脏肿大者,加当归、红花、丹参活血化瘀。兼痰热实证,必须扶正祛邪,标本同治。

**(二)邪陷厥阴**

症状 壮热,神昏谵语,四肢抽动,口噤,项强,二目上视,舌红,苔黄腻,脉细数。

证候分析 邪热炽盛,内陷厥阴,入心则神明失守,昏迷,谵妄,入肝则引动肝风,抽风痉厥。

治法 平肝熄风,清心开窍。

方药 羚角钩藤汤合牛黄清心丸加减。

方中羚羊角、钩藤平肝熄风、茯神安神定志,白芍、甘草、生地滋阴缓急。昏迷痰多者,加郁金、胆南星、天竹黄化痰开窍;高热神昏者,加牛黄清心丸、紫雪丹、醒脑静(静脉滴注)清热开窍。

**【其他疗法】**

## 一、经验方

1. 青黛 3g,白果、地骨皮、车前子、车前草、陈皮各 9g。1 日 1 剂,分 2～3 次服。用于细菌性肺炎。

2. 板蓝根、大青叶、银花各 15g,百部、桑白皮各 6g,玄参 9g,甘草 3g,水煎服。1 日 1 剂,分 2～3 次服。适用于病毒性肺炎。

## 二、外治疗法

1. 桑叶、知母各 15g,杏仁、前胡、白前各 10g,桔梗 6g,甘草 3g,银花、鱼腥草各 20g。制成雾化液,超声雾化吸入。每次 10 分钟,1 日 3 次,5～7 天为 1 疗程。用于风热闭肺证。

2. 生大黄、黄柏各100g,黄芩 30g,天花粉、赤芍药、甘草、姜黄、白芥子各 100g,樟脑、冰片各 30g,薄荷水、乳香、没药各 15g。共研极细末,贮于不泄气之磁瓶内。用时以清水调成膏状,薄贴于肺部病灶的体表部位,每天更换 1 次。用于肺炎高热不退伴喘急者。

3. 肉桂12g,丁香 18g,川乌、草乌、乳香、没药各 15g,当归、红花、赤芍、川芎、透骨草各 30g。制成 10%油膏敷背部。1 日 2 次,5～7 天为 1 疗程。用于肺部湿性啰音久不消失者。

## 三、拔罐疗法

取穴肩胛骨双侧下部,用拔罐法,每次 5～10 分钟,1 日 1 次,5 天为 1 疗程。用于肺炎后期啰音长期不消失者。

## 四、急重症西医处理

1. 一般处理　保持呼吸道通畅，氧气吸入。高热者，口服或肌内注射安乃近。

2. 抗感染　用青霉素族，较重者可与阿米卡星（丁胺卡那霉素）联合应用。青霉素过敏者，改用红霉素、林可霉素等。

3. 抗心力衰竭　用毛地黄制剂，如毒毛旋花子甙K、毛花甙丙（西地兰）静脉注入。

4. 抗惊厥　用10%水合氯醛（灌肠）或地西泮（安定）、苯巴比妥等药物。

5. 中毒症状严重者　在应用足量抗生素情况下，加用激素，如氢化可的松、地塞米松等。

6. 支持疗法　给予能量合剂或少量血浆静脉滴入。

## 【预防与调摄】

### 一、预防

1. 提倡户外活动，增加小儿抗病能力。衣着要寒暖适宜，注意气候变化。

2. 冬春季节，少带小儿去公共场所，避免受凉及交叉感染而引发本病。居室可使用复方贯众气雾剂，每100ml含白毛夏枯草、鱼腥草、贯众各12g，生麻黄6g，食醋10g，雾化消毒，1日1次。

### 二、调摄

1. 保持卧室清洁，空气流通，避免直接吹风。

2. 发热时以流质、半流质饮食为宜，给予富有营养的清淡食品，忌食油腻及刺激食品，以防助热生痰。

3. 重症肺炎，加强巡视观察，密切注意体温、呼吸、神情、气色等变化。

## 【文献摘要】

《幼科金针·肺风痰喘》：小儿感冒风寒，入于肺经，遂发痰喘，喉间齁鼾，咳嗽不得舒畅，喘急不止，面青潮热，啼哭惊乱，若不早治，则惊风立至矣，唯月内芽儿犯此，即肺风痰喘。

《证治准绳·幼科》：无价散治风热喘促，闷乱不安，俗谓之马脾风。

《医宗金鉴·幼科杂病心法》：暴喘俗名马脾风，胸高胀满胁作坑，鼻窍煽动神闷乱，五虎一捻服最灵。

## 【研究进展】

通过不断筛选，确定以生黄芪、玄参、沙参、天花粉、黄精以及1味行气和胃药，1味小量活血药，制成扶正抗毒糖浆（每毫升相当于原药材1.86g）治疗本病145例，并与病毒唑65例对照。治疗1周后，两组分别治愈136、51例，显效各7例，无效2、7例。前者疗效显著优于后者（$P<0.01$）。两组平均退热时间接近，但前者平均止喘、止咳及啰音消失时间均快于对照组（$P<0.05\sim0.001$）。实验研究表明，该糖浆具有抗腺病毒3型及7型、呼吸道合胞病毒和脊髓灰质炎病毒的作用，能延长细胞存活时间，激活小鼠网状内皮系统单核巨噬细胞的吞噬功能。

温振英，等：扶正祛邪法治疗小儿病毒性肺炎的临床与实验研究。中医杂志 1991；32(10)：41。

## 第四节 哮 喘

哮喘是小儿时期的常见病。哮指声响，喘指气息。以发作性喉间哮鸣气促，呼气延长为特证，严重者不能平卧。本病四季都有，好发于春秋两季，素有遗传夙根或为过敏体质，遇上气候骤变，寒温失常而引发。鱼腥发物、花粉、绒毛及特殊气味，也是诱发因素。本病各个年龄都可发生，婴幼儿及学龄前期最为多见。重视预防，治疗及时，年长后能够痊愈；发作频繁，长期反复不愈者，则可成为终身痼疾。

古代医籍对哮喘记载甚多，金元之前，多列入喘门，《丹溪心法·喘论》首先命名为“哮喘”，提出“哮喘专主于痰”，并有哮证已发，攻邪为主，未发则以扶正为要之说。儿科医籍首见于《幼科发挥·喘嗽》，说：“或有喘病，遇寒冷而发，发则连绵不已，发过如常，有时复发，此为宿疾，不可除也。”已认识到本病有反复发作难以根治的特点。近代医家强调发病与体质因素以及调护不当有关。

本证包括西医学所称哮喘性支气管炎、支气管哮喘。

**【病因病机】**

小儿哮喘的发病原因既有内因，又有外因。内因责之于伏痰，与素体脾、肺、肾三脏功能失调有关；外因责之于感受外邪，接触异气以及嗜食酸、甜、腥、辣。

小儿时期，肺脏娇嫩，脾常不足，肾常虚。肺虚则卫外失固，腠理不密，易为外邪所侵，邪阻肺络，气机不利，津液凝聚为痰；脾主运化水谷精微，脾虚不运，生湿酿痰，上贮于肺；肾气虚弱，不能蒸化水液而为清津，上泛为痰，聚液成饮。伏痰留饮的形成与脾、肺、肾三脏功能失常有关。小儿哮喘的伏痰成因，尤多责之于肺脾两经。外因以外感六淫为主，六淫之邪，冬春多为风寒、风热，系由寒温骤变，外邪乘虚入侵而诱发。邪入肺经，引动伏痰，痰阻气道，肺失肃降，气逆痰动而为哮喘。春夏之交，霉雨湿季，湿阻气机，郁而不宣，也能引动伏痰留饮，诱发哮喘。

此外，嗜食酸甜咸腻、鱼腥发物，以及接触花粉、绒毛、油漆等异常气味，也能刺激气道，影响肺的通降功能而诱发哮喘。活动过度或情绪激动，痰气交结，壅阻气道，也是诱发因素。

哮喘发作，必有留痰伏饮，受外邪而引发。发作时，痰随气升，气因痰阻，相互搏激，阻塞气道，气机升降不利，以致呼多吸少，气息喘促，咽喉哮吼痰鸣。邪蕴肺络，肺气壅塞不畅，胸宇窒闷。肺气不宣，致心血瘀阻，可致肢端、颜面出现紫绀。邪盛正衰，气阳外脱，能见额汗，肢冷，面色㿠白，脉微等喘脱危候。

哮喘发作，若系外感风寒，内伤生冷，寒伏肺俞，引动伏痰，则为寒性哮喘；若感受风热，挟痰内阻，痰热蕴肺，则为热性哮喘；若肺络痰热未清，又感风寒，可见寒热挟杂；若体质虚弱，外邪挟痰伏留肺络，又可成为虚实挟杂的证候。

**【诊断】**

1. 常突然发病，发作之前，多有喷嚏、咳嗽等先兆症状。发作时不能平卧，烦躁不安，气急，气喘。

2. 有诱发因素，如气候转变，受凉受热或接触某些过敏物质。

3. 可有婴儿期湿疹史或家族哮喘史。

4. 肺部听诊　两肺满布哮鸣音，呼气延长。哮喘如有继发感染或为哮喘性支气管炎，可闻及粗大湿啰音。

5. 血象 支气管哮喘，白细胞总数正常，嗜酸粒细胞可增高；伴肺部感染时，白细胞总数及中性粒细胞可增高。

**【鉴别诊断】**

要与肺炎喘嗽鉴别，见肺炎喘嗽篇。

**【辨证论治】**

## 一、辨证要点

1. 辨虚实 哮喘一证，本虚标实，发作时哮吼痰鸣，喘急倚息，以邪实为主；缓解期哮喘已平，出现肺、脾、肾三脏不足，则以正虚为主。可从病程长短及全身症状轻重，辨别哮喘虚实。

2. 辨寒热 咳嗽气喘，咯出白稀痰，泡沫痰，形寒，肢冷，舌淡，苔薄或白腻，属寒喘；咳嗽气喘，咯出黄粘痰，身热面赤，口渴引饮，舌红，苔黄，属热喘。

## 二、治疗原则

本病发作期，以邪实为主，当攻邪以治其标，并分辨寒热，随证施治；缓解期以正虚为主，治以补肺固表，扶脾益肾，调其脏腑功能。若虚中有实，虚实夹杂，则宜扶正祛邪，标本兼顾。

## 三、分证论治

**发作期**

**（一）寒性哮喘**

症状 咳嗽气喘，喉间有哮鸣音，痰多白沫，形寒，无汗，鼻流清涕，四肢欠温，面色晦滞，舌淡红，苔白腻，脉浮滑。

证候分析 风寒外束，引动伏痰，阻滞肺络，气道受阻，故咳嗽气喘，吐白沫痰。痰气相搏，喉间可闻哮鸣音。风寒在表，故恶寒无汗，鼻流清涕。痰邪内郁，阳气不能宣畅，故面色晦滞，四肢不温。苔薄白，脉浮滑为风寒挟痰之象。

治法 温肺散寒，化痰定喘。

方药 小青龙汤、射干麻黄汤加减。

小青龙汤发表温里，用于表寒里饮，表寒较重；射干麻黄汤则用于咳喘哮吼，表证不重者。痰湿者，加厚朴、白芥子、苏子行气化痰；气逆者，加代赭石降气；便秘者，加全瓜蒌、莱菔子通腑涤痰。

**（二）热性哮喘**

症状 咳嗽哮喘，声高息涌，吐痰稠黄，喉间哮吼痰鸣，胸膈满闷，身热，面赤，口干，咽红，溲赤，便秘，苔黄腻，脉滑数。

证候分析 外感风热，引动伏痰，蕴阻肺络，肺气失肃，故咳逆气急，喉中哮吼痰鸣。气实有余，故胸膈闷满，呼气延长。肺内有热，故发热面赤，苔黄腻。肺实则腑气不降，则大便干燥，为痰热蕴肺的实证。

治法 清化痰热，定喘止咳。

方药 麻杏石甘汤、定喘汤加减。

两方都能清热定喘止咳，但麻杏石甘汤偏于辛凉宣肺，适用于哮喘肺热有表证者。定喘汤清热定喘，止咳化痰，适用于哮喘痰热在里者，以哮吼咳喘为主证。热重者，加鱼腥草、一枝黄花清肺热；痰多者，加天竹黄、葶苈子、竹沥清化痰热；便秘者，加全瓜蒌、大黄或礞石滚痰丸降逆通腑。

**（三）寒热夹杂**

症状　咳喘哮吼，恶寒，发热，鼻塞流清涕，喷嚏，吐痰粘稠色黄，口渴引饮，大便干结，舌红，苔薄白，脉滑数。

证候分析　恶寒，鼻塞，打喷嚏，为风寒在表。发热，口渴，咽红，痰黄，大便干结，为里有痰热。此属外寒里热，寒热挟杂之候。多由哮喘发作时里热未清，又感风寒所致。

治法　解表清里，定喘止咳。

方药　大青龙汤加减。

本方解表清里，定喘止咳。热重者，加黄芩清肺热；咳喘哮吼者，加射干、桑白皮泄肺热；痰多者，加半夏、陈皮、苏子辛温化痰，或用白芥子、葶苈子泻肺涤痰；喘急明显者，加地龙下气平喘；痰热者，加黛蛤散、竹沥清化痰热。

**（四）虚实夹杂**

症状　哮喘持续不已，病程较长，面色欠华，常伴发热，咳嗽，喉间有痰，舌淡，苔薄白，或舌红，苔少，脉细弱。

证候分析　哮喘发作不止，喉间有痰，兼发热口干，此为实证。病程较长，反复发作不已，面色欠华，脉搏细弱，此为虚证。乃肺虚邪恋，肾虚失纳，水泛为痰，为虚实挟杂之候。

治法　祛邪扶正，标本兼顾。

方药　射干麻黄汤合都气丸加减。

射干麻黄汤逐饮降气，止咳平喘；都气丸敛肺益肾，平喘降逆，两方合用补虚扶正，标本同治。若喘逆多汗者，重用五味子敛汗平喘；虚喘抬肩，面色青灰，阳气欲脱者，加黑锡丹温肾纳气。

**缓解期**

**（一）肺气虚弱**

症状　面色苍白，气短懒言，倦怠乏力，容易出汗，反复感冒，胃纳不香，苔薄白，脉细无力。

证候分析　肺气不足，故面色苍白，气短懒言，倦怠乏力。肺虚皮毛不固，故自汗盗汗，容易感冒及诱发哮喘。

治法　补肺固表。

方药　玉屏风散加减。

本方益气固表。自汗多者，加龙骨、牡蛎、浮小麦敛汗；咽红口干，手足心热，舌红，苔少或花剥者，加北沙参、麦冬、五味子滋养肺阴。

**（二）脾气虚弱**

症状　面色虚浮少华，时有痰鼾，食少便溏，倦怠乏力，自汗出，舌淡，苔少，脉缓无力。

证候分析　脾虚则运化不健，水谷精微化生不足，故面色虚浮少华，肢软，倦怠乏力。纳运不健，则便溏食少，痰饮上泛，喉间有痰鼾声。

治法　健脾化痰。

方药 六君子汤加减。

方中四君子汤补气和中，半夏、陈皮温中化痰。大便稀溏者，加扁豆、木香、炮姜温中理气止泻；食欲不振者，加神曲、麦芽、焦山楂健胃助运。

**（三）肾气虚弱**

症状 畏寒，肢冷，动则气短，面色㿠白，自汗，食少，腿膝痠软，遗尿或夜尿增多，舌淡，苔薄白，或舌红，苔花剥，脉沉细。

证候分析 肾阳虚不能运行敷布全身，故畏寒，肢冷，精神疲乏。肾阴虚，则口干，舌红或出现花剥苔。肾气失纳，故动则气短。肾气不固，故遗尿或夜尿增多。

治法 补肾固本。

方药 金匮肾气丸加减。

本方补肾固本纳气。阴阳两虚者，用参蛤散加仙灵脾、五味子、白石英或河车大造丸益肾温阳；舌红，苔少或花剥者，去附子、肉桂，加五味子滋养肾阴，摄纳肾气；夜尿多者，加益智仁、菟丝子补肾固摄。

**【其他疗法】**

## 一、中成药

1. 小青龙汤口服液 每次1支，1日2次。用于寒性哮喘。

2. 哮喘冲剂 每次1袋，1日2次，开水冲服。用于热性哮喘。

3. 固本咳喘片 每次2～3片，1日3次。用于缓解期脾、肺、肾虚弱证。

## 二、经验方

1. 麻黄、五味子、甘草各30g。研细末，分成15包，每次1包，1日3次。用于哮喘虚中挟实证。

2. 生晒参60g（党参加1倍），蛤蚧（去头足）2对，麻黄30g，杏仁100g，炙甘草50g，生姜60g，红枣120g，白果肉100g。浓煎3次，滤清汁加冰糖500g，收膏。每日早晚各1汤匙，开水冲服。用于哮喘缓解期脾、肺、肾虚弱以气短为主者。

3. 干地龙粉，每次3g，1日2次，装胶囊内开水吞服。用于热性哮喘。

4. 五味子30g，浓煎冷却后，泡入新鲜鸡蛋10只，10天后，每天煮食鸡蛋1只。30天为1疗程，可连用3个疗程。

## 三、外治疗法

白芥子、延胡索各21g，甘遂、细辛各12g。共研细末，分成3份，每隔10天使用1份。用时取药末1份，加生姜汁调稠如1分钱币大，分别贴在肺俞、心俞、膈俞、膻中穴，贴2～4小时揭去。若贴后皮肤发红，局部出现小疱疹，可提前揭去。贴药时间为每年夏天的初伏、中伏、末伏，连用3年。

## 四、割治疗法

见治疗概要。用于哮喘反复发作者。

## 五、针灸疗法

体针　发作期，取定喘、天突、内关。咳嗽痰多者，加膻中、丰隆。缓解期，取大椎、肺俞、足三里、肾俞、关元、脾俞。每次 3～4 穴，轻刺加灸，隔日 1 次。在好发季节前作预防性治疗。

## 六、急重症西医处理

哮喘大发作，出现持续状态，应给予以下处理。

1. 解痉　首先解除支气管痉挛。①使用支气管扩张剂，如肾上腺素、氨茶碱、沙丁胺醇(舒喘灵)气雾剂等。②若不应，改用异丙基肾上腺素加入 10%葡萄糖注射液静脉滴注。③必要时，使用激素，如氢化可的松、地塞米松静脉滴注。

2. 强心　哮喘持续状态，可导致心功能不全，应配合应用毒毛旋花子甙K、毛花甙丙(西地兰)等。

3. 扩容纠酸　呼吸困难严重者，可导致失水、酸中毒。必须及时扩容，并纠正呼吸性酸中毒。

4. 抗感染　哮喘疑有肺部感染时，配合使用有针对性的抗生素，控制肺部感染。

**【预防与调摄】**

## 一、预防

1. 重视预防复发，避免各种诱发因素，适当进行体格锻炼，增强体质。

2. 注意气候影响，做好防寒保暖工作，冬季外出应带口罩。尤其气候转变或换季时，要预防感冒诱发哮喘。有外感病证要及时治疗。

3. 发病季节，防止活动过度和情绪激动，以免诱发哮喘。

## 二、调摄

1. 居室宜空气流通，阳光充足。冬季要和暖，夏季要凉爽通风。避免接触特殊气味。

2. 饮食宜清淡而富有营养，忌进生冷油腻，辛辣酸甜以及海鲜鱼虾等容易过敏食物，以免诱发哮喘。

3. 注意心率、脉象变化，防止哮喘大发作产生。

**【文献摘要】**

《婴童百问·第五十六问》：小儿有因惊暴触心，肺气虚发喘者，有伤寒肺气壅盛发喘者，有感风咳嗽肺虚发喘者，有因食咸酸伤肺气发虚痰作喘者，有食热物毒物冒触三焦，肺肝气逆作喘者。

《幼幼集成·哮喘证治》：夫喘者，恶候也。肺金清肃之令不能下行，故上逆为喘……吼者，喉中如拽锯，若水鸡声者是也。喘者，气促而连属，不能以息者是也。故吼以声响言，喘以气息名。凡喉如水鸡声者为实，喉如鼾声者为虚。虽由于痰火内郁，风寒外束，而治之者不可不分虚实也。

**【研究进展】**

中药治疗哮喘，疗效肯定。如用参蛤散合中药煎剂以标本同治的方法治疗青少年反复发作性哮喘 30 例，取得较好的远期疗效。病程最短 3 年，最长 11 年。寒性哮喘 19 例，热性哮喘 11 例。单纯性哮喘 9 例，合并鼻炎、湿疹、荨麻疹 21 例。治疗方法除 2 例配用抗生素治疗外，28 例全部使用中药治疗。本组患者均是发作期，皆用宣、降、敛、纳结合的标本同治方法，既投麻黄、葶苈子、细辛、射干等祛邪治标，又用参蛤散、乌梅、五味子、黄芪等扶正助本。其中寒性哮喘加桂枝、枳壳、仙灵脾、鹿角片、补骨脂等；兼有热证者，加地龙、石韦、南沙参、麦冬、熟地等；舌紫，有瘀血者，加红花、穿山甲；热甚便秘者，加大黄，每日 1 剂，7 天为 1 疗程。缓解期给以参蛤散、六君子丸、金匮肾气丸、金水六君煎为主。观察 30 例，治愈 10 例，临床控制 10 例，显效 6 例，有效 2 例，无效 2 例，总有效率93%。寒证患者，疗效优于热证哮喘。

李传方：标本兼治青少年慢性反复发作性哮喘30例观察。中医杂志，1985；26(10)：41。

又如，以中医中药为主治疗小儿支气管哮喘 93 例，其中单用中药(简称中药组) 56 例，中西药结合(简称中西组) 37 例。观察结果，两组疗效在统计学上无明显差异。具体治疗方法，中药组按中医辨证分型，将小儿哮喘区分为发作期和缓解期。发作期按冷哮、热哮分证，冷哮以小青龙汤加减治疗；热哮以麻杏石甘汤加减治疗。缓解期：肺阴虚以百合固金汤、沙参麦冬汤加减；脾肺气虚以六君子汤加减；肾气虚以六味地黄汤、麦味地黄汤或河车大造丸、桂附八味丸加减。中西药组是在使用中医辨证口服中药的基础上，加用氨茶碱，部分还加用泼尼松(强的松)、氢化可的松、肾上腺素、异丙肾上腺素等。治疗结果：中药组与中西组总有效率分别为 89.3%、91.9%，两组疗效无显著差异($P>0.05$)；两组治疗轻型患儿，其有效率分别为 91.4%和 100%；治疗重型患儿，有效率分别为 85.7%和 89.3%，两组治疗轻、重型哮喘的疗效也无明显差异(均为 $P>0.05$)。足以说明中医药在治疗小儿支气管哮喘是有较好疗效的。

景斌荣，等：小儿支气管哮喘 93 例的临床分析。中医杂志 1989；30(4)：29

根据中医学“春夏养阳”理论，研制出“冬病夏治消喘膏”治疗喘息性支气管炎和支气管哮喘共 1074 例(其中喘息型支气管炎785 例，支气管哮喘 289 例)获得良好疗效，总有效率为 85.6%。消喘膏由白芥子 21g，延胡索 21g，细辛 12g，甘遂 12g 组成，共研为细末，用生姜汁调制成约 2 分钱币大。于夏季三伏天贴于背部双侧肺俞、心俞、膈俞穴位，2～3 小时即揭去，每隔 10 天贴 1 次，连续 3 年。有较好的远期疗效。疗效随贴治年限的延长而逐渐提高，以连续贴治 3 个夏季者最好。

中医研究院广安门医院呼吸病研究组：治疗喘息型支气管炎和支气管哮喘的“冬病夏治消喘膏”。中西医结合杂志 1984；4(1)：59。

## 第五节 泄　　泻

小儿泄泻是以大便次数增多，粪质稀薄或如水样为主症。由外感六淫，内伤乳食，脾胃虚弱导致运化失常所致。泄泻常年都可发生，夏秋两季较为多见，秋冬两季发生的泄泻易酿成流行。婴幼儿发病率较高。泄泻轻者预后良好，若起病急骤，泄下过度，易见气阴两伤，甚则阴竭阳脱。久泻迁延不愈者，则易转为疳证或慢惊风。

古代医籍对泄泻论述较多，《素问・阴阳应象大论》已有“春伤于风，夏生飧泄”、“湿胜则濡泄”等记载。历代儿科专著也都从各个方面论述小儿泄泻的脉因证治。较为系统而又切合实用的分类证治，则见于《医宗金鉴・幼科杂病心法要诀》，其概括地指出：“小儿泄泻认须清，伤乳停食冷热惊，脏寒脾虚飧水泻，分消温补治宜精。”书中采用的分类证治法则至今仍有临床指导意义。

本证包括西医学消化不良、小儿肠炎、秋季腹泻、肠功能紊乱等疾病。

**【病因病机】**

发病原因为感受外邪，饮食内伤，脾胃虚弱。病机为脾胃运化失常，清浊相干，并走大肠。

外感六淫　冬春多为风寒入侵腹部，影响受纳运化，夏秋暑湿入侵，内应脾胃，热在阳明，湿渍大肠，而致协热下利，水泻不止。若热重于湿，可致暴注下迫。

乳食不节　由于调护失宜，乳哺不当，饮食失节或过食生冷瓜果及不消化食物，皆能损伤脾胃。脾伤则运化功能失职，胃伤则不能消磨水谷，宿食内停，清浊不分，并走大肠而成泄泻。故《素问·痹论》说："饮食自倍，肠胃乃伤"。

脾胃虚弱　是泄泻反复发作，迁延不愈的主要原因，又是产生危重变证的条件。脾胃虚弱有责之于先天禀赋不足，脏气本亏；有因后天调护失宜。脾胃虚弱引起的腹泻会反复发作，甚则脾病及肾迁延不愈。

综上所述，病因虽多，泄泻病变都在脾胃。胃主受纳水谷，脾主运化精微，脾宜升则健，胃以降则和，若脾胃有病，清浊升降失常，水反为湿，谷反为滞，清气下陷，湿渍大肠而为泄泻。其外感风寒，可致风寒泻；暑湿浸淫，成为湿热泻；乳食停积成为伤食泻；脾胃虚弱则为脾虚泻；由脾及肾则为脾肾阳虚泻。

若素体虚弱，利下过度，热甚津液大伤，出现气阴两伤，阴伤及阳可导致阴竭阳脱；若久泻不止，脾虚木旺，引动内风，成为慢惊重症；脾运失健，生化乏源，气血皆虚，久延可致疳证。

**【诊断】**

1．大便次数增多，每日 3～5 次或多达 10 次以上，色淡黄，如蛋花汤样，或色褐而臭，可有少量粘液，或伴有恶心，呕吐，腹痛，发热，口渴等症。

2．有乳食不节，饮食不洁或感受时邪病史。

3．重者泄泻及呕吐较严重，可见小便短少，体温升高，烦渴神萎，皮肤干瘪，囟门凹陷，目眶下陷，啼哭无泪，口唇樱红，呼吸深长及腹胀等症。

4．大便镜检可有脂肪球或少量红细胞、白细胞。

5．大便病原体检查可有致病性大肠杆菌生长，或分离出轮状病毒等病原体。

**【鉴别诊断】**

应与痢疾鉴别。痢疾初起大便稀，便次增多，腹痛明显，里急后重，大便有粘冻，脓血。大便培养有痢疾杆菌生长。

**【辨证论治】**

## 一、辨证要点

1．*辨病因*　大便稀烂夹乳片或食物残渣，气味酸臭，多由伤乳伤食引起；大便清稀多泡沫，色淡黄臭气不重，多由风寒引起；水样或蛋花汤样便，色黄褐，气秽臭多属湿热；大便稀薄或溏烂，色淡气味不臭多属脾虚；大便清稀，完谷不化，色淡无臭多属脾肾阳虚。

2．*辨轻重*　泄泻病程短暂，大便次数不多，精神尚好为轻证；泻下急暴，次多量多，神萎思睡，面色苍白或灰白为重证。

3．*辨虚实*　泻下来势急骤，量多腹胀或腹痛者多为实证；泄泻日久，泻下缓慢，腹胀喜按者多为虚证；迁延日久难愈，或急或缓，腹胀拒按者多为虚中夹实。

## 二、治疗原则

实证以祛邪为主，治以消食导滞，祛风散寒，清热化湿。虚证以扶正为主，治以健脾益气，健脾温肾。虚中夹实宜扶正祛邪，补中有消或消中有补，消补兼施。有伤阴、伤阳证者，宜养阴温阳。除内服药外，尚可结合针灸、推拿、外治等法治疗。

## 三、分证论治

### 常证

#### （一）伤食泻

症状　大便稀烂夹有乳片或食物残渣，1 日 3～5 次或 7～8 次，便前腹痛，吵闹，不思乳食，腹胀拒按，嗳气或呕吐，大便气味酸臭，夜寐欠安，舌淡红，苔厚腻或黄垢。

证候分析　乳食不节，损伤脾胃，健运失常，食积中焦，故泻下稀烂，夹乳片或食物残渣。食滞脾胃，气机不利则腹胀腹痛。胃失和降，浊气上逆则嗳气，呕吐，气味酸臭。食积化热，上扰心神，故夜寐不安。苔厚腻或黄垢为乳食停积之象。

治法　消食化滞，运脾止泻。

方药　消乳丸合大安丸加减。

方中神曲、麦芽消乳化滞，陈皮、砂仁、香附理气行气消滞，炙甘草健脾和中，山楂、莱菔子消食化滞，半夏、陈皮理气和胃，苍术、茯苓运脾化湿，连翘清热。腹胀腹痛明显者，加木香、厚朴行气止痛；呕吐者，加生姜和胃止呕。

#### （二）风寒泻

症状　大便稀烂，色淡夹泡沫，气味稍臭，1 日 3～5 次或 5～6 次，便前便时肠鸣，鼻流清涕，咳嗽，咽痒，或恶风寒，口不渴，舌淡，苔薄白。

证候分析　风寒邪气客于脾胃，运化失常故大便稀烂、夹泡沫。寒湿内阻，气机不利则肠鸣，鼻塞流涕，咳嗽，咽痒。微恶风寒，苔薄白，为风寒外袭之象。

治法　疏风散寒，化湿止泻。

方药　藿香正气散加减。

本方解表散寒行气化湿。里寒重者，加干姜温中散寒；挟食积者，加神曲、山楂消食化滞。

#### （三）湿热泻

症状　大便水样，或如蛋花汤，泻下急迫、量多，日行 10 余次，气味秽臭，纳差食少，神倦乏力，口渴引饮，烦躁，或伴泛恶，发热或不发热，小便短黄，苔黄腻。

证候分析　湿热之邪，蕴结脾胃，下注大肠，传化失司，故泻下稀如水样，气味秽臭。热性急迫，湿热交蒸，壅遏肠胃气机，故泻下急迫，量多。湿热困脾，故纳差食少，神倦乏力。伴外感，则有发热，热重于湿者，故口渴引饮。湿热在下，故小便短黄。

治法　清热利湿，安肠止泻。

方药　葛根黄芩黄连汤加减。

本方清热解肌，升提脾气，生津止渴。热重于湿者，加滑石、银花、连翘清热利湿；湿重于热者，加薏苡仁、扁豆、茯苓、车前子健脾化湿；腹胀满者，加厚朴、木香行气除满；呕吐者，加竹茹降逆止呕。

**(四) 脾虚泻**

症状 大便稀溏,多于食后作泻,色淡不臭,时轻时重,面色萎黄,形体消瘦,神疲倦怠,舌淡,边有齿印,苔白,脉细。

证候分析 脾胃虚弱,清阳不升,运化失职,故大便稀溏,色淡不臭,时轻时重。脾胃虚则运化无权,故于食后作泻。脾虚不运,精微不布,生化无源,气血不足,故面色萎黄,精神倦怠,舌淡,边有齿印,苔白,脉细。

治法 健脾益气,助运止泻。

方药 参苓白术散加减。

本方健脾化湿。脾湿重,苔腻者,加藿香、佩兰芳香化湿;纳呆者,加神曲、麦芽消食助运;腹胀甚者,加厚朴、木香行气除满;舌淡嫩者,加炮姜炭温脾止泻。

**(五) 脾肾阳虚泻**

症状 久泻不愈,大便清稀,或完谷不化,1日3～5次或更多,或伴脱肛,形寒,肢冷,面色㿠白,精神萎靡,睡时露睛,舌淡,苔白,脉沉细。

证候分析 久泻不止,脾肾阳虚,命火不足,不能温煦,故大便清稀,完谷不化。脾虚气陷,则伴脱肛。命门火衰,阳不温布,阴寒内生,故形寒肢冷,面色㿠白,精神萎靡,睡时露睛。

治法 健脾温肾,固涩止泻。

方药 附子理中汤合四神丸加减。

方中人参、白术健脾益气,干姜、吴茱萸温中祛寒,附子、补骨脂、肉豆蔻、五味子温肾暖脾,固涩止泻。脱肛者,加黄芪、升麻升提中气;久泻不止者,加诃子、赤石脂、禹余粮收敛固涩。

**变证**

**(一) 气阴两伤**

症状 泻下无度,神萎不振,四肢乏力,眼眶、囟门凹陷,甚则腹凹如舟,皮肤干燥,消瘦,心烦不安,啼哭无泪,口渴引饮,小便短赤,甚则无尿,唇红而干,舌红少津,苔少或无苔,脉细数。

证候分析 暴泻或泻下日久,耗伤气阴而致津亏气虚,肌肤失养,故神萎不振,四肢乏力,皮肤干燥,眼眶、囟门凹陷。无津上承,故口渴引饮,啼哭无泪。气阴不足,心失所养,故心烦不安。舌红,少津,苔少或无苔为气阴两伤之象。

治法 益气养阴。

方药 人参乌梅汤加减。

方中人参补气,乌梅、甘草酸甘化阴,莲子、山药健脾止泻。久泻不止者,加山楂炭、赤石脂、禹余粮固涩止泻;口渴引饮者,加石斛、玉竹生津养阴。

**(二) 阴竭阳脱**

症状 泻下不止,次频量多,精神萎靡不振,表情淡漠,面色青灰或苍白,四肢厥冷,多汗,气息低微,舌淡,苔薄白,脉沉细欲绝。

证候分析 此证多见于暴泻或久泻不止,耗伤津液,阴损及阳,气随津脱。阴伤于内、阳脱于外,故精神萎靡不振,表情淡漠,面色青灰或苍白,气息低微。阳气不能充养四肢,故四肢厥冷。舌淡,苔薄白,脉沉细欲绝,为阳气欲脱之象。

治法 回阳固脱。

方药 参附龙牡救逆汤加减。

方中人参大补元气，附子回阳固脱，龙骨、牡蛎潜阳救逆，白芍、炙甘草温中扶脾益气。

**【其他疗法】**

## 一、中成药

1. 藿香正气水 每次 5ml，1 日 3 次。用于风寒泻。

2. 红灵丹 每次 0.3g，1 日 2 次。用于湿热泻。

## 二、经验方

1. 神曲、茯苓、焦山楂、焦麦芽各 9g，炙鸡内金 3g，加水 100ml，煎成 30ml。1 日 1 剂，分 3 次服。用于伤食泻。

2. 苍术炭、山楂炭各等分，研细末。每次 2 岁以内 1g，2 岁以上 1.5g，1 日 3 次。用于伤食泻。

3. 绿茶叶 3g，食盐 0.5～1g，白糖 20g，加水适量，煎成 200ml。每日 1 剂，分次饮服。用于气阴两伤泻。

4. 山药粉，每次 6～9g，1 日 3 次，开水调成糊状服。用于脾虚泻。

## 三、外治疗法

1. 丁香 2g，吴茱萸 30g，胡椒 30 粒，研为细末。每次 1.5g，醋调成糊状，敷贴脐部，1 日 1 次。用于风寒及脾虚泻。

2. 鬼针草 30g，加水适量。煎沸后倒入盆内，浸泡两足，每晚 1 次，连用 3 天。用于湿热泻轻证。

3. 艾绒 30g，肉桂、小茴香各 5g，公丁香、桂丁香、广木香各 3g，草果、炒苍术各 6g，炒白术 15g。共研粗末，纳入肚兜口袋内，围于脐部。用于脾虚及脾肾阳虚泻。

## 四、针灸疗法

1. 针刺法 主穴取足三里、中脘、天枢、脾俞。配穴取内庭、气海、曲池。呕吐加内关、上脘，腹胀加下脘。实证用泻法，虚证用补法，1 日 1 次。

2. 灸法 取足三里、中脘、神阙。艾条灸，每穴灸 7～10 壮，1 日 1 次。用于脾虚或脾肾阳虚泻。

## 五、推拿疗法

1. 伤食泻 揉外劳宫，清板门，清大肠，摩腹，揉足三里。

2. 风寒泻 揉外劳宫，推三关，摩腹，揉脐，灸龟尾。

3. 湿热泻 推天河水，推上三关，揉小天心，揉内、外劳宫，清大肠。

4. 脾虚泻 补脾经，补大肠，揉足三里，摩腹，推上七节骨。

## 六、急重症西医处理

重症失水，出现酸中毒症状者，配合西医处理。

1. *液体疗法*

(1) 输液总量 轻度失水，约给120ml/kg；中度失水，约给150ml/kg；重度失水，约给200ml/kg，静脉输入。

(2) 补液成分 等渗性失水用1/2张含钠液，低渗性失水用2/3张含钠液，高渗性失水用1/3张含钠液。对重度失水或中度失水有明显周围循环障碍者，用1/2张含钠液迅速输入，扩张血容量，改善循环和肾脏功能。

(3) 补液速度 先快后慢，先浓后淡，见尿补钾。

(4) 纠正酸中毒 失水引起的酸中毒，一般能随补液而纠正。若仍然存在，可用1/6g分子乳酸钠或5%碳酸氢钠溶液静脉输入。

(5) 其他电介质补充 若见低钙抽痉，可静脉推注10%葡萄糖酸钙。如仍抽痉不止，加用25%硫酸镁肌注。

2. *抗感染* 致病性大肠杆菌引起者，可用庆大霉素、诺氟沙星(氟哌酸)、阿米卡星(丁胺卡那)、复方新诺明。空肠弯曲菌引起者，用红霉素、氯霉素、氨苄西林(氨苄青霉素)。真菌感染，可用制霉菌素、克霉唑，并停用其他抗生素。

**【预防与调摄】**

## 一、预防

1. 注意休息，病重者应予卧床休息。

2. 注意气候变化，适当增减衣着，避免着凉与过热。居室保持清洁卫生，空气流畅，保持安静。

3. 饮食宜清淡富有营养，可给易消化的流汁及半流汁。小婴儿鼓励母乳喂养。

## 二、调摄

1. 适当控制饮食，减轻胃肠负担，吐泻严重者可禁食8～12小时，以后可据病情好转逐渐增加饮食量。

2. 随时注意观察病情变化，及时用药，防止变证的发生。

3. 注意前后二阴的清洁卫生，大便后宜用温开水清洗前后二阴。肛周潮红者可涂金黄膏。

**【文献摘要】**

《小儿卫生总微论方·吐泻论》：小儿吐泻者，皆由脾胃虚弱，乳哺不调，风寒暑湿，邪干于正所致也。

《仁斋直指小儿附遗方论·泄泻》：胃为水谷之海，其精英则流布以养脏腑，其糟粕则传送以归大肠。肠胃虚弱，或挟风，挟寒，或伤暑，伤湿，停冷蓄热，冷热不调，泄泻诸证，皆能致之。

《幼幼集成·泄泻证治》：夫泄泻之本，无不由于脾胃。盖胃为水谷之海，而脾主运化，使脾健胃和，则水谷腐化，而为气血以行营卫。若饮食失节，寒温不调，以致脾胃受伤，则水反为湿，谷反为滞，精华之气，不能输化，乃致合污而下降，而泄泻作矣。

**【研究进展】**

以半刺法治疗小儿腹泻取得良好效果。治疗方法：头穴组取额旁二线，在临泣穴以下至前发际向下 1cm 处，分上、中、下三点，针刺头穴时，患儿取坐位，由家长双手捧住患儿两颞部，术者左手拇指压穴旁，右手持 1 寸毫针刺上、中、下三点。体穴组主穴为水分、天枢、气海、足三里；备用穴为公孙、太白。针刺时，患儿取平卧位，暴露腹部及小腿，依次针刺，手法均采用半刺法，浅刺而疾出针，针刺深度为患儿同身寸之一分，破皮即得气，1 日 1 次，3 日为 1 疗程。设西药常规治疗为对照组。治疗结果：头穴组 354 例，治愈 320 例(90.4%)，好转 12 例(3.4%)，无效 22 例(6.2%)；体穴组 350 例，治愈 310 例(88.6%)，好转 15 例(4.3%)，无效 25 例(7.1%)；对照组 57 例，治愈 26 例(45.6%)，好转 3 例(5.3%)，无效 28 例(49.1%)。结果表明，半刺法针刺头穴组与体穴组疗效相近($P>0.05$)，上述两组疗效分别高于对照组，经统计学处理有非常显著差异($P<0.01$)。半刺法特点为快速刺入，迅速出针，如拔毛状，刺得较浅，有益气止泻作用。实验研究表明：半刺法可提高 T 淋巴细胞转化率，增强患儿特异性细胞免疫功能，增强体液免疫功能，以及可能有加强小肠转运功能作用。

林迎春，等：半刺法治疗小儿腹泻的临床及实验研究。中医杂志 1990；31(5):34。

## 第六节 食 积

食积是由乳食喂养不当，停积脾胃，运化失健引起的一种病证。以不思乳食，腹胀嗳腐，大便不调为特征。多见于婴幼儿。常在感冒、泄泻、疳证中合并出现。脾胃虚弱，先天不足，以及人工喂养的婴幼儿容易反复发病。

食积和疳证都是小儿常见病，若伤于乳食，滞而不消，病情进展，可变成积。积久不消，迁延失治，影响小儿营养和生长发育，可转化成疳，所以有“积为疳之母，无积不成疳”的病机特点。

食积又称积、积滞。《诸病源候论·小儿杂病诸候》记载的“食不消候”、“伤饱候”，概括本病为脾受寒凉，饱食伤脾而引起的脾胃疾患。《证治准绳·幼科》认为积有虚实之分：“小儿宿食不消者，胃纳水谷而脾化之，儿幼不知撙节，胃之所纳，脾气不足以胜之，故不消也。”其意在于既有乳食过量，超越脾的运化功能而致宿食停滞，亦有脾胃虚弱，不能胜任正常的运化功能而致乳食内停，成为宿食，前者为实证，后者为虚中夹实。食积的治疗，《万氏家藏育婴秘诀·伤食证治》提出：“伤之轻者，损谷自愈也。损之不减，则用胃苓丸以调之。调之者，调其脾胃，使乳谷自消化也。调之不减，则用保和丸以导之。导之者，谓腐化乳食，导之使去，勿留胃中也。”指出“损之”、“调之”、“导之”均为治疗食积的基本法则。

本病证西医学称消化不良。

**【病因病机】**

病因主要由于乳食内积，脾胃虚弱。病机为乳食停滞不化，气滞不行。

食积可分为伤乳和伤食。伤于乳者，多因乳哺不节，啼叫即乳，或人工喂养，食乳过量或乳液变质，冷热不调，皆能停积胃中，壅而不化，成为乳积；伤于食者，多因饮食喂养不当，如饱食无度，杂食乱投，生冷不节，食物坚硬不化，或恣食甘肥厚腻，不易消化，此即饮食自倍，肠胃乃伤。乳食停积胃脘，胃失和降，呕吐乳片食物，脾不运化，中焦气滞，出现脘腹胀痛，大便下利，乳食停积腐败，则吐物酸馊，利下臭如败卵，积壅发热，此为实证。

脾胃虚弱，胃不熟腐，脾失健运，致乳食停滞为积，此非实积，乃因虚致积，虚中夹实之候，多由先天禀赋不足，脾胃虚弱，后天调护失宜，或病后体虚未复所致。

**【诊断】**

1. 乳食不思或少思，脘腹胀痛，呕吐酸馊，大便溏泄，臭如败卵或便秘。
2. 烦躁不安，夜间哭闹或有发热等症。
3. 有伤乳、伤食史。
4. 大便检查，有不消化食物残渣或脂肪球。

**【鉴别诊断】**

应与厌食、疳证相鉴别，详见厌食、疳证。

**【辨证论治】**

## 一、辨证要点

1. 辨虚实　病程短，脘腹胀痛，拒按，或伴低热，哭闹不安为实证；病程较长，脘腹胀满，喜按，神倦乏力，形体消瘦多为虚中夹实。

2. 辨伤乳、伤食　母乳喂养或牛乳喂养的婴儿为伤乳；普通饮食的幼儿多为伤食。

## 二、治疗原则

实证以消食化滞为主；虚中夹实证治以消食健脾，消补并施。如有兼证，则随证施治。

## 三、分证论治

**（一）乳食内积**

症状　乳食少思或不思，脘腹胀满，疼痛拒按，或有嗳腐吞酸，恶心呕吐，烦躁哭闹，低热，肚腹热甚，大便秽臭，舌淡，苔白腻。

证候分析　此为乳幼儿常见病证，很少单独存在，往往与感冒、泄泻同时出现，亦即感冒中的挟滞证；泄泻中的伤食泄泻。辨证时必须注意上述兼证。

治法　消食化积。

方药　消乳丸、保和丸加减。

乳积选消乳丸，方中神曲、麦芽消积去滞，陈皮、香附、砂仁理气消滞，甘草和中。食积选保和丸。脘腹胀满甚者，加厚朴、青皮行气消滞；呕吐甚者，加姜竹茹止呕降逆。

**（二）脾虚挟积**

症状　神倦乏力，面色萎黄，形体消瘦，不思乳食，食则饱胀，腹满，喜伏卧，呕吐酸馊，夜寐不安，大便溏薄，日2～3次，夹有乳片或食物残渣。舌淡红，苔白腻，脉细弱或细滑。

证候分析　本证因虚致积，其脾气虚弱，气血不充，故神倦乏力，面色萎黄，形体消瘦。脾不健运，乳食不能正常消化而停积，致气机不利，故脘胀腹满而喜伏卧，大便溏泄，夹不消化食物残渣。舌淡，苔白腻，脉细滑，为虚中夹实之象。

治法　健脾消积。

方药　健脾丸加减。

本方健脾行气。无热，苔厚腻者，去黄连，加藿香、佩兰化湿醒脾；舌淡，体胖，腹胀喜按者，加炮姜、厚朴温中运脾。

**【其他疗法】**

### 一、中成药

1. 小儿香橘丹　每次1岁以内1/2丸，1岁以上1丸，1日3次，开水送服。用于脾虚挟积证。

2. 小儿健脾丸　每次1丸，1日2次，开水送服。用于脾虚挟积证。

### 二、外治疗法

高良姜2g，槟榔4g，共研细末，敷脐中，纱布覆盖固定，每日1次。用于脾虚挟积证。

### 三、针灸疗法

1. 体针　主穴取足三里、中脘、建里、气海。配穴取脾俞、胃俞、公孙。1日1次，实证用泻法，虚中挟实证先泻后补。

2. 捏脊疗法　见治疗概要。

**【预防与调摄】**

1. 严格控制饮食，禁食肥甘厚味。定时定量进食，饮食应易消化并含丰富营养。

2. 有呕吐者，给予生姜汁数滴，加少许糖水饮服。腹胀痛时，可揉摩脐部。脾虚者常灸足三里。

3. 保持大便通畅。便秘者，给予蜂蜜10～20ml冲服。3天以上未大便者，可用甘油栓或开塞露通便。

**【文献摘要】**

《诸病源候论·小儿杂病诸候》：小儿食不可过饱，饱则伤脾，脾伤不能磨消于食，令小儿四肢沉重，身体苦热，面黄腹大是也。

《幼幼集成·食积证治》：夫饮食之积，必用消导。消者，散其积也。导者，行其气也。脾虚不运则气不流行，气不流行则停滞而为积。或作泻痢，或作癥痞，以致饮食减少，五脏无所资禀，血气日愈虚衰，因而危困者多矣，故必消而导之……若积因脾虚，不能健运药力者，或消补并行，或补多消少，或先补后消，洁古所谓养正而积自除。故前人破滞消坚之药，必假参术赞助成功。

## 第七节　疳　证

疳证是由喂养不当，或多种疾病影响，导致脾胃功能受损，气液耗伤而形成的慢性病证。以形体消瘦，面黄发枯，精神萎靡或烦躁，饮食异常为特征。“疳”有两种含义：其一“疳者甘也”，是指小儿恣食肥甘厚腻，损伤脾胃，形成疳证；其二“疳者干也”，是指气液干涸，形体羸瘦。前者言其病因，后者述其病机和症状。疳证发病无明显季节性，5岁以下小儿多见。起病缓慢，病程缠绵，迁延难愈，影响小儿生长发育，严重者还可导致阴竭阳脱，卒然变险。古人视为恶候，列为儿科四大证之一。

《颅囟经》中已有疳证的记载，《小儿药证直诀·脉证治法》指出：“疳皆脾胃病，亡津液之所作也”，认识到疳证的病位、病机变化主要在脾胃。《活幼心书·疳证》具体分析了“疳之为病，皆因过餐饮食，于脾家一脏，有积不治，传之余脏。”已能系统地阐明疳证病因病机和转化因素。关于分类问题，古代医家认识不一，有以五脏分类，如脾疳、肝疳、心疳、肺疳、肾疳；有以病因分类，如蛔疳、食疳、哺乳疳；有以患病部位分类，如眼疳、鼻疳、口疳等。众说纷纭，后世殊难适应。目前遵从古代资料，结合病程与证候特点，执简驭繁，将疳证分为疳气、疳积、干疳三大证候及其他兼证。

本证西医学泛指小儿营养不良及多种维生素缺乏症，以及由此而引起的合并症。

**【病因病机】**

病因主要为喂养不当，疾病影响，以及先天禀赋不足。其病机在于脾胃受损，气阴耗伤，受纳运化功能失调。

喂养不当 是疳证最常见的原因，一为太过，二为不及。太过指饮食失节，饥饱无度，过食甘肥厚腻，生冷坚硬，而致食积内停，积久成疳，所谓积为疳之母，无积不成疳。不及指乳食喂养不足，如小儿生后缺乳，过早断乳，或哺乳期间未能及时增加辅食，以及因兔唇、腭裂诸先天缺陷而不会吮乳，使营养精微摄取不足，脾胃生化乏源，无以化生气血，溉养全身，日久成疳。

疾病影响 多因小儿长期患病，反复感染，或呕吐泻痢，或时行热病，致使津液大伤，脾胃俱虚，化生不足，阴液消烁，虚火内炽，气血日衰，久而成疳。

禀赋不足 常因早产、双胎、孕期药物损伤胎儿，致使先天肾气虚弱，诸脏皆伤，胎儿发育不良，出生后脾胃不健，水谷精微摄取不足，形成疳证。

疳证病因虽有不同，病变部位都在脾胃，均由脾胃损伤引起。脾胃虚损，津液消亡是其主要病机变化。

脾与胃表里互依，胃主受纳水谷，脾主运化精微，化生气血，溉养全身。脾胃不健，气血化生不足，故临床表现面黄肌瘦，毛发枯黄，食欲异常，大便不调或肚腹膨胀等症。脾胃病变程度有轻有重，性质虚实悬殊，初起仅由喂养不当引起脾胃运化不健，称为疳气；继而脾胃虚弱，兼有虫积食滞，元气受伤，虚中夹实，称为疳积；若脾胃气阴俱伤，元气衰竭，出现干枯羸瘦的证候，称为干疳。

疳证病变部位主要在脾胃，并不局限于脾胃，所谓“有积不治，传之余脏”，脾虚则肝旺，肝阴不足，肝火上炎可兼见眼疳；脾病及心，心火循经上炎，出现口疳；脾虚内湿自生，脾为湿困，泛溢肌肤，产生疳肿胀；脾虚气不摄血，皮肤可见紫斑瘀点；甚则脾虚及肾，元气告竭，可致阴阳离决之危候。

**【诊断】**

1. 饮食异常，大便干稀不调，或肚腹膨胀等明显脾胃功能失调者。

2. 形体消瘦，体重低于正常值15%～40%，面色不华，毛发稀疏枯黄。严重者形体干枯羸瘦，体重可低于正常值40%以上。

3. 兼有精神不振，或好发脾气，烦躁易怒，或喜揉眉擦眼，或吮指磨牙等症。

4. 有喂养不当，或病后失调及长期消瘦病史。

5. 贫血者，血红蛋白及红细胞数都减少。出现肢体水肿，属于营养性水肿者，血清总蛋白量大多在45g/L以下，血清白蛋白大约在20g/L以下。

**【鉴别诊断】**

应与厌食鉴别。厌食也属小儿常见的脾胃病证，由于喂养不当，脾胃运化功能失调所致，主要症状为长时期食欲不振，无明显消瘦，精神状态尚好，一般病在脾胃，不涉及他脏，预后良好。

**【辨证论治】**

## 一、辨证要点

1. 辨病因　疳证的病因有饮食喂养不当，多种疾病影响及先天禀赋不足等，临床上多种原因互相参杂，应首先辨别其主要病因，掌握重点。

2. 辨轻重　疳证之初期，症见面黄发稀，易发脾气，多见厌食，形体消瘦，症情较轻；疳证发展，出现形体明显消瘦，并有肚腹膨胀，烦躁激动，嗜食异物等，为本虚标实，症情较重；若极度消瘦，皮肤干瘪，大肉已脱，甚则突然虚脱，为疳证后期，症情危重。

3. 辨兼证　疳证的兼证主要发生在干疳阶段，临床出现眼疳、心疳、疳肿胀等。皮肤出现紫癜为疳证恶候，提示气血皆干，络脉不固。疳证后期干疳阶段，若出现神萎面皖，杳不思纳，是阴竭阳脱的危候，将有阴阳离决之变，须特别引起重视。

## 二、治疗原则

治疗原则以顾护脾胃为本，根据脾运失健、脾虚挟积、脾胃气阴俱伤的不同阶段，采取疳气以和为主，疳积以消为主，或消补兼施，干疳则以补为主的治疗方法。

## 三、分证论治

**常证**

**（一）疳气**

症状　形体消瘦，面色萎黄少华，毛发稀疏，食欲不振或能食善饥，精神欠佳，易发脾气，大便或溏或秘，舌淡，苔薄白或微黄，脉细。

证候分析　本证多为病之初起，脾虚则不思食，精神欠振，大便时干时溏。胃火内伏则能食善饥，饮食不为肌肤，多食多便，面黄肌瘦，易发脾气。

治法　和脾健运。

方药　资生健脾丸加减。

方中党参、白术、山药、莲子肉健脾，茯苓、薏苡仁、扁豆、泽泻健脾渗湿，藿香、砂仁、麦芽和脾醒胃，山楂消积。腹胀嗳气，厌食，苔厚腻者，去党参、白术、山药，加鸡内金消积；大便溏者，加少量炮姜温运脾阳；大便干结者，加决明子、莱菔子润肠通便；能食善饥者，加胡黄连清火除烦。

**（二）疳积**

症状　形体明显消瘦，肚腹膨胀，甚则青筋暴露，面色萎黄无华，毛发稀疏如穗，精神不振或易烦躁激动，睡眠不宁，或伴动作异常，食欲不振或多食多便，舌淡，苔薄腻，脉细数。

证候分析　本证多由疳气发展而来，为疳证较重者，积滞内停，壅滞气机，阻滞肠胃，或夹有虫积，导致脾胃为病，属于虚实夹杂证候。病久脾胃虚，气血生化乏源，故发稀结穗，形瘦面色无华。胃有伏热，脾失健运则能食不充形骸。心肝之火内扰故夜寐不宁，脾气急躁，积滞于中，络脉瘀阻，故腹膨如鼓，青筋暴露。

治法 消积理脾。

方药 肥儿丸加减。

方中人参、白术健脾益气，茯苓健脾渗湿，黄连、胡黄连清心泻热，使君子、芦荟杀虫消积，散结导滞，神曲、麦芽、山楂健脾和胃消食，甘草调和诸药。腹胀疼痛者，加木香、陈皮宽中行气；多渴喜饮者，去黄连，加石斛、天花粉滋阴生津养胃；腹部膨硬，形体尚实者，加五谷虫、莱菔子消积行滞；泄泻者，加山药、扁豆健脾益气；飧泄清谷者，加炮姜、肉果温运脾阳；舌红，苔剥，口干者，去黄连，加生地、麦冬、石斛养阴生津。

**（三）干疳**

症状 极度消瘦，面呈老人貌，皮肤干瘪起皱，大肉已脱，皮包骨头，精神萎靡，目光无彩，啼哭无力，毛发干枯，腹凹如舟，杳不思食，大便溏或清稀，时有低热，口唇干燥，舌红嫩，苔少，脉沉细。

证候分析 干疳为疳之重证，多进入病证后期，气血俱虚，脾胃衰败。气阴衰竭，气血精微化源欲绝，无以滋养肌肉，故形体极度消瘦，毛发枯焦，腹凹如舟。脾虚气衰，故精神萎靡，目光无彩，啼哭无力。脾阳极虚，故饮食懒进，大便溏或清稀。

治法 补益气血。

方药 八珍汤加减。

本方益气养血。面㿠，舌淡者，去白芍，加附片、炮姜温补脾肾；舌干红，苔光者，加乌梅、石斛酸甘化阴。

因本证已到全身衰竭，气血两败，可突然出现面色㿠白，四肢厥冷，呼吸微弱的厥脱之象，应急治以回阳救逆固脱，给予独参汤或参附龙牡救逆汤合生脉散口服，并及时配合西医抢救。

**兼证**

见于疳证后期，累及他脏所致。

**（一）眼疳**

症状 初起夜盲，入暮暗处视物不明，甚或眼角干涩，畏光羞明，黑睛混浊，白翳遮睛。

证候分析 脾病及肝，肝阴不足，精血耗损，不能上营于目，故眼角干涩，白翳遮睛，入夜视物不明。

治法 养肝明目。

方药 石斛夜光丸加减。

方中石斛、天冬、生地黄滋补肝肾，羚羊角、青葙子、黄连清热泻火明目，菟丝子、肉苁蓉养肝益肾，党参健脾，川芎、枳壳行气活血。夜盲者，加服羊肝丸。

**（二）口疳**

症状 口舌生疮，口腔糜烂，秽臭难闻，面赤唇红，烦躁哭闹，惊悸不安，舌红，苔薄黄。

证候分析 心开窍于舌，脾病及心，心火上炎，熏蒸口舌，故口舌生疮，口腔糜烂。心火上炎，故烦躁易哭，惊悸不安。

治法 清心泻火。

方药 泻心导赤散加减。

方中木通清心泻火，生地养阴，黄连、甘草清热解毒，灯心草引火下行。尿短赤者，加滑石、淡竹叶清热利尿；口渴者，加玉竹、石斛养阴清火。

**（三）疳肿胀**

症状　足踝浮肿，甚则颜面四肢浮肿，面色无华，四肢欠温，小便不利，大便溏薄，舌淡红，苔薄白。

证候分析　疳证日久脾阳不振，脾病及肾，气不化水，水湿溢于肌表，故足踝浮肿，四肢欠温，小便不利。

治法　健脾温阳利水。

方药　真武汤加减。

本方健脾益肾，温阳利水。水肿明显者，五苓散主之，重用桂枝、茯苓、泽泻、白术，合五皮饮利水消肿。

**【其他疗法】**

## 一、中成药

1．木香槟榔丸　红枣6枚，山药30g，煮熟捣烂，取浓汁化丸服。每次1.5g，1日2次。用于疳积证。

2．小儿香橘丹　每次1丸，1日3次，1周岁以下小儿酌减。用于疳积证。

## 二、经验方

1．胡黄连粉1份，鸡内金粉2份，混和。每次1～1.5g，1日3次。用于纳差，烦躁，大便中有不消化食物残渣者。

2．鸡肝1具(或猪肝30g)，苍术6g，煮熟，食肝和汤。以上为1日量，连服1～2周。用于眼疳。

## 三、外治疗法

1．莱菔子适量研末，阿魏调和。敷于伤湿解痛膏上，外贴于神阙。1日1次，7日为1疗程。用于疳积证。

2．芒硝、生大黄、生山栀、杏仁、桃仁各6g。共研细末，加面粉适量，用鸡蛋清、葱白汁、醋、白酒各少许，调成糊状，敷于脐部。1日1次，连用3～5日。用于疳积证。

## 四、刺四缝疗法

见治疗概要。

## 五、捏脊疗法

见治疗概要。

## 六、割治疗法

见治疗概要。

## 七、急重症西医处理

发生低血糖症者，及时补给葡萄糖。继发感染者，针对性选用抗生素。少量多次输血浆或全血。酌情选用氨基酸、脂肪乳剂和高价营养液静脉注射。及时纠正电解质紊乱及酸中毒。注意有无周围循环衰竭，及早发现，及时纠正。

## 【预防与调摄】

### 一、预防

1. 如发现小儿体重不增或减轻，皮下脂肪减少，肌肉松弛，面色无华，应引起注意，分析原因，及时治疗。

2. 经常带小儿到屋外，利用天然条件，呼吸新鲜空气，多晒太阳，增强体质。

3. 提倡母乳喂养，宣传合理喂养方法，以及添加辅食的知识。

### 二、调摄

1. 保证居室空气流通、清洁，湿度、温度适宜。

2. 改变不合理饮食习惯，授乳定时定量，饮食宜易于消化，含丰富营养，添加辅食掌握先稀后干，先素后荤，先少后多的原则，合理喂养。

3. 定时测量并记录体重和身长，以检验治疗效果。每周测量 2 次。

## 【文献摘要】

《颅囟经·病证》：小儿，一、眼青揉痒是肝疳，二、齿焦是骨疳，三、肉白鼻中干是肺疳，四、皮干肉裂是筋疳，五、发焦黄是血疳，六、舌上生疮是心疳，七、爱吃泥土是脾疳。

《太平圣惠方·小儿五疳论》：小儿百日之后，五岁以前，乳食渐多，不择生冷，好食肥腻，恣食甘酸，脏腑不和，并生疳气。

《小儿药证直诀·脉证治法》：疳皆脾胃病，亡津液之所作也。因大病或吐泻后，以药吐下，致脾胃虚弱亡津液。

《小儿卫生总微论方·五疳》：小儿疳疾，乃与大人痨瘵相似，故亦名疳痨。大人痨者，因肾脏虚损，精髓衰枯，小儿疳者，因脾脏虚损，津液消亡。

《活幼心书·疳证》：大抵疳之为病，皆因过餐饮食，于脾家一脏，有积不治，传之余脏，而成五疳之候。若脾家病去，则余脏皆安，苟失其治，日久必有传变。

《幼幼新书·诸疳余证》：疳积候，面黄身瘦，肚膨胀，发立身热，肚中微痛，因疳盛而传。治：先匀气散，醒脾散；治三日，青金丹；再用匀气散、醒脾散补，常服保童丸。

## 【研究进展】

疳证患儿皆有脾虚表现。通过血清胃泌素、胰淀粉酶、D-木糖排泄率、消化道运动排空等多项实验表明，脾虚患儿有胃肠道分泌、吸收和运动功能障碍。经健脾助运法治疗，患儿的小肠吸收和胰酶分泌功能增强。而且，小儿疳证与微量元素缺乏有关，多种药物，如苍术、牡蛎、黄芪、莪术、沙参、薏苡仁、砂仁单味药及健脾八珍糕等成药含有锌、铜、锰、铁等多种微量元素。调理脾胃的中药，通过其促进消化吸收作用，还能促进食物中所含微量元素的吸收和利用，增进其体内代谢。

汪受传：运脾法为主治疗小儿脾胃病 203 例临床及实验观察。中西医结合杂志 1984；4(3):151。

研究报道：正常儿 40 例血清胃泌素 $118 \pm 33\ \mu\mu g/ml$，疳证捏脊组患儿 57 例治疗前为 $186 \pm 86\ \mu\mu g/ml$，两组有非常显著性差异，患儿治疗后为 $115 \pm 72\ \mu\mu g/ml$，较治疗前显著下降。

汪月琴,等：捏脊疗法对疳积患儿胃泌素分泌功能的观察。中医杂志1981;22(7):26。

研究表明,捏脊疗法可疏通气血,调整脏腑功能，尤以调整脾胃更为突出。疳积患儿脾胃功能薄弱,D-木糖排泄率普遍显著低下,通过捏脊,可使D-木糖排泄率升高。

北京中医医院小儿科，等：捏积疗法的临床观察及对小肠吸收功能的影响。中医杂志1980;21(9):24。

## 第八节 厌 食

厌食是小儿常见的脾胃病证,以长期食欲不振,厌恶进食为特点。由喂养不当，饮食失节而致脾胃运化受不健所引起。本病各个年龄都可发生，以1～6岁为多见,城市儿童发病率较高。发病无明显季节性,但夏季暑湿当令,可使症状加重。患儿除食欲不振外，其他症状不明显,预后良好。但病程长者,可造成气血化生不足,抵抗力差,容易罹患他病，甚则转为疳证。

厌食一症,古代虽无专门论述,但医籍中提到的“恶食”、“不思饮食”、“不嗜食”颇似本病。

厌食不包括因外感时邪及某些慢性疾病而出现的食欲不振。

**【病因病机】**

主要病因为喂养不当,多病久病及先天不足,其病机为脾胃运化失健。

喂养不当　为小儿厌食的主要原因之一。多由饮食失节,调摄不当引起,如有些家长缺乏育婴保健知识,偏面强调给予高营养滋补食品,超越脾胃正常运化功能,损伤脾胃之气,而致不思进食,甚至拒食。

病后失调,元气大伤　亦为厌食的常见病因,尤其温热病后,津液耗伤，脾胃气阴俱虚,受纳运化失常,而致厌恶进食。

先天不足　是部分婴儿厌食的原因,胎禀怯弱,元气不足,五脏皆虚,脾胃尤显薄弱，出生之后即食欲欠振,不思乳食。

此外,小儿因精神失于调护,或环境突然改变等因素,也能引起厌食。虽然病因不同,病位主要在脾胃。脾为阴土,得阳则运,胃为阳土,得阴则和,若停积受寒,食滞内阻,损伤脾胃运化熟腐功能,临床可见脾运不健的证候。若久病多病,或先天禀赋不足,脾运失常,临床表现为脾胃气虚和胃阴不足的证候。本病迁延不愈，水谷精微摄取不足,无以化生气血,可导致全身消瘦,转为疳证。

**【诊断】**

1. 长期食欲不振而无其他疾病者。
2. 面色少华,形体偏瘦,但精神尚好,活动如常。
3. 有喂养不当史,如进食无定时定量,过食生冷、甘甜之物,吃零食及偏食等。

**【鉴别诊断】**

1. *食积*　为乳食停积中脘所致,除食欲不振,不思乳食外,伴见嗳气酸腐,大便酸臭,脘腹胀痛,有伤食病史。

2. *疰夏*　以食欲不振为主症,发病有季节性,有“春夏剧,秋冬瘥”的临床特点，伴全身倦怠乏力,大便溏薄,苔厚腻。

**【辨证论治】**

## 一、辨证要点

辨证型 仅见食欲不振，其他症状不明显者，为脾胃不和证；伴精神萎靡，面色萎黄，大便溏薄者，为脾胃气虚证；伴口干，舌红苔少，食少饮多，大便偏干者，为胃阴不足证。

## 二、治疗原则

治疗以调理脾胃为基本原则，根据不同临床表现，分别治以运脾和胃、健脾益气、滋养胃阴。

## 三、分证论治

**（一）脾胃不和**

症状 食欲不振，甚则厌恶进食，食少而无味，多食或强迫进食可见脘腹饱胀，形体略瘦，面色欠华，精神良好，苔薄白或薄白腻。

证候分析 此由胃失和降，脾失健运引起，为厌食中常见证候，除不思食外，其他症状不明显，若强迫进食可见脘腹饱胀。脾运失健，气血生化不足，故形体略瘦，面色欠华。

治法 运脾和胃。

方药 调脾散加减。

方中苍术运脾燥湿，陈皮理气助运，神曲、鸡内金醒胃消食，佩兰化湿助运。腹胀明显者，加木香、莱菔子消积理气；苔黄腻者，加藿香、薏苡仁化湿醒胃。

**（二）脾胃气虚**

症状 食欲不振，少食，懒言，面色萎黄，精神萎靡，大便溏薄，夹不消化食物残渣，舌淡，苔薄。

证候分析 脾胃虚弱，中气不足，故纳呆，少食、懒言。气血精微化生不足，不能溉养全身，故面色萎黄，精神萎靡。脾虚失健，故大便溏薄，夹不消化食物残渣。

治法 健脾益气。

方药 参苓白术散加减。

本方健脾益气。腹胀者，去甘草，加木香、香附理气宽中；口吐清涎、大便稀溏者，加煨姜、肉果温运脾阳；易于出汗者，加黄芪、防风、牡蛎固表护卫；苔腻者，加苍术运脾燥湿。

**（三）脾胃阴虚**

症状 不欲进食，口舌干燥，食少饮多，面色欠华，皮肤失润，大便偏干，小便黄赤，舌红少津，苔少或花剥，脉细数。

证候分析 多由患儿素体阴虚或热病伤阴，致脾胃阴液受损而成。阴虚则胃火偏亢，故口干舌燥，食少，饮多。阴津不足，故大便偏干，小便黄赤。舌红，苔少，为阴虚之象。

治法 滋脾养胃。

方药 养胃增液汤加减。

本方滋养胃阴。脾气虚者，加山药、扁豆补气健运；口渴引饮者，加芦根、天花粉生津止渴；大便秘结者，加火麻仁、瓜蒌仁润肠通便；手足心热，口干舌红者，加胡黄连、丹皮、莲子心清热养阴，宁心安神。

本病在治疗方法上，除药物调治外，还应遵循“胃以喜为补”的原则，从患儿喜爱的食物来诱导开胃，待食欲增进后，再按需要补给。

**【其他疗法】**

## 一、中成药

1. 曲麦枳术丸　每次3～6g，1日2次，饭前服。用于脾胃不和证。
2. 小儿健脾丸　每次1丸，1日2次。用于脾胃气虚证。

## 二、经验方

苍术、山楂各10g，陈皮、鸡内金各6g。水煎服，1日分3～4次服。用于脾胃不和证。

## 三、推拿疗法

推补脾穴5分钟，揉一窝风3分钟，分阴阳2分钟，逆运内八卦3分钟，推四横纹4分钟，推清河水1分钟。1日1次，14日为1疗程。用于脾胃不和证。

## 四、捏脊疗法

见治疗概要。

**【预防与调摄】**

1. 掌握正确的喂养方法，纠正不良饮食习惯，少食甘肥粘腻之品。按儿童年龄，给予品种多样，容易消化的食品。
2. 找出厌食原因，采取针对性治疗措施。
3. 注意精神护理，让小儿保持良好的情绪，以增强食欲。

**【文献摘要】**

《小儿药证直诀·脉证治法》：脾胃不和，面皖白无精光，口中气冷，不思食，吐水，当补脾，益黄散主之。

《幼科发挥·调理脾胃》：儿有少食而易饱者，此胃不受、脾之不能消也。宜益胃之阳，养脾之阴。宜钱氏异功散合小建中汤主之。

《赤水玄珠·不能食》：由脾胃馁弱，或病后而脾胃之气未复……以故不能食。

**【研究进展】**

临床实验表明，厌食患儿尿D-木糖吸收排泄率及尿淀粉酶含量均显著低于正常儿，表明患儿小肠上段吸收功能及胰淀粉酶分泌功能均差于正常儿。厌食患儿不仅缺锌，头发铜、铁、锰、铬、钼、钴等多种矿物元素含量低下。血液淋巴细胞ANAE标记检查表明，厌食患儿细胞免疫功能低下。研究表明，运脾开胃类中药制剂能提高患儿尿D-木糖排泄率及尿淀粉酶含量，说明这类药物能增强患儿小肠吸收及胰酶分泌功能。所用儿宝冲剂（苍术、山楂、鸡内金、佩兰、陈皮等）能提高患儿血淋巴细胞ANAE测定值和唾液SIgA含量，还能提高患儿头发微量元素锌、铁、锰、钒的含量。

汪受传，等：运脾方药治疗小儿厌食症的临床与实验研究。中西医结合杂志 1991；11(2):75。

应用中药强壮灵(黄芪、茯苓、化橘红、黄精、青黛、鸡内金等)治疗小儿脾气虚厌食症280例(硫酸锌对照组92例),治疗3个月后,强壮灵组临床有效率93.6%,治愈率79.3%;体重平均增加1.15kg;身高平均增加2.29cm;防治复感儿有效率92.6%。疗效均优于对照组。实验证明强壮灵能增加巨噬细胞的吞噬功能、酶的含量以及溶酶体量,使患儿头发变黑有光泽,说明头发稀疏、枯黄与脾气虚密切相关。

邹治文:强壮灵治疗小儿脾气虚厌食症的研究。中国医药学报 1993;8(1):26。

## 第九节　鹅　口　疮

鹅口疮以口腔、舌上满布白屑,状如鹅口为特征,因其色白如雪片,又名"雪口"。多见于初生儿、早产儿,以及久病体虚婴幼儿。系胎热内蕴,口腔不洁,感受秽毒之邪引起。婴幼儿口腔粘膜嫩薄,不耐邪热熏灼,故容易发病。

鹅口疮一症,古代医籍记载甚多,《外科正宗·鹅口疮》说:"鹅口疮皆心脾二经胎热上攻,致满口皆生白斑雪片,甚则咽间叠叠肿起,致难乳哺,多生啼叫,以青纱一条裹筋头上,蘸新汲水揩去白胎,以净为度,重手出血不妨,随以冰硼散搽之,内服凉膈之药"。

**【病因病机】**

病因有虚实之分,实证为胎热内蕴,口腔不洁,感受秽浊之邪,蕴积于心脾。口为脾之窍,舌为心之苗,脾脉络于舌,故发病以口腔舌上多。其邪实热重者,鹅口蔓延迅速,白屑堆积,上及鼻道,下至气管,甚至影响呼吸,出现痰鸣及呼吸不利。心经有热,烦躁或啼哭不安。脾家有热,口舌干燥,大便秘结。

属于虚证者,多由胎禀不足,如早产儿生长发育尚未完善,皮肤娇嫩,容易损伤皮肤粘膜,引起本病。又如病后失调,久泻久利,津液大伤,脾胃亦虚,气阴皆耗,虚火循经上炎,而致鹅口,白屑散在稀疏,舌红,口干,烦躁。

**【诊断】**

1. 舌上、颊内、牙龈或上颚散布白屑,可融合成片。重者可向咽喉处蔓延,影响吸奶与呼吸。偶可累及食管、肠道、气管等。

2. 多见于初生儿,久病体弱者,或长期使用抗生素及激素患者。

3. 取白屑少许涂片镜检,可见白色念珠菌。

**【鉴别诊断】**

1. 口疮　口颊、舌上散在或满布黄白色溃疡点,疼痛流涎。

2. 残留奶块　其状与鹅口疮相似,但以温开水或棉签轻拭,即可除去奶块。

**【辨证论治】**

### 一、辨证要点

本病须辨虚实,凡病程短,口腔白屑堆积,周围焮红者多属实证;病程长,口腔白屑散在,周围不红者多属虚证。

### 二、治疗原则

根据临床表现,本病可分为心脾积热与虚火上炎两类,前者治以清热泻火,后者治以滋阴潜阳。

## 三、分证论治

### （一）心脾积热

症状　口腔满布白屑，周围焮红较甚，面赤，唇红，烦躁，多啼，口干或渴，大便干结，小便黄赤，舌红，苔薄白，脉滑或指纹青紫。

证候分析　此为鹅口实证。积热内蕴，或受邪毒外侵，内外合邪，熏蒸口舌所致。轻者仅有口腔白屑堆积，重者兼面赤唇红，烦躁多啼，或伴发热等症。

治法　清心泻脾。

方药　清热泻脾散加减。

方中黄连、山栀清心泄热；黄芩、石膏散脾经郁热；生地清热凉血；木通、灯心清热降火，导热下行。大便秘结者，加大黄通腑泄热；口干喜饮者，加石斛、玉竹养阴生津。

### （二）虚火上浮

症状　口腔内白屑散在，周围红晕不著，形体瘦弱，颧红，手足心热，口干不渴，舌红，苔少，脉细或指纹紫。

证候分析　先天禀赋不足，后天调护失宜，或久病久泻，致肾阴亏损，水不制火，虚火上浮，故面白颧红，手足心热，白屑散在，周围红晕不著。舌红，苔少，为阴虚之象。

治法　滋阴潜阳。

方药　知柏地黄丸加减。

此方以六味地黄丸加知母、黄柏而成，六味地黄丸滋养肝肾；知母、黄柏滋阴降火。食欲不振者，加乌梅、木瓜、生麦芽滋养脾胃；便秘者，加火麻仁润肠通腑。

## 【其他疗法】

## 一、经验方

银花、灯心草各 5g，黄芩 3g，黄连、薄荷各 1g，枳壳 2g。1日量，水煎服。用于心脾积热证。

## 二、外治疗法

1．生石膏 2.4g，青黛、黄连、乳香、没药各 0.9g，冰片 0.3g。共研细末，瓶装贮存。每次少许涂患处，1日 5～6 次。用于心脾积热证。

2．冰硼散　吹敷口腔，每次少许，1日 3～4 次。两种证型均可使用。

## 【预防与调摄】

1．注意口腔清洁，避免过烫、过硬或刺激性食物，防止损伤口腔粘膜。

2．婴儿奶具要消毒。母乳喂养时，应用冷开水清洗奶头，喂奶后给服少量温开水，清洁婴儿口腔。

3．注意患儿营养，补充维生素，积极治疗原发病。长期用抗生素或肾上腺皮质激素者，尽可能暂停使用。

## 【文献摘要】

《幼科类粹·耳目口鼻门》：小儿初生，口内白屑满舌上，如鹅之口，故曰鹅口疮。此乃胎热而心脾最盛重，发于口也。用发缠指头蘸薄荷自然汁拭口内，如不脱，浓煮粟米汁拭之，即用黄丹煅过出火毒，掺于患处。

《婴童类粹·胎毒论》：凡妇怀孕、宜清心远欲，饮食宜淡，忌煎炒辛辣厚味，并飞禽走兽之肉俱不可食……或暑月耽胎，冬月拥炉，胎中内蕴热毒，所以生下而生重舌、木舌、鹅口……皆母不洁故也。

## 第十节 口 疮

小儿口疮以齿龈、舌体、两颊、上颚等处出现黄白色溃疡，疼痛流涎，或伴发热为特征。若溃疡面积较大，上复糜腐，称为口糜；溃疡只发生在口唇两侧，称为燕口疮。本病可单独发生，也可伴发于其他疾病之中。婴幼儿较为多见，预后良好。若体质虚弱，则口疮反复出现，迁延难愈。

《素问·气交变大论》云："岁金不及，炎火乃行，生气乃用，长气专胜，庶物以茂，燥烁以行……民病口疮。"由此可见口疮之病，最早载于《内经》，并指出由于四时不正之气，火烈上炎所致。《幼科释迷·口病原由证治》进一步分析了口疮性质："小儿口内白烂于舌上，口外糜溃于唇弦，疮少而大，不甚痛，常流清水，此脾胃虚热上蒸，内已先发而后形于外也。"提示口疮、口糜，同由脾胃积热，循经上炎，而外发于口。《小儿卫生总微论方·唇口病论》说："风毒湿热，随其虚处所著，搏于血气，则生疮疡。"指出口疮的病因与感受风毒湿热之邪有关。

本病西医学称疱疹性口腔炎、溃疡性口腔炎、口角炎。

**【病因病机】**

小儿口疮，多由风热乘脾、心脾积热、虚火上炎所致。

风热乘脾　为外感风热之邪，由肌表侵入，内应于脾胃。邪从外入，风热邪毒内侵脾胃，脾开窍于口，齿龈属胃，风热挟毒上攻，故口腔粘膜破溃。若挟湿热，则兼口舌糜烂。

心脾积热　调护失宜、喂养不当，恣食肥甘厚腻，蕴而生热，或喜啖煎炒炙烤，内火偏盛，邪热内积心脾，外发为口疮。兼有湿热者，则满口糜腐。

虚火上炎　素体娇弱，气阴两虚，或病后体虚未复，久病久泻，津液大伤，阴液亏耗，水不制火，虚火上浮，熏灼口舌而生疮。

**【诊断】**

1．齿龈、舌体、两颊、上颚等处出现黄白色溃疡点，大小不等，甚则满口糜腐，疼痛流涎。

2．外感引起者，可伴发热，颌下臖核肿大。

3．血象见白细胞总数及中性粒细胞偏高或正常。

**【鉴别诊断】**

鹅口疮　多发生于初生儿或体弱多病婴幼儿，口腔及舌上满布白屑，周围有红晕，疼痛不明显。

**【辨证论治】**

## 一、辨证要点

1. *辨虚实* 根据起病、病程、溃疡溃烂程度，结合伴有症状区分虚实。起病急，病程短，口腔溃烂及疼痛较重，局部有灼热感，或伴发热者，多为实证；起病缓，病程长，口腔溃烂及疼痛较轻者，多为虚证。

2. *辨脏腑* 从溃烂部位辨别所属脏腑。见于舌上、舌边溃烂者，多属心；口颊部、上颚、齿龈、口角溃烂为主者，多属脾胃。

## 二、治疗原则

实证治以清热解毒，泻心脾积热，虚证治以滋阴降火，引火归元。可配合外治疗法。

## 三、分证论治

**（一）风热乘脾**

症状 以口颊、上颚、齿龈、口角溃烂为主，甚则满口糜烂，周围焮红，疼痛拒食，烦躁不安，口臭，涎多，小便短赤，大便秘结，或伴发热，舌红，苔薄黄。

证候分析 此证多为外感引起，外有风热邪毒，内应脾胃上熏口舌，故发为口疮、口糜。火热熏灼，故疼痛拒食，烦躁不安。热灼肠胃，津液受劫，故大便秘结，小便短赤。

治法 疏风清热解毒。

方药 凉膈散加减。

方中黄芩、连翘、栀子清热解毒，大黄、芒硝通腑泻火，竹叶清心除烦，薄荷升散郁火，甘草解毒。大便不实者，用泻黄散加减。

**（二）心火上炎**

症状 舌上、舌边溃烂，色赤疼痛，心烦不安，口干欲饮，小便短黄，舌尖红，苔薄黄。

证候分析 本证以口腔局部病变为主，一般无发热等全身症状。主要由心火炽盛，邪热循经上炎所致，心火炽盛，故其色赤疼痛，心烦不安，口渴欲饮，小便短黄。

治法 清心泻热。

方药 泻心导赤汤加减。

方中黄连泻心火，生地凉血，竹叶清心热，木通导热下行，甘草调和诸药。尿少者，加车前子、滑石利尿泄热；口渴甚者，加石膏、天花粉清热生津。

**（三）虚火上炎**

症状 口腔溃烂、周围色不红或微红，疼痛不甚，反复发作或迁延不愈，神疲颧红，口干不渴，舌红，苔少或花剥。

证候分析 虚证口疮多见于体禀虚弱，肝肾不足者，由于水不制火，虚火上浮所致。虚火内炽故神疲颧红，口干不渴。舌红，苔少或花剥，为阴虚火旺之象。

治法 滋阴降火，引火归元。

方药 六味地黄丸加肉桂。

六味地黄丸滋肝补肾，肉桂引火归元。若久泻或吐泻之后患口疮，治宜气阴双补，可服七味白术散，重用葛根，加乌梅、儿茶。

**【其他疗法】**

### 一、中成药

1. 小儿化毒散　每次0.6g，1日2次，3岁以内小儿酌减。用于口疮实证。
2. 牛黄解毒片　每次1～2片，1日3次。用于口疮实证。

### 二、经验方

大青叶、鲜生地、生石膏、芦根各30g，玄参、赤芍、丹皮各10g，生甘草3g。1日1剂，水煎服。用于口疮实证伴发热者。

### 三、外治疗法

1. 冰硼散　少许，涂敷患处，1日2～3次。用于心火上炎证。
2. 锡类散　少许，涂敷患处，1日2～3次。用于心火上炎及风热乘脾证。
3. 吴茱萸　适量，捣碎，醋调敷涌泉穴，临睡前固定，翌晨去除。用于虚火上浮证。

**【预防与调摄】**

1. 保持口腔清洁，注意饮食卫生，餐具应经常消毒。
2. 食物宜新鲜、清洁，多食新鲜蔬菜和水果，不宜过食肥甘厚腻之食物。
3. 给初生儿、小婴儿清洁口腔时，动作宜轻，以免损伤口腔粘膜。

**【文献摘要】**

《小儿卫生总微论方·唇口病论》：风毒湿热，随其虚处所著，搏于血气，则生疮疡……若发于唇里，连两颊生疮者，名曰口疮；若发于口吻，两角生疮者，名曰燕口。

《幼幼集成·口疮证治》：口疮者，满口赤烂，此因胎禀本厚，养育过温，心脾积热，熏蒸于上，以成口疮。内服沆瀣丹，外以地鸡擂水搽疮上。口糜者，满口生疮溃烂，乃膀胱移热于小肠，膈肠不便，上为口糜，以导赤散去小肠之热，五苓散去膀胱之热，当以二方合服。口疮服凉药不效，乃肝脾之气不足，虚火泛上而无制，宜理中汤，收其浮游之火，外以肉桂末吹之。若吐泻后口中生疮，亦是虚火，理中汤。昧者以为口疮悉为实热，概用寒凉，必不救。

## 第十一节　惊　风

惊风是小儿时期常见的急重病证，以临床出现抽搐、昏迷为主要症状。发病年龄以1～5岁为多见。来势凶猛，病情危急，发病率高，四季皆有。

惊风病名始见于北宋《太平圣惠方》，该书第85卷载有治小儿急、慢惊风方。钱乙《小儿药证直诀·脉证治法》指出急惊的病位在心肝，慢惊的病位在脾胃，提出"急惊合凉泻，慢惊合温补"的治疗原则。至明代，万全《幼科发挥》总结惊风发病有三因："内因"、"外因"、"不内外因"，惊风不愈，可以"变痓"、"变痫"、"变瘖"。龚信《古今医鉴》，创立"惊风八候"论。清代吴鞠通在《温病条辨·解儿难》中拓展了惊风的病因学说，概括惊风病因以外感六淫为主，提出寒痉、热痉、暑痉、湿痉、燥痉、内伤饮食痉、客忤痉等九候。在治法上，清代夏禹铸《幼科铁镜》提出了"疗惊必先豁痰，豁痰必先驱风，驱风必先解热，解热必先祛邪"的论点，对临床具有现实指导意义。

本证西医学称小儿惊厥。

## 急惊风

急惊风来势急骤，以高热伴抽风、昏迷为特征。多由外感时邪疫疠，内蕴痰热食积以及暴受惊恐引起。

【病因病机】

外感六淫，皆能致痉，其中以风邪温邪，湿热疫疠之气为主。风为百病之长，容易兼寒挟热，若外感风邪，束于肌表出现畏寒发热。小儿肤薄神怯，气血未充，热灼筋脉，可见神志昏迷，抽痉动风，此属一过性高热惊厥，热退则抽痉自止。温邪致病，如风温、春温、暑温以及四时温邪，侵犯人体，易化热化火，入营入血，内陷心包，引动肝风，出现高热神昏，抽风痉厥，发斑吐衄，或见正不敌邪，内闭外脱。湿热疫毒，多挟积滞，蕴阻脾胃，下趋大肠，内陷心肝，扰乱神明，而致痢下秽臭，高热昏厥，抽风不止，甚则肢冷脉伏，口鼻气凉，皮肤粘冷发花。

小儿筋脉柔嫩，神智怯弱，心肝俱虚，不耐意外刺激，若目触异物，耳闻巨声，跌仆振荡，暴受惊恐，能使神明受扰，肝风内动，产生抽搐昏迷，惊叫惊跳诸证。

【诊断】

1．突然发病，具有热、痰、风、惊四证及搐、搦、颤、掣、反、引、窜、视八候。

2．有接触疫疠之疾，或暴受惊恐史。

3．中枢神经系统感染，脑脊液检查有阳性改变，神经系统检查出现病理性反射。

4．属于细菌引起的脑炎、脑膜炎，周围白细胞及中性粒细胞可增高。

【鉴别诊断】

应与癫痫鉴别。癫痫发作时抽搐反复发作，抽搐时口吐白沫或作畜鸣声，抽搐停止后神情如常。一般不发热，年长儿较为多见，有家族史，脑电图检查可见癫痫波型。

【辨证论治】

一、辨证要点

1．*辨表热、里热*　昏迷、抽痉为一过性，热退后抽痉自止为表热；高热持续，反复抽痉、昏迷为里热。

2．*辨痰热、痰火、痰浊*　神志昏迷，高热痰鸣，为痰热上蒙清窍；妄言谵语，狂躁不宁，为痰火上扰清空；深度昏迷，嗜睡不动，为痰浊内陷心包，蒙蔽心神。

3．*辨外风、内风*　外风邪在肌表，清透宣解即愈，若见高热惊厥，为一过性证候，热退惊风可止；内风病在心肝，热、痰、风三证俱全，反复抽痉，神志不清，病情严重。

4．*辨外感惊风，区别时令、季节与原发疾病*　六淫致病，春季以春温伏气为主，兼挟火热，症见高热，抽风，昏迷伴吐衄，发斑；夏季以暑热为主，暑必挟湿，暑喜归心，其症以高热，昏迷为主，兼见抽风；若热、痰、风三证具全，伴下痢脓血，则为湿热疫毒，内陷厥阴。

## 二、治疗原则

以清热、豁痰、镇惊、熄风为治疗原则。临床当据辨证所得，痰盛者急先化痰，热盛者给予清热，风盛者应速祛风镇惊。

## 三、分证论治

### （一）感受风邪

症状 发热头痛，咳嗽咽红，鼻流涕、乳蛾红肿，烦躁不安，高热之际，突然痉厥昏迷，苔薄黄，脉浮数。

证候分析 风热之邪郁于肌表，上扰清空，内阻肺经，故出现发热、头痛、咳嗽、咽红诸症。热极生风，出现抽痉，昏迷。本症多见于体质较差，神气怯弱的小婴儿，由外感风邪导致高热惊厥。惊由热生，热退惊搐自止。

治法 疏风清热，熄风定惊。

方药 银翘散加减。

本方疏风清热。抽痉者，加石决明、钩藤、白僵蚕、桑叶祛风定惊，或服小儿回春丹、羚珠镇惊散等成药；痰蒙清窍者，加石菖蒲清心开窍；高热，便秘，乳蛾红肿者，加大黄或凉膈散釜底抽薪。

### （二）温热疫毒

1．温邪内闭

症状 有原发温热疾病。症见高热不退，烦躁口渴，突然肢体抽搐，两目上窜，神志昏迷，面色发青，甚则肢冷脉伏，舌红，苔黄腻，脉数。

证候分析 本证多由原发温热疾病（如麻疹、肺炎喘嗽、痄腮等）引起的温热时邪，未能及时外泄，内陷心肝所致。心主神明，肝主筋，热扰神明，故烦躁不安，神昏谵妄，热灼筋脉，肝风内动，故抽痉动风，目从上窜。

治法 平肝熄风，清心开窍。

方药 羚角钩藤汤合紫雪丹加减。

方中羚羊角、钩藤、川贝母、桑叶、菊花、白芍、生地等平肝熄风，清热凉血；紫雪丹清心退热开窍。高热者，加山栀、黄芩清热解毒；昏迷狂躁者，加安宫牛黄丸、静脉滴注醒脑静注射液；挟痰者，加菖蒲、天竹黄、胆南星化痰开窍；大便秘结者，加大黄通腑泄热，釜底抽薪；抽痉频繁者，加石决明、全蝎、地龙熄风解痉。

2．气营两燔

症状 病来急骤，高热，抽风，昏迷，颈项强直，剧烈头痛，狂躁不安，皮肤发疹发斑；或见深度昏迷，壮热无汗，呼吸不利，喉间痰多，二便俱闭，舌红，苔黄腻，脉数。

证候分析 本证来势凶猛，病情较重。春温伏毒引起者，出现肝风内动，风火相煽，故高热，剧烈头痛，呕吐频繁。热灼气营，迫入血分故见发疹发斑，皮肤有瘀点。暑热疫毒引起者，出现表闭、窍闭、腑闭。表闭则高热无汗；窍闭则深度昏迷，呼吸不利，喉间痰多；腑闭则大便秘结，小便不利。

治法 清气凉营，熄风开窍。

方药 清瘟败毒饮加减。

本方清气分、营分、血分之热。抽风不已者,加羚羊角、石决明、钩藤平肝熄风;神志昏迷者,加石菖蒲、郁金或用至宝丹、紫雪丹、安宫牛黄丸,或用醒脑静静脉滴注熄风开窍;大便秘结者,加生大黄、芒硝通腑泄热;呕吐不止者,加半夏、玉枢丹降逆止吐;喉间痰多者,加竹沥水、猴枣散化痰泄浊。

**(三)湿热疫毒**

症状 高热持续,频繁抽痉,神志昏迷,谵妄烦躁,腹痛拒按,呕吐不止,大便粘腻或挟脓血,舌红,苔黄腻,脉滑数。

证候分析 此为湿热疫毒与食积交结,壅阻肠腑,故腹痛呕吐,大便脓血。内迫营血,直犯心肝,出现昏迷抽痉。亦有先见急惊而后方见大便脓血,甚至始终未见肠腑症状者。

治法 解毒清肠,熄风开窍。

方药 黄连解毒汤加减。

本方解毒清热。苔厚腻,大便不爽者,加生大黄、厚朴清肠导滞,泄热化湿;抽风不止者,加羚羊角、钩藤、石决明熄风止痉;昏迷不醒者,分别选用紫雪丹、至宝丹、苏合香丸或静脉注射醒脑静开窍清心熄风。

**(四)暴受惊恐**

症状 发病较急,暴受惊恐后突然抽痉、神志不清,惊跳惊叫,四肢厥冷,苔薄白,脉乱不齐。

证候分析 本证由声、光异物刺激过大而造成。小儿肝常有余,心神怯弱,暴受外来刺激,故昏迷、抽痉。惊则气乱,恐则气下,故脉数乱不齐。

治法 镇惊安神。

方药 琥珀抱龙丸加减。

本方镇惊安神,熄风化痰。风痰入络者,选用茯苓、朱砂、石菖蒲、远志、龙齿以化痰安神,镇惊熄风;气虚血少者,加当归、白芍养血安神。

**【其他疗法】**

## 一、中成药

1. 小儿牛黄散 1岁以下0.3～0.5g,2～3岁每次0.9g,1日2次。乳汁或糖水送服。用于外感惊风。

2. 小儿回春丹 1岁内每次1～2粒,1～3岁每次3～5粒,口服,2小时后,可重复使用。用于外感惊风。

## 二、外治疗法

1. 搐鼻散、通关散吹鼻取嚏,用于急惊风神志不清。

2. 鲜地龙捣烂为泥,加适量蜂蜜摊于纱布上,盖贴囟门以解痉定惊。用于婴儿急惊风诸证。

## 三、针灸疗法

1. 体针 选刺人中、中冲、内关、会阴穴。高热取合谷、曲池、大椎、十宣放血;痰鸣取天突、足三里、丰隆；抽痉取太冲、涌泉；昏迷取印堂、人中、百会、会阴穴。

2. 耳针 取神门、皮质下，强刺激。

## 四、推拿疗法

高热，推三关、透六腑、清天河水；昏迷，捻耳坠，掐委中；抽痉，掐天庭，掐人中，拿曲池，拿肩井。急惊风欲作时，拿大敦穴，拿鞋带穴；惊厥身向前曲，掐委中穴；身向后仰，掐膝眼穴；牙关不利，神昏窍闭，掐合谷穴。

## 五、急重症西医处理

1. 退热 放置冰帽、冰袋及用50%乙醇擦浴等物理降温措施。安乃近滴鼻或肌内注射等。

2. 止惊 数分钟内抽痉不止，用下药任何一种，观察10～15分钟，不止者轮换另一种。药物依次为10%水合氯醛、苯巴比妥、地西泮(安定)。注意勿在短时间内用多种或连续多次用同一种药。用上药无效者，改用阿米妥钠静脉慢滴，惊止立即停止注射。

3. 降低颅内压 20%甘露醇、25%山梨醇等脱水剂静脉推注，防治脑水肿。

4. 纠正呼吸衰竭 应用呼吸兴奋剂如洛贝林(山梗菜碱)、尼可刹米(可拉明)等肌内注射或静脉滴注。

5. 其他 根据不同病因进行病因治疗。

**【预防与调摄】**

1. 居室要空气流通，清洁卫生，夏季要采取降温措施，对传染病患儿注意隔离。保持环境安静，避免大声喧闹。

2. 患儿要侧卧，防止呕吐物吸入，松解衣领裤带，减少不必要的刺激。专人守护，防止患儿从病床翻跌受伤。将纱布包裹压舌板，放在患儿上下牙齿之间，防止抽痉时咬伤舌体。

3. 抽痉时间较长，面色青灰明显者，给予吸氧。

4. 密切观察体温、血压、脉象、呼吸、汗出、瞳孔等情况。

5. 抽搐时忌进饮食及鼻饲流质饮料，痰多者鼻饲萝卜汁、荸荠汁或竹沥清化痰热。

# 慢惊风

慢惊风来势缓慢，以反复抽痉、昏迷或瘫痪为主症，预后差。

**【病因病机】**

慢惊风多见于大病久病后，气血阴阳俱伤，或因急惊未愈，正虚邪恋，虚风内动；或先天不足，后天失调，精、气俱虚，以致筋脉失养，风邪入络。

暴吐暴泻，津液受损 是形成慢惊的重要原因之一。吐泻津液受损，脾阳胃阴俱虚，土虚木贼，木旺化风；肝主筋、藏血，津血同源，津液耗伤，肝血不足，肝风潜动，导致筋脉失养，肢体搐搦而成为慢惊。若阳衰阴盛，出现面晄，肢厥，口鼻气冷，两目凝视，手足蠕动，此即慢脾风证。

急惊风转成慢惊风 也是常见病因之一。急惊风反复抽搐，阴血耗伤，阴虚内热，灼烁筋脉，出现虚风内动。多为温热疫毒燔灼气营，引动内风或风邪入络而成。病位在肝肾，性质以虚为主,也有余邪未尽,邪恋正虚,出现虚中夹实的证候。

大病久病伤及气血阴阳,也可成为慢惊。如大病久吐久利,津液伤亡,脾胃俱戕,无以化生气血,濡养骨骼关节肌肉,筋脉失养,肢体搐搦不定,形成慢惊风。

先天元阳元阴不足,后天调护失当,肾精既虚,脾胃水谷之精化生不足,而致脏腑失其溉养,四肢百骸失其濡润,也能导致慢惊。如解颅、佝偻病,也可产生斜视、凝视,或躯干颤动搐搦的慢惊风证。

归纳慢惊风成因,多系脾胃受伤,土虚木旺化风;或热病阴血受伤,风邪入络;或先天不足,肾虚肝旺。病位在肝、脾、肾,性质以虚为主,也有虚中夹实。

**【诊断】**

1. 具有呕吐、腹泻、急惊风、解颅、佝偻病等病史。

2. 多起病缓慢,病程较长。症见面色苍白,嗜睡无神,抽搐无力,时作时止,或两手颤动,筋惕肉瞤,脉细无力。

3. 具有惊风八候的表现。

4. 根据不同疾病出现的证候,结合血液生化、脑电图、脑脊液、CT等检查,明确原发疾病。

**【辨证论治】**

## 一、辨证要点

1. 辨寒热虚实 凡面色苍白或萎黄,精神萎倦,嗜睡,四肢发冷,舌淡,苔薄者为虚寒;虚烦疲惫,面色潮红,身热消瘦,手足心热,舌红,苔少者为虚热;肢体振颤,强直不利为血虚;身热起伏不定,口渴心烦,胸闷气粗,泛吐痰涎,苔黄腻者,则为虚中夹实。

2. 辨脏腑 仅有形神疲惫,面色萎黄,抽搐,大便稀溏,四肢不温,为病在肝脾;若面色㿠白,囟门低陷,四肢厥冷,手足蠕动,大便清稀,舌淡,脉细无力,为病在肝脾肾。

## 二、治疗原则

慢惊风治疗掌握以补虚治本为主。土虚木旺,治以健脾平肝抑木;阴虚风动,治以滋阴养血平肝;气血两虚,治以益气养血,濡润筋脉;肾精亏耗,治以固本培元。治疗过程中,可结合活血通络,化痰行瘀之法。

## 三、分证论治

### (一) 土虚木亢

症状 形神疲惫,面色萎黄,嗜睡露睛,四肢不温,阵阵抽搐,大便清稀水样或带绿色,时有腹鸣,舌淡,苔白腻,脉沉弱。

证候分析 久泻伤脾,脾阳不振,脾虚则面黄神疲,大便水样。阳虚则四肢不温,舌淡,苔白。土弱木乘,木旺化风,故时时抽搐,嗜睡露睛。本证多系吐泻津液耗损引起。

治法 温运脾阳,扶土抑木。

方药 缓肝理脾汤加减。

方中党参、白术、炙甘草补脾益胃,白芍、钩藤平肝熄风。若脾虚及肾,肾阳衰微,元气虚弱,火不生土,出现面色㿠白灰滞者,加附子、肉桂、川椒温阳救逆,固本培元;大便溏薄者,加炮姜温运脾阳。

（二）阴虚风动

症状 身热，消瘦，手足心热，肢体拘挛或强直，时或抽搐，虚烦疲惫，大便干结，舌绛，少津，苔光剥，脉细弦数。

证候分析 此由急惊或其他热病，经久不愈而成。热久伤阴，肝肾俱虚，虚风内动，故肢体振颤抽搐或拘挛强直。阴虚则身热，消瘦，口干欲饮，大便干结，舌绛，苔光剥。

治法 育阴潜阳，滋水涵木。

方药 大定风珠加减。

本方滋养肝肾之阴，潜阳熄风。阴虚潮热者，加丹皮、银柴胡、地骨皮养阴清虚火；火热盛者，加黄连、阿胶清热滋阴；肢体强直瘫痪者，加全蝎、蕲蛇、乌梢蛇、僵蚕、地龙搜风剔邪。

（三）气血两虚

症状 肢体困惫，精神软弱，身热起伏，语声低怯，面黄，多汗，时时下利，手足搐搦或阵发颤动，舌淡嫩，苔少，脉沉细。

证候分析 人体肌肉筋脉关节的正常活动，依赖气以煦之，血以濡之，病久气血两亏，多汗下利，又伤津液，津血同源，血不养筋，故搐搦不已。舌淡嫩，苔少，脉沉细，为气血不足之象。

治法 养血益气。

方药 可保立苏汤加减。

方中人参、黄芪、白术补气，当归、白芍养血，枸杞子、山茱萸、补骨脂滋阴补肾，枣仁养心安神。利下不止者，加山药、扁豆、炮姜温脾止泻；抽搐不止者，加龙骨、牡蛎、天麻、钩藤、磁石平肝熄风。

（四）肾精亏损

症状 有解颅、佝偻病等原发病，伴有肢体抽搐，斜视凝视，一时性失言失聪或局部颤动，抽搐过后，恢复常态，舌淡嫩，脉沉弱。

证候分析 此由肾精不足，元气匮乏引起。其证可见于解颅的肾虚肝旺证，佝偻病的脾肾亏损，肝木偏旺诸证。由肾水不足，水不涵木引起。肝开窍于目，故见斜视凝视；肝主风，故见局部颤动。

治法 固本培元，益阴潜阳。

方药 地黄饮子加减。

方中熟地、山茱萸滋养肾阴，巴戟天、肉苁蓉、炮附子温补元阳，五味子、麦冬、石斛滋养肺胃之阴，石菖蒲、远志宁神开窍化痰。抽搐频繁者，去附子，加全蝎、地龙、天麻、龙齿、钩藤平肝熄风止痉；肢体强直瘫痪者，加当归、红花、鸡血藤养血活血。

**【其他疗法】**

## 一、经验方

1. 蕲蛇研细末，吞服。每次 1.5g，1 日 2 次。用于慢惊风土虚木亢证。

2. 地龙、僵蚕、乌梢蛇、当归、木瓜、鸡血藤各 15g，水煎服。用于慢惊风肢体强直性瘫痪。

## 二、外治疗法

1．党参、黄芪、白术、甘草、白芍、陈皮、半夏、天麻、川乌、全蝎、天南星、丁香各 6g，朱砂 1g，生姜 3g，红枣 5 枚。炒热，熨脐部，1 日 1 次。用于慢惊风土虚木亢证。

2．全蝎 5 个，蜈蚣 1 条，僵蚕 5 条，蝉蜕 7 个，研为细末，敷脐，1 日 1 次。用于慢惊风强直性瘫痪者。

## 三、针灸疗法

1．体针　上肢取内关、曲池、合谷。下肢取承山、太冲。牙关紧闭者取下关、颊车。用于风邪入络，肢体强直瘫痪。

2．灸法　取大椎、脾俞、命门、关元、气海、百会、足三里。用于脾阳虚弱，或脾肾阳虚证。

**【预防与调摄】**

1．积极治疗原发疾病。做好保健，加强锻炼，提高抗病能力，注意饮食卫生，避免惊恐，以减少疾病，防止发生惊风。

2．保持病室安静，减少刺激，保证患儿安静休息。

3．抽搐时，切忌强行牵拉，扭伤筋骨，造成瘫痪或强直等后遗症。

4．对长期卧床的患儿，经常改变体位，并用乙醇摩擦受压部位。昏迷、抽搐、痰多的患儿，应注意保持呼吸道畅通，防止痰涎流出导致窒息。

5．注意加强营养，不会吞咽者给予鼻饲。

**【文献摘要】**

《景岳全书·惊风》：盖阳虚则阴邪不散，而元气不复；阴虚则营气不行，而精血何来？所以惊风之重，重在虚证，不虚不重，不竭不危。此元精元气，相为并立，有不容偏置者也。故治虚之法，当辨阴阳，阳虚者宜燥宜刚，阴虚者宜温宜润。然善用阳者，气中自有水，善用阴者，水中自有气，造化相须之妙，即有不可混，又有不可离者如此。

《证治准绳·慢惊》：慢惊阴重阳亏，诸经已虚，不宜通关，又凉其脏，易作慢脾风……治法，大要审问源流施治，不可概曰慢惊证。

# 第十二节　癫　　痫

癫痫又称巅疾、痫证，俗称"羊癫风"，是一种发作性神志异常病证。以突然仆倒，昏不知人，口吐涎沫，两目上视，四肢抽搐，发过即苏，复如常人为特点。任何年龄均可发生，但以 4～5 岁以上年长儿较多见。平时可无异常，易反复发作。部分患儿可有智能落后，呈持续状态者预后不良。

本病早在《素问·奇病论》中已有记载，认为婴儿生后得癫疾，是由于孕母有所大惊，以致气上而不下，精气并居而发。《慎斋遗书·羊癫风》中说："羊癫风，系先天之元阴不足，以致肝邪克土伤心故也。"指出小儿先天肝肾之阴不足，是本病发生的内因。《医学纲目·癫痫》中则认为："癫痫者，痰邪逆上也。"痰邪可导致脉道闭塞，孔窍不通而发病。此外，瘀血内停，阻滞心窍也可引起发作，如《婴童百问·惊痫》中就有"血滞心窍，邪气在心，积惊成痫"的记载。

**【病因病机】**

病因有先天元阴不足、胎中受惊、痰阻窍道、血滞心窍以及惊后成痫等。外感发热、情绪紧张、过度疲劳、声光刺激等，则可诱发本病。

先天因素　小儿癫痫与遗传有关，孕期受惊，气血逆乱，出生后可发生本病。先天元阴不足，肝邪克土伤心，小儿在生后2～3月，即可发生癫痫。

顽痰阻窍　小儿脾运不健，水谷精微不能化生气血，凝聚为痰，阻塞经络，上逆窍道，脏腑气机升降失常，阴阳不相顺接，清阳蒙蔽而发作。

血滞心窍　产时手术损伤，或跌仆脑部受伤，血络受损，瘀血停积，血滞心窍，孔窍不通，以致神明失守，昏乱不省人事，筋脉失养，出现抽搐而发病。

惊后成痫　古人说"惊风三发便痫成"，惊风重症，反复发作，风邪与痰浊互结，阻塞心窍，横窜经络，因而时发时止，形成癫痫。

总之，本病的发生多为内外诸因导致风痰上涌，邪阻心窍，内乱神明，外闭经络而致。其病位在心、肝、脾、肾四脏。因痰有聚散，风有动静，故发作无常。频发日久，气血受伤，肝肾之气亏损，证属虚候，则难以控制及治愈。

**【诊断】**

1. 突然全身肌肉痉挛，意识丧失，两眼上翻，出现紫绀，口吐泡沫，或暂时失去知觉，眼球直视，肌肉收缩，迅即恢复，以往有同样发作史者。

2. 呈精神性发作时，精神失常，激怒狂笑，妄哭，夜游或呈一时性痴呆状态。

3. 呈局限性发作时，常见身体局部阵发性痉挛。

4. 有家族史、产伤缺氧史、颅外伤史等。

5. 脑电图检查出现典型的癫痫波形。头颅X线平片和CT扫描可发现某些原发疾病，如脑肿瘤、脑寄生虫病、脑发育畸形等。

**【鉴别诊断】**

1. 高热惊厥　多发生于感冒高热初起时，大多在6个月至3岁发生，4岁以后发病明显下降，6岁后少见。抽痉只发作1次，很少超过2～3次，痉止后，精神尚可。脑电图检查正常。

2. 婴儿手足搐搦症　多见于1岁以内婴儿，抽搐多突然发作，持续数秒或十余分钟不等，发作频繁。脑电图检查正常。血钙降低，血磷正常或略高。

**【辨证论治】**

### 一、辨证要点

1. 辨轻重　发作持续时间较短，抽搐轻微，或仅有眨眼、点头、咬牙者为轻；意识丧失，抽搐持续时间长，或反复频繁发作难以控制，抽搐剧烈者为重。

2. 辨性质　发作时点头眨眼，意识丧失，身体颤动，为风痰鼓动；发时倒地，口角流涎，喉间痰涌，苔腻，脉滑，为痰蒙清窍；发时头晕眩仆，皮肤枯燥色紫，舌见瘀斑，为血瘀成痫。

3. 辨阴阳　发时神昏抽搐，症状较重，痰鸣气粗，两目上视，弄舌摇头，脉实有力者为阳痫；经久不愈，抽搐较轻，发作频繁，四肢逆冷，形体瘦弱，脉沉细者为阴痫。

## 二、治疗原则

癫痫的治疗应分清标本，发作时宜先治其标，治疗原则为涤痰熄风、镇惊开窍。因惊所致者，治以镇惊安神；因风所致者，治以熄风定痫；因痰所致者，治以涤痰开窍；瘀血所致者，治以化瘀通窍。发作控制后治其本，分别治以健脾化痰、调补气血、养心益肾。发作时视其证候轻重缓急，也可标本同治。

## 三、分证论治

**发作期**

**（一）惊痫**

症状　发作时吐舌，惊叫，急啼，面色时红时白，惊惕不安，如人将捕之状，苔薄白，脉弦滑。

证候分析　心者神之舍，智意之源，安静则精神内守，若神气怯弱，突遭惊吓，以致精神损伤，神气愦乱，故啼哭惊叫，面色时红时白，惊惕不安。舌为心之苗，心经有热则吐舌。

治法　镇惊安神。

方药　镇惊丸加减。

方中茯神、枣仁、珍珠、辰砂宁心安神，石菖蒲、远志芳香开窍，钩藤熄风定痫，胆南星、天竹黄涤痰镇静，水牛角、牛黄、麦冬、黄连清火解毒，甘草调和诸药。癫痫发作严重者，加全蝎、蜈蚣、僵蚕熄风止痉；心神不安者，加磁石、琥珀镇惊安神；痰多胸闷者，加川贝母、砂仁化痰宽胸；头痛甚者，加天麻、菊花、白芍平肝潜阳；口干舌红者，加生地、龟版养阴清热。

**（二）风痫**

症状　发作时神志昏迷，两目窜视或斜视，面色红赤，手指抽动，屈伸如数物状，颈项强直，苔白腻，脉弦滑。

证候分析　肝风内动，心神被蒙，故神志昏迷。肝火炽盛，故面色红赤。肝风内动，走窜筋脉，故手指搐搦，颈项强直，两目窜视。风痰上壅，故脉弦滑，苔白腻。

治法　熄风定痫。

方药　定痫丸加减。

方中天麻、全蝎熄风止痉，石菖蒲、远志芳香开窍，竹沥、川贝母清热豁痰，胆南星、姜汁、半夏祛风涤痰，陈皮、茯苓健脾燥湿，茯神、朱砂、琥珀镇心安神，麦冬、丹参清热活血，甘草调和诸药。心火偏旺而烦躁不安者，加黄连、山栀、竹叶清心降火；肝火偏旺头痛剧烈者，加龙胆草、菊花清肝泻火；频繁抽搐者，加蜈蚣、僵蚕搜风镇痉；颈项强直者，加钩藤、石决明平肝熄风。

**（三）痰痫**

症状　发作时痰涎壅盛，喉间痰鸣，口角流涎，瞪目直视，神志模糊，犹如痴呆，或见失神，面色欠华，手足抽搐不甚，苔白腻，脉弦滑。

证候分析　脾为生痰之源，脾气不升，则停湿成痰，故痰涎壅盛，喉间痰鸣。肝开窍于目，肝气被郁，故瞪目直视。气郁痰结，阻蔽心窍，故神识模糊，犹如痴呆。痫证时发，正气多虚，故面黄不华。痰湿内盛，故苔白腻，脉弦滑。

治法　涤痰开窍。

方药 涤痰汤加减。

方中橘红、半夏、胆南星化痰利气，石菖蒲涤痰开窍，枳实豁痰宽胸，竹茹清化痰热，人参、茯苓、甘草健脾益气和中。抽搐频繁者，加全蝎、蜈蚣熄风止痉；痰涎壅盛者，加白金丸祛痰解郁；纳呆、腹胀者，加神曲、莱菔子消食导滞。

（四）瘀血痫

症状 有外伤史或产伤史，发作时头晕眩仆，神昏窍闭，四肢抽搐，大便坚如羊矢，形体消瘦，肌肤枯燥色紫，面色泛青，舌红少津，可见瘀斑，脉细涩。

证候分析 络脉受损，瘀停脑内，血滞心窍，故突然眩仆、神昏窍闭。血瘀气结，肝气不舒，故四肢抽搐。痫证时发，耗伤正气，故形体消瘦。瘀血内停，故肌肤枯燥色紫，舌有瘀斑。血瘀不行，肠失润泽，故大便坚如羊矢。

治法 活血化瘀，通窍定痫。

方药 通窍活血汤加减。

方中桃仁、红花、川芎、赤芍活血化瘀，老葱、麝香通关宣窍，生姜、红枣调和营卫，黄酒温中活血。抽搐较重者，加全蝎、地龙熄风通络止痉；血瘀较重者，加当归、三七、丹参活血散瘀；频发不止者，加失笑散行瘀散结。

**休止期**

**（一）脾虚痰盛**

症状 病程日久，越发越重，神疲乏力，面色无华，时作眩晕，食欲欠佳，大便稀薄，舌淡，苔薄白，脉细软。

证候分析 脾胃虚弱，水谷无以化生气血，故神疲乏力，眩晕纳呆，面色无华，大便稀薄。脾虚生痰，痰随气逆，故时发癫痫。

治法 健脾化痰。

方药 六君子汤加减。

本方健脾益气化痰。大便稀薄者，加山药、扁豆健脾益气；眩晕，舌淡者，加黄芪、龙眼肉、红枣补益气血；为防止癫痫时作，加钩藤、天麻、天竹黄、胆南星平肝熄风，化痰定痫。

**（二）脾肾两虚**

症状 发病年久，屡发不止，时有眩晕，智力迟钝，腰膝痠软，神疲乏力，少食懒言，四肢不温，睡眠不宁，大便稀溏，舌淡红，苔白，脉沉细无力。

证候分析 脾虚气弱，故神疲乏力，少食懒言。腰为肾府，肾虚则腰膝痠软。肾主脑髓，脑髓失养，故智力迟钝。阴血虚亏，故眩晕时作，睡眠不宁。脾运失健，故大便稀溏。

治法 补益脾肾。

方药 河车八味丸加减。

方中紫河车培补肾元，生地黄、大枣、茯苓、山药、泽泻补气健脾利湿，五味子、麦冬、丹皮清热养阴生津，肉桂、附片、鹿茸温补肾阳。时作眩晕者，加当归、白芍滋养阴血；睡眠不宁者，加夜交藤、合欢皮养心安神；智力迟钝者，加人参、石菖蒲补气开窍；大便稀溏者，加扁豆、炮姜温中健脾。

**【其他疗法】**

## 一、中成药

1. 镇痫片 每次 3～4 片，每日 3 次，开水送服。用于痰痫证。

2. 朱砂安神丸 每次 1.5～3g，1 日 2 次，开水送服。用于惊痫证。

## 二、经验方

1. 全蝎、蜈蚣等份，研成细末。每次 1.5g，1 日 2 次，开水送服。用于风痫证。

2. 牵牛子研粉，加蜂蜜成丸，每丸牵牛子粉 1g。每次 1/2～1 丸，1 日 2 次，开水送服。用于痰痫证。

3. 代赭石和白胡椒以 1:2 比例，共研细末。每次 0.5～1g，1 日 2 次，开水送服。用于惊痫证。

## 三、针灸疗法

1. 体针 发作时取人中、合谷、十宣、内关、涌泉，快速进针，用泻法。发作后取大椎、合谷、神门、心俞、丰隆，平补平泻手法，隔日 1 次，并灸百会、足三里、手三里，隔日 1 次。

2. 耳针 发作时取脑、心、缘中三穴，强刺激，发作停止起针。发作后，取脑、缘中、神门、心、枕、胃、肝等。每次 2～3 穴，中等刺激，1 日 1 次。

## 四、推拿疗法

分阴阳，推三关，退六腑，推补脾土，推肺经天门入虎口，运八卦，赤风摇头，揉中清，捏总筋，捏揉行间，掐揉昆仑。

## 五、急重症处理

1. 一般处理 保持呼吸道通畅，氧气吸入，防止窒息和吸入性肺炎，避免外伤和咬伤舌体。

2. 止痉

(1) 针刺人中、合谷、内关、涌泉等穴。

(2) 西药止痉 可按顺序选地西泮(安定)、苯巴比妥、10%水合氯醛、苯妥英钠等。

3. 其他 使用脱水剂、利尿剂及肾上腺皮质激素防治脑水肿；纠正电解质紊乱；及时处理低血糖、酸中毒、超高热等。

**【预防与调摄】**

## 一、预防

1. 孕妇注意营养，减少疾病，注意情绪平静，避免精神刺激，确保胎儿正常生长。产前检查胎位及骨盆大小，保护小儿免受产伤、缺氧、窒息等损害。

2. 加强对易发高热惊厥小儿的保护，减少惊厥发生，防止脑损害。

## 二、调摄

1. 禁止患儿到水边、火边及高处玩耍，外出要结伴，防止突然发作，造成意外。

2. 注意患儿生活、饮食、衣着、情绪的调节，减少诱发因素。避免使用有兴奋作用的药物。

3. 发作时，患儿侧卧，解松衣领，吸出痰液，保持呼吸道通畅、防止咬伤舌体。

**【文献摘要】**

《素问・奇病论》：帝曰：人生而有病巅疾者，病名曰何？安所得之？岐伯曰：病名为胎病，此得之在母腹中时，其母有所大惊，气上而不下，精气并居，故令子发为巅疾也。

《东医宝鉴・癫痫》：痰在膈间则眩微不仆，痰溢膈上，则眩甚仆倒于地而不知人，名之曰癫痫。大人曰癫，小儿曰痫，其实一也，又曰仆倒不省，皆由邪气逆上阳分而乱于头中。癫痫者痰邪逆上也，痰邪逆上则头中气乱，头中气乱则脉道闭塞，孔窍不通，故耳不闻声，目不识人，而昏眩倒仆也。

《证治准绳・幼科》：痫小儿之恶候也……大概血滞心窍，邪气在心，积惊成痫。通行心经，调平血脉，顺气豁痰乃其要也。

《幼幼集成・痫证》：亦由于初病时误作惊治，轻于镇坠，以致蔽固其邪，不能外散，所以留连于膈膜之间，一遇风寒冷饮，引动其痰，倏然而起，堵塞脾之大络，绝其升降之隧，致阴阳不相顺接，故卒然而倒。

**【研究进展】**

有用紫金锭与紫参片治疗儿童癫痫 105 例。紫金锭组共 65 例，男性 42 例，女性 23 例，病因属原发性 31 例，继发性 34 例，按症状分型，属大发作 40 例，小发作 6 例，大小混合发作 6 例，局限性发作 6 例，精神运动性发作 7 例。紫参片组共 40 例，男性 22 例，女性 18 例，病因属原发性 8 例，继发性 32 例，按症状分类属大发作 24 例，精神运动性发作 7 例，大小混合发作 5 例，局限性发作 1 例，小发作 3 例。紫金锭即中成药玉枢丹处方，所用为上海处方，由山慈姑、五倍子、续随子、大戟、朱砂、雄黄、冰片组成，原方麝香改用冰片代替；紫参片即紫金锭处方中加入苦参一味。治疗结果：紫金锭组 65 例，治愈 21 例，有效 24 例，无效 20 例，总有效率为 69.2%；紫参片组 40 例，治愈 17 例，有效 13 例，无效 10 例，总有效率为 75%。两组疗效基本相仿，两组对癫痫大发作、精神运动性发作的效果较好，对癫痫小发作的疗效则较差。紫参片治疗大小混合发作型效果也较好。

王焕庭：紫金锭与紫参片治疗儿童癫痫 105 例报告。中医杂志 1983；24(1)：48。

# 第十三节　儿童多动综合征

儿童多动综合征是儿童时期一种较常见的行为异常性疾患，又称“轻微脑功能障碍综合征”。以难以控制的动作过多，注意力不集中，情绪、行为异常，以致造成学习困难为特征。本病男孩多于女孩，多见于学龄期儿童。发病与遗传、环境、产伤等有一定关系。本病预后较好，绝大多数患儿到青春期逐渐好转而痊愈。

本病在古代医籍中未见专门记载，根据其神志涣散、多语多动、冲动不安，可归入“脏躁”、“躁动”证中；由于患儿智能接近正常或完全正常，但活动过多，思想不易集中而导致学习成绩下降,故又与“健忘”、“失聪”证有关。

**【病因病机】**

病因主要有禀赋不足,产伤,外伤及生长发育影响。

先天禀赋不足　父母健康欠佳,肾气不足,或妊娠期间孕妇精神调养失宜等,致使胎儿先天不足,肝肾亏虚。

产伤与外伤　产伤以及其他外伤,导致患儿气血瘀滞,经脉流行不畅,心肝失养而神魂不宁。

生长发育影响　小儿生长发育迅速,女孩在12～13岁前,男孩在14～15岁前,肾精尚未充足,肾气亦未旺盛,在生长发育过程中,可出现阴精不足,导致阴不制阳,阳胜多动。

本病的病机主要是阴阳失调,心、肝、脾、肾功能不足。《素问·生气通天论》说:“阴平阳秘,精神乃治”,人的精神情志活动正常,有赖于人体阴阳平衡。而人的行为变化,又常呈阴静阳躁,动静平衡必须阴平阳秘才能维持。因此阴阳失调,则可导致本病发生。

若心气不足,心失所养则可昏愦不敏。肾精不足,脑海不充则神志不聪而善忘。肾阴不足,水不涵木,肝阳上亢,可有注意力不集中,冲动,多动,易激动。而脾虚失养则静谧不足,兴趣多变,言语冒失,心思不定而不能自控,脾虚肝旺,加重多动与冲动之证。

总之,本病辨证以虚为主,疾病过程中也可有痰浊、湿热、瘀血等兼证出现,五脏之中与心、肝、脾、肾关系密切。

**【诊断】**

1. 注意力涣散,上课时思想不集中,坐立不安,喜欢做小动作,活动过度。
2. 情绪不稳,冲动任性,动作笨拙,学习成绩低于同年龄同学,但智力正常。
3. 翻手试验、指鼻试验、指—指试验阳性。
4. 多见于学龄期儿童,男性多于女性。

**【鉴别诊断】**

1. *正常顽皮儿童*　虽有时出现注意力不集中,但大部分时间仍能正常学习,功课作业完成迅速。能遵守纪律,上课一旦出现小动作,经指出即能自我制约而停止。

2. *多发性抽动症*　又称抽动-秽语综合征,是一种以运动、言语和抽搐为特点的综合征,常见头部、躯干、上下肢小抽动。并有喉部发出奇特鸣叫声,或有骂人语言。

此外,还应与教学方法不好,引起不注意听课及与年龄相称的好动相区别,以及与智能低下,或因视、听感觉功能障碍所致的注意力涣散与学习困难相区别。

**【辨证论治】**

一、辨证要点

1. *辨脏腑*　在心者,心气不足,注意力不集中,情绪不稳定,昏愦不敏,多梦烦躁;在肝者,肝阳亢盛,易于冲动,好动不静,容易发怒,常不能自控;在脾者,脾失濡养,则兴趣多变,做事有头无尾,脾虚肝旺又可增加多动与冲动的发生;在肾者,肾精不足,脑髓不充,学习成绩低下,记忆力欠佳,或有遗尿,腰痠,乏力等。

2. *辨阴阳*　主要辨明阴阳的消长。阴亏不甚,阳亢亦微,仅有注意力不集中,小动作多,大便干燥,盗汗,舌红,症情较轻;阴液亏损,阳气过亢,则易于冲动,多动不静,不能自控,并有五心烦热,午后升火,烦躁易怒等,症情较重。

## 二、治疗原则

治疗原则为调和阴阳,平抑肝阳。心肾不足者,治以补益心肾;肾虚肝亢者,治以滋阴养肝;心脾气虚者,治以补益心脾。病程中见有痰浊、湿热、瘀血等兼证,佐以化痰、清热、化湿、祛瘀等治法。

## 三、分证论治

### (一) 心肾不足

症状 记忆力欠佳,自控能力差,多动不安,注意力不集中,遗尿,梦多,或有腰痠乏力,面色黧黑,苔薄,脉细软。

证候分析 肾为先天之本,生髓充脑,肾虚则脑失所养,记忆力欠佳,注意力不集中,或腰痠,遗尿等。心气不足,心阴受损,心火易旺而多动欠安,自控力差,梦多,脉细软。

治法 补益心肾。

方药 孔圣枕中丹加减。

方中石菖蒲、远志益智开窍,龙骨重镇安神,龟版育阴潜阳,益智仁开窍与潜镇安神并用,以交通心肾。梦多者,加枣仁、何首乌养血安神;遗尿者,加益智仁、乌药、桑螵蛸益肾固涩;烦躁好动者,加珍珠母、钩藤平肝潜阳;气血不足者,加黄芪、当归、熟地黄补益气血;唇舌微紫,毛发不荣者,加丹参、红花、益母草活血化瘀。

### (二) 肾虚肝亢

症状 手足多动,动作笨拙,性格暴躁,易激动,冲动任性,难以静坐,注意力不集中,并可有五心烦热,盗汗升火,大便秘结,舌红,苔薄,脉细弦。

证候分析 肾阴虚亏,水不涵木,肝阳亢盛,故手足多动,性格暴躁,冲动难以安静,脉细弦。肝经有热,阴虚津亏,则大便秘结。阴虚火旺,故五心烦热,盗汗,舌红。

治法 滋肾养肝。

方药 杞菊地黄丸加减。

本方滋肾养肝。夜寐不安者,加枣仁、五味子养心安神;盗汗者,加浮小麦、龙骨、牡蛎敛汗固涩;易怒急躁者,加石决明、钩藤平肝熄风;大便秘结者,加火麻仁润肠通便。

### (三) 心脾不足

症状 神思涣散,注意力不能集中,神疲乏力,形体消瘦或虚胖,多动而不暴躁,言语冒失,做事有头无尾,睡眠不熟,记忆力差,伴自汗盗汗,偏食纳少,面色乏华,舌淡嫩,苔少或薄白,脉虚弱。

证候分析 心主神明,脾主思,心脾两虚,故思想不集中,记忆力差,睡眠不熟,语言冒失。脾虚肝旺,故多动不静,做事有头无尾。脾虚运化不健,故纳呆食少,形瘦或虚胖,自汗盗汗。脾虚生化乏源,则面色乏华,舌淡嫩。

治则 养心健脾,益气安神。

方药 归脾汤合甘麦大枣汤加减。

两方合用养心健脾,益气安神。思想不集中者,加益智仁、龙骨养心敛神;睡眠不熟者,加五味子、夜交藤养血安神;记忆力差,动作笨拙,苔厚腻者,加半夏、陈皮、石菖蒲化痰开窍。

**【其他疗法】**

### 一、经验方

1. 女贞子15g,夜交藤、枸杞子、生牡蛎各12g,白芍、珍珠母各10g。水煎服，1日1剂。用于肾虚肝旺证。

2. 黄芪、党参、茯苓、白术、枣仁、远志、石菖蒲、当归各10g，五味子、甘草各5g。水煎服,1日1剂。用于心脾不足证。

### 二、针灸疗法

1. 体针 主穴取内关、太冲、大椎、曲池,配穴取百会、四神聪、隐白、神庭、心俞。捻转进针,用泻法,不留针,1日1次。

2. 耳针 取心、神门、交感、脑点。浅刺不留针,1日1次。或用王不留行子压穴,取穴同上。

**【预防与调摄】**

1. 避免早产、难产、窒息。注意防止小儿脑外伤、中毒及中枢感染。
2. 保证患儿有规律性的生活,培养良好的生活习惯。
3. 对患儿的学习进行耐心训练与帮助,不责骂或体罚。稍有进步,给予表扬、鼓励。
4. 保证患儿营养,补充蛋白质、水果及新鲜蔬菜。

**【文献摘要】**

《灵枢·本神》:所以任物者谓之心,心有所忆谓之意,意之所存谓之志,因志而存变谓之思,因思而远慕谓之虑,因虑而处物谓之智。

《圣济总录·心脏门》:健忘之病,本于心虚。血气衰少,精神昏愦,故志动乱而多忘也。

**【研究进展】**

运用中药治疗轻微脑功能失调综合征20例,其中男18例,女2例，年龄8～14岁。15例患儿的亲属中有多动病史、癔症、神经官能症、夜游症。脑电图检查,半数有轻度异常，慢波增多最为多见。20例全部单用中药治疗,方药由鹿角粉6g,熟地黄20g,砂仁4.5g,生龙骨30g,炙龟版15g,石菖蒲9g,炙远志3g,丹参15g，益智仁6g，枸杞子9g组成,每日1剂,分2次餐后服。连用2个月为1疗程。治疗结果,20例中显效11例,进步6例，无效3例。中药组与中枢兴奋药组比较,中药治疗2个月的显效率低于中枢兴奋药组(分别为55%与83.6%),有效率大致相等,副作用则以中药组少见。

徐俊冕，等：儿童轻微脑功能失调综合征的中医治疗。中西医结合杂志 1982；2(1)：22。

## 第十四节 佝偻病

佝偻病是婴幼儿时期常见的慢性营养缺乏性疾病。以多汗,夜啼,烦躁，枕秃，肌肉松弛,囟门迟闭,甚至鸡胸肋翻,下肢弯曲等为特征。本病常发于冬春两季,多见于3岁以下小儿,尤以6～12个月婴儿发病率较高。发病率北方较南方高,工业性城市较农村高。本病预后一般良好,但罹患其他疾病,常使病程迁延。或因病情较重,治疗失宜,病后可留下某些骨骼畸形。

早在《诸病源候论》一书中，已提出了背偻、多汗、齿迟、发稀等与本病相似的证候，并提出了“数见风日”的预防措施。《小儿药证直诀》中已有本病胸骨与脊柱畸形的证候记载，称“龟胸”、“龟背”。《医宗金鉴·幼科杂病心法要诀》中则提出气血虚亏可导致“筋骨软弱步难移，牙齿不生发疏薄，身坐不稳语言迟”等症状。

本病属中医五迟、五软、龟胸、龟背等范畴。

**【病因病机】**

发病原因是由于先天禀赋不足，后天喂养失宜，脾肾虚亏所致。

孕妇胎养失宜　怀孕期间的孕妇饮食起居，精神调摄，无不影响胎儿的营养与发育。孕妇起居不常，营养失调，或疾病影响，都可造成胎元失养，先天肾气不足。

饮食失调　乳汁为母体气血所化，营养丰富，易为婴儿吸收，最适合婴儿生长发育的需要。婴儿如属人工喂养，常因喂养失宜，导致脾肾虚亏，促使本病发生。

日照不足　长期不直接接触阳光，可引起气血虚弱，影响脾肾功能。影响日照不足的因素，常与住处空气中多烟雾，或阳光被玻璃所挡有关。

本病病机由于脾肾虚亏。盖肾为先天之本，脾为后天之源。脾肾不足，可影响其他脏腑，故病变之初，不仅出现脾肾虚弱，还可出现心、肝、肺功能失调。肾主骨髓，病之后期，症情较重，常见肾虚髓亏，骨气不充，骨质疏松，成骨迟缓，甚至骨骼畸形。由于佝偻病患儿体质虚弱，抗病能力低下，感受风邪后，常易蕴郁肺络，肺气闭塞而引起肺炎喘嗽；或因饮食不节，脾失健运，导致泄泻。

**【诊断】**

1. 多见于婴幼儿，好发于冬春季节。

2. 发病初期有烦躁夜啼，神情淡漠，纳呆，多汗，枕秃，囟门迟闭，牙齿迟出等。

3. 病至活动期，除初期表现，还可见方颅、乒乓头(颅骨软化)、肋串珠、肋外翻、肋软骨沟、手镯、鸡胸、漏斗胸、“O”型或“X”型腿、脊柱后突或侧弯等。

4. 化验血钙正常或稍低，血磷降低，常低于1.29mmol/L(4mg/dl)，钙磷乘积小于30，血清碱性磷酸酶增高。X线腕部摄片，可见干骺端有毛刷状或杯口状改变，也可见骨质疏松，皮质变薄。

**【鉴别诊断】**

1. 呆小病　又称克汀病，因甲状腺功能减退所致，虽有坐、立、出牙及囟门迟闭等，但患儿智力明显低下，表情呆滞，皮肤粗糙干燥，血钙、血磷正常，X线片骨龄出现迟，但钙化正常。

2. 脑积水　生后数月，前囟及头颅进行性增大，且前囟饱满、紧张，骨缝分离，两眼下视。X线片示颅骨穹窿膨大，颅骨变薄，囟门与骨缝宽大等。

**【辨证论治】**

## 一、辨证要点

1. 辨轻重　症见烦躁，多汗，枕秃，纳呆，囟门迟闭，未见骨骼变化者为轻；症见精神淡漠，汗出如淋，肌肉松弛，头颅软化，严重鸡胸，下肢弯曲，脊柱畸形者为重。

2. 辨病位　病在脾，肌肉松弛，形体虚胖，纳呆便稀；病在肾，头颅骨软，头方囟大，齿生迟缓，鸡胸龟背，下肢弯曲，肋骨外翻；病在心，精神烦躁，夜啼不安，语言迟发；病在肺，毛发稀软，面㿠多汗，容易感冒；病在肝，坐迟立迟，行走无力，两目干涩，甚至抽搐。

## 二、治疗原则

治疗原则为健脾益气，补肾填精。病之早期，证属脾肺气虚者，治以健脾补肺；证属脾虚肝旺者，治以健脾平肝。证情较重，多为脾肾虚亏者，治以补肾填精为主。

## 三、分证论治

### （一）脾肺气虚

症状　形体虚胖，神疲乏力，面色苍白，多汗，发稀易落，肌肉松软，大便不实，纳食减少，囟开而大，易反复感冒，舌淡，苔薄白，脉细软无力。

证候分析　脾虚气弱，则虚胖，神疲，乏力。脾主肌肉，脾虚化源不足，不能营养肌肉，而呈松软无力。脾主运化，运化失健，则纳食减少，大便不实。发为血之余，气血不足则发稀易落。肺主皮毛，肺虚表卫不固，则多汗，易反复感冒。

治法　健脾补肺。

方药　人参五味子汤加减。

方中人参补益元气，白术、茯苓健脾助运，麦冬养阴生津，五味子收敛耗散之肺气，且能敛阴止汗，甘草辅人参以益气和中。盗汗自汗者，加浮小麦、龙骨、牡蛎固涩敛汗；大便不实者，加山药、扁豆、莲子肉健脾补肺；夜寐哭吵者，加夜交藤、合欢皮养心安神；易反复感冒者，加黄芪、防风补气固表。

### （二）脾虚肝旺

症状　头部多汗，面色少华，发稀枕秃，纳呆食少，坐立、行走无力，夜啼不宁，易惊多惕，甚至抽搐，囟门迟闭，齿生较晚，舌淡，苔薄，脉细弦。

证候分析　脾虚气弱，故多汗，乏力，纳呆。脾虚化源乏力，气血不足则发稀枕秃。肝失阴血濡养，肝木偏旺，则夜啼不宁，易惊多惕，甚至抽搐。肝主筋，肝气不足，则坐立、行走无力。体虚发育迟缓，渐次由脾及肾，故囟门迟闭，齿生亦晚。

治法　健脾平肝。

方药　益脾镇惊散加减。

方中人参补益元气，白术、茯苓健脾助运，朱砂安神镇惊，钩藤平肝熄风，灯心草清降心火，甘草调和诸药。体虚多汗者，加五味子、龙骨、牡蛎生津固涩止汗；睡中惊惕者，加蝉蜕、珍珠母熄风镇惊；夜间哭吵者，加木通、竹叶清心降火；反复抽搐者，加全蝎、蜈蚣祛风镇痉。

### （三）脾肾亏损

症状　面㿠虚烦，多汗肢软，神情淡漠，智力不健，出牙、坐立、行走迟缓，头颅方大，鸡胸龟背，肋骨串珠、外翻，下肢弯曲，或见漏斗胸等，舌淡，苔少，脉细无力。

证候分析　肾主骨髓，脾主肌肉，证重由脾及肾，肾气亏损则见方颅，鸡胸，漏斗胸，下肢弯曲。脾虚气弱，化源乏力，则面㿠，多汗，肢软。肾主脑髓，久病肾虚，则智力不健。

治法　补肾填精。

方药　补天大造丸加减。

方中紫河车补肾填精，黄芪补益元气，人参、白术、茯苓、山药益气健脾，鹿角、枸杞子补益肝肾，当归、熟地黄、白芍、龟版滋养阴血，枣仁、远志养血宁心安神。汗多者，加龙骨、牡蛎、碧桃干固涩止汗；纳呆食少者，加佛手、砂仁理气开胃；智力不健者，加人参、石菖蒲补气开窍。

**【其他疗法】**

## 一、中成药

1. 龙牡壮骨冲剂 每次1包，1日2次，开水冲服。用于脾肺气虚及脾肾亏损证。
2. 六味地黄丸 每次3～6g，1日3次，开水送服。用于脾肾亏损证。
3. 玉屏风丸 每次3～6g，1日3次，开水送服。用于脾肺气虚证。

## 二、经验方

黄芪、菟丝子、苍术、麦芽各10g，牡蛎30g。水煎服，1日1剂。用于脾肺气虚及脾肾亏损证。

## 三、外治疗法

1. 苦参、茯苓、苍术、桑白皮、白矾各15g，葱白少许。上药锉细，取30g，沸水2000ml，浸药后适温为患儿洗浴，1日1次。
2. 五倍子9g，焙黄后加入米醋，捣烂如膏，敷脐中，1日换药1次。

## 四、维生素D疗法

轻症，口服维生素D制剂，连用1～2月，开始见效减至预防量。重症，肌内注射维生素$D_2$或$D_3$，每月1次，连用2～3次，以后2～3个月内不必用预防量。不论口服或肌内注射维生素D，都需同时口服钙剂。

**【预防与调摄】**

## 一、预防

1. 加强户外活动，多晒太阳，增强小儿体质。并积极预防慢性病。
2. 提倡母乳喂养，及时增添辅食。多食含维生素D及钙磷较丰富的食物。
3. 每天服维生素D400u预防。

## 二、调摄

1. 患儿不要久坐、久站，防止发生骨骼变形。不系裤带，穿背带裤，防止肋骨外翻。
2. 帮助患儿作俯卧抬头动作，每天2～3次，防止鸡胸形成。
3. 直接照射阳光，应注意防止受凉。

**【文献摘要】**

《诸病源候论·小儿杂病诸候》：齿是骨之所终，而为髓之所养也，小儿有禀气不足者，髓即不能充于齿骨，故齿久不生。

足少阴为肾之经，其血气华于发。若血气不足，则不能润悦于发，故发黄也。

小儿有血气未实者，肤腠则疏，若厚衣温卧，腑脏生热，蒸发腠理，津液泄越，故令头身喜汗也。

《小儿药证直诀·龟胸龟背》:肺热胀满,攻于胸膈,即成龟胸;又乳母多五辛亦成。儿生下客风入脊,逐于骨髓,即成龟背。

《医宗金鉴·幼科杂病心法要诀》:小儿五迟之证,多因父母气血虚弱,先天有亏,致儿生下筋骨软弱,行步艰难,齿不速长,坐不能稳,要皆肾气不足之故。

**【研究进展】**

有报道应用补益药治疗佝偻病,并与维生素 $D_3$ 治疗组作对照观察。中药组 30 例,男 17 例,女 13 例,1 岁以内 22 例,最小者 2.5 月;西药组 50 例,男 30 例,女 20 例,1 岁以内 39 例,最小者 2.5 月。两组一般情况基本一致。中药组处方:生黄芪 9g,党参 9g,丁香 1.5g,为 1 日量,制成糖浆,每天 15ml,分 3 次口服,个别患儿同时服用钙片。西药组肌注维生素 $D_3$,每例口服葡萄糖酸钙。治疗结果,经统计学处理,两组各项观察指标(症状、体征、血钙、X 线检查)恢复正常时间均无显著性差别,$P>0.05$。治愈时间:中药组 30 例,1 个月内治愈者 16 例,1～2 个月 8 例,$2^+$～3 个月 4 例,3 个月以上 2 例;西药组 50 例,分别为 25 例,15 例,8 例,2 例。

阎田玉,等:补益药治疗小儿佝偻病。中医杂志 1985;26(6):37。

## 第十五节 解 颅

解颅是小儿难治性病证,以颅缝解开,头颅增大,叩之呈破壶音,目珠下垂如落日状为特征。常发生于 6 个月～7 岁的小儿,有先天性和后天性两种。先天性解颅,多与肾精不足,骨髓空虚有关;后天引起者,其颅囟闭而复开,为疾病影响所成。本病轻者,颅解形成缓慢。重者颅缝迅速开解,头颅明显增大,多伴烦躁,嗜睡,甚至惊厥,预后不良。

古代医家对本病认识较早,《诸病源候论·小儿杂病诸候》中已有解颅的记载。《小儿药证直诀·解颅》阐述本病为"年大而囟不合,肾气不成也"。并描写其病证特点为"长必少笑,更有目白睛多,㿠白色瘦者,多愁少喜也"。《仁斋直指小儿附遗方论·杂证》主张予地黄丸治疗。唐宋以前,一致认为本病性质属虚,预后不良,提到"凡得此者,不过千日,其间亦有数岁者,乃废人也"。元明清时期,对解颅的分类证治,认识上有了进展,《平治汇粹·解颅》指出病机为"母气虚与热多耳",《幼科发挥·肾所生病》提出病机为"肝肾之风热"。近代医家提出本病除肾虚原因之外,痰热、积水、瘀热也是解颅的成因。其治法除补虚外,还可应用清热开结,利水化痰,活血化瘀诸法,不同程度地提高了治疗效果。

本病西医学称脑积水。

**【病因病机】**

解颅的发病原因有虚有实,亦有虚中夹实。

虚证,指小儿禀赋不足,肾气亏损。肾主骨,生髓,脑为髓海,肾虚不能生髓主骨,以致颅囟逾期不合,颅骨解开,头颅增大。

亦有大病之后,肾阴耗损,水不涵木,肝火偏亢,心火上炎,蒸灼脑髓,髓热则颅缝开解,囟门宽大。常见出生后囟门已闭,而复开者。

脾主运化水湿,若脾运失常,则水湿停留,上溃于脑,留阻脑络,停聚颅腔,而致颅缝迅速开解,形成解颅。此为脾虚挟水饮湿浊,为虚中夹实之证。

亦有感受外邪,热毒壅滞,炼液成痰,痰热壅阻于脑,脑络阻塞,气血瘀滞不通,水饮停聚,积而久之,头颅增大,颅缝开解,此为实邪引起。

综上所述,解颅成因既有先天肾气不足,又有后天脾虚失调,以及髓热、风热、痰热、瘀血实邪等因素。

【诊断】

1. 头颅呈普遍性、均匀性增大,且增长速度较快,骨缝分离,前囟明显扩大而饱满,头皮青筋暴露,叩诊有破壶音,头重颈肌不能支持而下垂,两眼下视。可有烦躁,嗜睡,食欲不振,甚至呕吐,惊厥。

2. CT 扫描提示脑皮质变薄,脑组织面积减少,脑室增宽扩大。头颅摄片可见骨板变薄,颅缝分开,蝶鞍增宽。眼底检查可见视神经萎缩或乳头水肿。

【鉴别诊断】

主要与重症佝偻病头颅增大鉴别,见佝偻病。

【辨证论治】

## 一、辨证要点

1. *辨轻重* 颅缝开解,头颅增大速度缓慢,精神萎顿为轻证;颅缝开解,头颅迅速增大,伴有烦躁不安,呕吐,抽搐为重证。

2. *辨虚实* 神萎,面黄,食少便溏,颅缝开解,病程长,多为虚证;头皮光急,发热气促,颅缝开解,病程短,多为实证。

## 二、治疗原则

解颅以虚证为主,治疗原则为补肾生髓。本虚标实之证当审证求因,灵活辨治,同时配合外治疗法。

## 三、分证论治

### (一) 肾气亏损

症状 生后囟门逾期不合,逐渐加宽开解,头颅明显增大,头大颈细,头倾不定,身体瘦弱,神识呆钝,或烦躁不安,呕吐,甚至惊厥,舌淡,苔薄白。

证候分析 多见于婴儿。由肾精亏损,脑髓不足引起先天不足,肾气亏损,脑髓不充,致前囟不闭,头颅逐渐加宽解开,头颅增大致颈肌无力支持,故头倾不定。脑髓不充故神识呆钝。肾虚水不涵木,肝阳上亢,故烦躁不安,呕吐,甚至惊厥。

治法 补肾益髓。

方药 补肾地黄丸加减。

方中熟地黄、山茱萸补肾益髓,茯苓、山药益脾固精,牛膝强壮筋骨,鹿茸补肾益精。筋骨软弱者,加杜仲、续断益肾强筋;气血虚弱者,加党参、黄芪、当归益气养血;手足心热,口干舌红者,加生地黄、石斛滋阴生津。

### (二) 肾虚肝旺

症状 颅缝裂开,前囟宽大,头额青筋暴露,眼珠下垂如落日状,目无神采,神烦不安,手足心热,筋惕肉瞤,时或瘈疭,口干,舌红,苔薄白或腻。

证候分析　肾虚火腾则髓热，髓热则颅缝解开而见前囟宽大，眼珠下垂。阴虚火旺，故烦躁不安，手足心热，筋惕肉瞤，时或瘈疭。

治法　益肾平肝。

方药　知柏地黄丸合三甲复脉汤加减。

两方合用滋阴平肝，益肾降火。烦躁不安者，加竹叶、木通、山栀清泄心火；惊惕不宁，甚则瘈疭者，加石决明、钩藤平肝熄风。

**（三）脾虚水泛**

症状　头颅增大，颅缝开解不合，头皮光亮，叩之呈破壶音，目珠下垂如落日状，目无神采，面色㿠白或萎黄，形体消瘦，食欲不振，大便稀溏，小便少，舌淡，苔白。

证候分析　此为脾肾两虚，调摄失宜所致。脾虚不能正常运化输布，水湿内生，凝而成痰，痰湿阻于脑络致头颅增大，开解不合。脾阳不运致气血生化无源，故面色萎黄或㿠白。脾虚不运，故大便稀溏，小便少。

治法　补脾利水。

方药　附子理中汤合五苓散加减。

前方温阳健脾，后方温阳利水。气血两虚者，加黄芪、当归益气养血；腹胀者，加木香、砂仁宽中理气。

**（四）热毒壅滞**

症状　头颅逐渐增大，颅缝开解，头皮光急，青筋暴露，囟门高突，发热，气促，面赤，唇红，大便干，小便短赤，舌红，苔黄。

证候分析　本证多由温毒时邪灼伤脑络，壅结脑腑所致。气机郁结，津液失于流通，壅阻于内，故头颅增大。里热炽盛，故发热，气促，面赤唇红，大便干，小便短赤。

治法　清热通络。

方药　集成沆瀣丹加减。

方中黄芩清上，黄柏清下，大黄清中，导三焦郁火从魄门而出。槟榔、枳壳利气行痰，川芎、薄荷行气散热，连翘清热解毒，赤芍调营和血，牵牛子利水行气，滑石清热利水。烦躁不安，甚则惊厥者，加羚羊角、钩藤平肝熄风；大便秘结者，加火麻仁、郁李仁润肠通腑。

**【其他疗法】**

## 一、经验方

僵蚕、蝉蜕、瓜蒌仁各 15g，姜黄、生大黄、杏仁、厚朴、藁本、瓜蒌皮各 6g，每剂服 2天。1 日 3～4 次，空腹服。用于脾虚水湿上泛，壅阻脑络者。

## 二、外治疗法

柏子仁 120g，天南星、防风、白芷、羌活各 30g，共研细末。每次 60g，以猪胆汁调匀，摊纱布上，按颅裂部位外敷，外以纱布包扎，干则润以淡醋，3 日 1 换。用于各型解颅。

**【预防与调摄】**

1. 注意孕期保健，合理喂养，增强体质。
2. 因脾虚水泛所致者，应控制水分摄入。
3. 出现抽痉者，应及时给予止痉处理。

**【文献摘要】**

《幼幼集成·头项囟证治》：解颅者，谓头缝开解而颅不合也，是由禀气不足，先天肾元大亏。肾主脑髓，肾亏则脑髓不足，故颅为之开解。然人无脑髓，犹树无根，不过千日，则成废人，其候多愁少喜，目白睛多，面色㿠白。若成于病后者尤凶。

《医宗金鉴·幼科杂病心法要诀》：小儿解颅最堪怜，先天有损脑髓干，面色㿠白形瘦弱，二目多白若愁烦，补肾地黄丸堪服，补阳扶元散为先，更有封囟散极效，临时摊贴保安然。

## 第十六节　五迟、五软

五迟、五软是小儿生长发育障碍病证。五迟，指立迟、行迟、语迟、发迟、齿迟；五软，指头项软、口软、手软、足软、肌肉软。五迟、五软的症状既可单独出现，也可同时存在。常由先天禀赋不足，后天调护失当引起。若症状较轻，治疗及时，由后天引起者，常可康复；若证候复杂，病程较长，属先天禀赋不足引起者，往往成为痼疾。

古代医籍早有五迟、五软的记载，《诸病源候论·小儿杂病诸候》记述小儿“齿不生候”、“数岁不能行候”、“四五岁不能语候”。《小儿药证直诀·杂病证》中提到：“长大不行，行则脚细，齿久不生，生则不固”以及“发久不生，生则不黑”，描写了五迟的典型症状。《张氏医通·婴儿门》指出其病因“皆胎弱也，良由父母精血不足，肾气虚弱，不能荣养而然”，责之于先天因素为主。《保婴撮要·五软》首载五软症状，指出病因“皆因禀五脏之气，虚弱不能滋养充达，故骨脉不强，肢体萎弱，源其要总归于胃”。随着医学科学的深入发展，现已认识到五迟、五软的病因除与先天肾精不足，后天脾胃虚弱外，尚与难产、窒息、产程过长以及药物损害等因素有关。

本病证泛指西医学所称的脑发育不全、脑性瘫痪、智能低下、佝偻病等。

**【病因病机】**

五迟、五软的病因主要有先天禀赋不足，或后天失于调养，以及患儿有难产窒息史、药害因素、家族史或其他疾病史。

肾藏精，主发育与生殖，为先天之本，主骨生髓，其华在发，齿为骨之余。脾主运化升清，气血生化之源，主四肢肌肉，为后天之本，发为血之余。若小儿先天禀赋不足，或后天失于调养，脾肾二虚可致精血化生不足，影响心肝功能，而致筋骨、肌肉、牙齿、语言、头发的生长迟缓，功能不足而成为五迟、五软。

精髓不足，骨髓不充，可致齿迟、头项软。肝肾不足，筋骨失养致立迟、行迟。脾肾不足，精血不充，四肢不荣而手软、脚软。精血不足不能充养于心，神明欠慧，可见语迟及智能低下。气血不足，不能濡润头发而见发迟。

此外，部分孕妇因不重视护养致影响胎儿发育，或生后患急慢性疾病，耗伤气血精微，或分娩期间，因难产窒息，气血运行受阻，元气阴血不能充养全身脏腑，濡润经络，也可导致本病。

**【诊断】**

1．小儿 2～3 岁还不能站立、行走为立迟、行迟；初生无发或少发，随年龄增长头发仍稀疏难长为发迟；牙齿届时未出或出之甚少为齿迟；1～2 岁还不会说话为语迟。

2．小儿周岁前后头项软弱下垂为头项软；咀嚼无力，时流清涎为口软；手臂不能握举为手软；2～3岁还不能站立、行走为足软；皮宽肌肉松软无力为肌肉软。

3．有药物损害、产伤、窒息、早产史，以及喂养不当史。

**【辨证论治】**

## 一、辨证要点

1．辨脏腑　立迟、行迟、齿迟、头项软、手足软，属肝脾肾不足；发迟、语迟、肌肉软，属心脾不足。

2．辨轻重　病程长，五迟、五软并见者，病情较重；五迟、五软仅见一二症者，病情较轻。

## 二、治疗原则

根据临床不同症状，分别治以补肾养肝，健脾养心。

## 三、分证论治

**（一）肝肾不足**

症状　筋骨发育迟缓，坐、立、行走、牙齿的发育都迟于同龄小儿，颈项萎软，天柱骨倒，舌淡，苔薄，脉细软。

证候分析　肝肾不足，不能营注于筋骨，筋骨不能按期生长发育。

治法　补肾养肝。

方药　加味六味地黄丸加减。

方中鹿茸温肾益精，五加皮强筋壮骨，熟地、山茱萸滋养肝肾，山药健脾，泽泻、茯苓淡渗化湿，丹皮凉血。齿迟者，加紫河车、何首乌、龙骨补肾生齿；颈项软者，加枸杞子、菟丝子、巴戟天补养肝肾；立迟者，加牛膝、杜仲强筋壮骨。

**（二）心脾两亏**

症状　语言迟钝，智力低下，四肢萎软，口角流涎，咀嚼吮吸无力，头发生长迟缓，肌肉松弛，纳食欠佳，舌淡红，苔少，脉细。

证候分析　脾主四肢、口唇，脾虚精华摄取不足，故手足萎软，口流清涎，纳食欠佳。心主神明，语为心声，心气虚弱，故语言迟钝，智力低下。心主血，发为血之余，心血不足，故发迟。

治法　健脾养心。

方药　调元散合菖蒲丸加减。

方中黄芪、人参、茯苓、白术、甘草健脾益气，当归、熟地黄、川芎滋养阴血，远志、石菖蒲养心益智。发迟难生者，加苁蓉、何首乌益肾养血生发。

**【其他疗法】**

## 一、中成药

1．孔圣枕中丹　每次2g，1日3次。用于心脾两亏证。

2．金刚丸　每次大蜜丸1丸，小蜜丸9g，1日2次。温开水或淡盐汤送服。用于肝肾不足证。

## 二、针灸疗法

1．灸法 灸足踝各3壮，1日1次，10次为1疗程，用于肝肾不足证。灸心俞穴，每次3壮，1日1次，10次为1疗程，用于心脾不足证。

2．体针 取内关、合谷、足三里，1日1次。用于心脾不足证。

3．耳针 取心、肾、肝、脑干、皮质下，隔日1次。用于肝肾不足证。

**【预防与调摄】**

1．孕妇注意养胎、护胎，加强营养，不滥服药物。

2．婴儿应以母乳喂养为主，人工喂养者应注意乳食的质量，并及时添加辅食，保证营养充足。积极治疗各种急、慢性疾病。

3．注意户外活动，重视功能锻炼，加强智力训练。

**【文献摘要】**

《医宗金鉴·幼科杂病心法要诀》：小儿五迟之证，多因父母气血虚弱，先天有亏，致儿生下筋骨软弱，行步艰难，齿不速长，坐不能稳，要皆肾气不足之故。先用加味地黄丸滋养其血，再以补中益气汤调养其气。又足少阴肾之经，其华在发，若少阴之血气不足，即不能上荣于发，苣胜丹主之。又有惊邪乘入心气，至四五岁尚不能言语者，菖蒲丸主之。

《保婴撮要·五软》：五软者，头项、手、足、肉、口是也。夫头软者脏腑骨脉皆虚，诸阳之气不足也。乃天柱骨弱，肾主骨，足少阴太阳经虚也。手足软者，脾主四肢，乃中州之气不足，不能营养四肢，故肉少皮宽，饮食不为肌肤也。口软者，口为脾之窍，上下龈属手足阳明，阳明主胃，脾胃气虚舌不能藏，而常舒出也。

# 第十七节 小儿水肿

小儿水肿是指体内水液潴留，泛溢肌肤，引起面目、四肢，甚则全身浮肿的一种病证。好发于2～7岁小儿，据其临床表现可分为阳水与阴水两大类。小儿水肿多以阳水为主。若治疗及时，调护得当，易于康复，预后一般良好，若为阴水者病程较长。

水肿一证，古代医籍记载甚多，能够反映出小儿水肿特点的主要在明清时期。《医宗金鉴·幼科杂病心法要诀》说："小儿水肿，皆因水停于脾肺二经。"《万氏秘传片玉心书·浮肿门》说："凡小儿水肿，又加喘急者，此脾传肺也，当专治脾而兼治肺"，"如先喘急而后面目浮肿者，此肺传脾也，当专治肺而兼治脾"，阐明了小儿水肿标本缓急的治疗法则。陈飞霞和叶天士分别提出其病因一为"风寒在表，宜微汗之"，一"为湿热郁蒸，脾胃气弱，"并概括了小儿水肿病在脾肺的成因及病机特点。近代医家则进一步总结出其病因病机除与风寒在表，湿热郁蒸外，尚与瘀血、热毒有关，拓展了小儿水肿的临床证型及治疗原则。

本病证主要指西医学所称的急性肾小球肾炎、肾病综合征。

**【病因病机】**

人体水液的正常代谢，依靠肺的通调，脾的转输，肾的开阖与三焦、膀胱的气化来完成，一旦脏腑功能失常，影响水液代谢，泛溢肌肤成为水肿。小儿水肿，病因多与外感风热湿邪，疮毒内归，或病后元气大伤有关，病位主要在肺脾肾。

外感风邪湿热从口鼻皮毛而入，首先犯肺，肺失通调，气不化水，水液潴留，而致小便不利，水液泛滥而成水肿。风性向上，故水肿初起，两目胞先肿。湿与热合，下注膀胱，小便红赤短少。

湿热疮毒由皮毛肌肤而入，内归脾肺，肺主皮毛，时令湿热之邪，酿成疮毒疡疾，内应于脾肺，影响水液的转输和排泄，成为水肿。或痧毒疫疠之邪，入侵肺胃，深伏营血，外发为痧疹，留注于内，成为水肿。以上均为阳水之证。

阳水反复发作，正气内溃，脾肺俱虚，气化不利，水湿停留，转为阴水，见全身肿甚，尿少甚至尿闭，神倦，肢软，大便稀溏。迁延日久，脾病及肾，见面色㿠白，畏寒肢冷，夜尿量多。

在疾病发展过程中，由于水气内盛，逆射于肺，产生气急暴喘；或由水气上凌心肝者，可伴卒然昏迷，惊厥等危象；水毒闭阻中焦，上则呕吐，恶心，口中有秽气，下则尿闭，便溏，甚则神昏、惊厥而成恶候。

**【诊断】**

## 一、阳水

1. 浮肿多由眼睑开始，逐渐遍及全身，皮肤光亮，按之随手而起，尿量减少，甚至尿闭。部分患儿出现肉眼血尿，常伴血压增高。

2. 严重病例可出现头痛，呕吐，恶心，抽风，昏迷或面色青灰，烦躁，呼吸急促等变证。

3. 病程短，病前1～4周常有乳蛾、脓疱疮、丹痧等病史。

4. 实验室检查，尿常规镜检有大量红细胞，可见颗粒管型和红细胞管型，尿蛋白增多。

## 二、阴水

1. 全身浮肿明显，呈凹陷性，腰以下肿甚，皮肤苍白，甚则出现腹水、胸水，脉沉无力。

2. 病程较长，常反复发作，缠绵难愈。

3. 实验室检查，尿常规以蛋白为主。尿蛋白定性+++～++++，尿蛋白定量24h＞100mg/kg。血胆固醇增高，在6.48mmol/L以上，血浆白蛋白可低于30g/L，白蛋白、球蛋白比例倒置。

**【辨证论治】**

## 一、辨证要点

1. 辨阴阳虚实　凡起病急，病程短，水肿部位以头面为主，皮肤光亮，按之即起者多为阳水，属实；起病缓慢，病程长，水肿部位以腰以下为主，皮肤色暗，按之凹陷难起者多为阴水，属虚或虚中挟实。

2. 辨常证、变证　凡仅见水肿，尿少，精神食欲尚可者，为常证。水肿见有尿少，腹大，胸满，咳喘，心悸等为水气凌心射肺的变证；见有神昏谵语、抽风痉厥，呼吸急促为邪陷心包，内闭厥阴的险症；见有尿闭，恶心呕吐，口有秽气，便溏，衄血为脾肾败绝的变证。

## 二、治疗原则

阳水属实，应以祛邪为主，治以发汗利尿，清热解毒等法；阴水属虚，治以扶正祛邪，健脾宣肺，通阳利水。如阳水由实转虚，应配合培本扶正之法；阴水复感外邪，则应注意急则治标，邪去方治其本。出现重危变证，宜审因立法，组织抢救。

## 三、分证论治

**常证**

**（一）风水相搏**

症状 水肿大都先从眼睑开始，继而四肢，甚则全身浮肿，来势迅速，颜面为甚，皮肤光亮，按之凹陷即起，尿少或有尿血，伴发热恶风，咳嗽，咽痛，肢体痠痛，苔薄白，脉浮。

证候分析 此属阳水范畴，由外感风邪，水湿内停引起。风水相搏，气化失利，故肌肤浮肿，少尿。邪郁血络受伤，出现尿血。兼有发热恶风，咽痛，咳嗽诸证，为风热上受，肺失清肃所致。

治法 疏风利水。

方药 麻黄连翘赤小豆汤加减。

本方宣肺利水，清热解毒。头痛目眩者，去麻黄，加浮萍、钩藤、地龙、草决明平肝潜阳；尿少肿甚者，加猪苓、车前子、泽泻利水消肿；尿血者，加大蓟、小蓟、石韦凉血止血；咽喉乳蛾肿痛者，加土牛膝根、马勃、板蓝根解毒利咽。

**（二）湿热内侵**

症状 面目浮肿，尿黄赤，或有血尿，或伴发热，皮肤有脓疮，苔白腻或黄腻，脉滑数。

证候分析 湿热侵淫，流注三焦，水道通调失职，水湿泛于肌肤而成水肿。湿热流注膀胱，故小便黄赤。热伤血络则见血尿。湿热疮毒未愈，故皮肤仍有脓疮可见，此为余毒未尽之征。苔黄腻，脉滑数，为湿热内侵之象。

治法 清热解毒，淡渗利湿。

方药 五味消毒饮合五皮饮加减。

两方合用清热解毒利水。肿甚者，加车前草、滑石利水消肿；皮肤有疮疡者，加苦参、白鲜皮渗湿解毒；尿血明显者，加大蓟、小蓟、石韦、丹皮凉血止血。

**（三）脾虚湿困**

症状 肢体浮肿，午后为甚，面色苍白或萎黄，神倦，肢冷，纳少，便溏，小便短少，苔白滑，脉沉缓。

证候分析 脾虚不运，水液不能正常转输，泛溢肌肤而见肢体浮肿。脾为湿困，无以资生气血，故面色苍白或萎黄，神倦肢冷。

治法 温运中阳，行气利水。

方药 实脾饮加减。

本方温阳健脾，化气行水。气虚甚者，加党参、黄芪健脾益气；小便短少者，去木瓜，加椒目，或用五苓散合五皮饮利水消肿。

**（四）脾肾阳虚**

症状 全身浮肿，按之如泥，深陷难起，尿少或夜尿频多，面色苍白或晦暗，身倦，畏寒，四肢不温，大便稀溏或五更腹泻，舌淡胖，苔白，脉沉迟无力。

证候分析 脾阳不运，水液无制，肾阳不化则水湿泛滥而见周身浮肿，按之如泥，深陷难起。脾肾阳虚，故四肢欠温，大便稀溏，甚则五更泄泻。气血生化无源，故面色苍白，舌淡胖，苔白，脉沉迟无力。

治法 益肾健脾,温阳化水。

方药 真武汤加减。

本方温壮肾阳,健脾行水。阳虚寒甚者,加巴戟天、胡芦巴、肉桂温阳补肾;尿少不利者,加椒目利水消肿;腹泻加炮姜、补骨脂温补脾肾。

**变证**

**(一) 水气上凌心肺**

症状 肢体浮肿,尿少或尿闭,咳嗽,气急,心悸,胸闷,烦躁夜间尤甚,喘息不得平卧,口唇青紫,指甲发绀,苔白或白腻,脉细数无力。

证候分析 水气上逆,射肺凌心,肺失肃降,心失所养,故咳嗽气急,胸闷心悸。气为血帅,气滞则血瘀,故口唇青紫,指甲发绀。心气虚衰,则悸动不安,脉细数无力。水湿泛滥,故肢体浮肿,苔白腻。

治法 泻肺逐水,温阳扶正。

方药 己椒苈黄丸合参附汤加减。

方中葶苈子、大黄泻肺逐水,椒目、防己利水,人参大补元气,附子温壮元阳。肢厥汗多者,加肉桂、龙骨、牡蛎温阳敛汗;尿少者,加桂枝、泽泻温经利水。

**(二) 邪陷心肝**

症状 头痛,眩晕,视物模糊,烦躁,甚则抽搐,昏迷,舌红,苔黄糙,脉弦。

证候分析 湿邪热毒郁于肝经,耗损肝阴,使肝气横逆,肝阳上亢,故头痛,眩晕,视物模糊,烦躁。水毒之邪内陷厥阴,故昏迷,抽搐。舌红,苔黄糙,脉弦,为热毒内犯之象。

治法 平肝潜阳,泻火泄热。

方药 龙胆泻肝汤合羚角钩藤汤加减。

前方泻肝经实热,重用龙胆草清肝经实火,合羚羊角、钩藤平肝熄风,佐以当归、生地、白芍养血柔肝,使肝火得平,肝风得熄,而痉厥自止。呕恶者,加半夏、胆南星豁痰化浊;神昏甚者,加安宫牛黄丸或牛黄清心丸清心开窍。

**(三) 水毒内闭**

症状 全身浮肿,尿少或尿闭,头晕,头痛,恶心呕吐,口中气秽,腹胀甚或昏迷,苔腻,脉弦。

证候分析 此乃浊邪壅塞三焦,气机升降失常,水毒内闭,中焦格拒所出现的恶候。全身气化不利,中焦格柜,上下不通,湿浊壅阻上焦,则恶心呕吐,口中气秽。湿浊壅滞下焦,则二便秘结不通。水毒上蒙清窍,则头痛,甚则昏迷。

治法 辛开苦降,辟秽解毒。

方药 温胆汤合附子泻心汤加减。

方中大黄、黄芩、黄连辟三焦秽毒之火,陈皮、半夏燥湿化浊,附子温经扶阳,竹茹、枳实清胆和胃。恶心呕吐甚者,加玉枢丹辟秽解毒;抽搐者,加羚羊角粉、紫雪丹平肝熄风止痉。

**【其他疗法】**

## 一、经验方

1. 鲜车前草、鲜玉米须各60～120g,煎水代茶,1日量。用于阳水。

2. 乌鱼1条,赤豆500g,煮熟后食用,不加食盐。用于阴水。

## 二、外治疗法

大黄 15g，附子 9g，细辛 3g。实证用大黄、白头翁各 30g，黄柏 20g，槐花 15g，细辛 3g。将上列中药浓煎成 100ml，每次 50ml，1 日 2 次，采用点滴灌肠法，使药液于 15～30 分钟缓缓进入。疗程取决于血清尿素氮下降情况。用于水毒内闭证。

## 三、急重症西医处理

1. 少尿期　治疗病因，纠正电解质紊乱与酸中毒。少尿及明显循环充血者，予呋噻米(速尿)或利尿酸静脉注射。血压过高时，可选用硝普钠或氯苯甲噻二嗪。重症患者有条件的宜早作透析治疗。有感染灶者，可用敏感抗生素治疗，以防止感染。

2. 多尿期　及时纠正电解质紊乱，防止感染，加强营养，保证热量，给予支持疗法。

3. 恢复期　积极补充营养，逐步增加活动量，防止感染，继续给予支持疗法。

**【预防与调摄】**

1. 预防感冒，彻底治疗各种皮肤疮疖，尽量避免使用对肾脏有损害的药物。

2. 水肿期应限制钠盐及水摄入，早期少尿的患儿，应予无盐饮食，至小便增多，水肿渐消，可给低盐饮食。

3. 密切观察神志、呼吸、尿量、血压、水肿、呕吐等情况，防止出现变证。

4. 发病早期或浮肿甚时，应卧床休息，待浮肿基本消退，血压恢复正常，可逐渐增加活动。

**【文献摘要】**

《诸病源候论·小儿杂病诸候》：小儿肿满，由将养不调，肾脾二脏俱虚也。肾主水，其气下通于阴。脾主土，候肌肉而克水。肾虚不能传其水液，脾虚不能克制于水，故水气流溢于皮肤，故令肿满。

《幼幼集成·肿满证治》：夫肿满之证，悉由脾胃之虚也。脾土喜燥而恶湿，因中气素弱，脾虚无火，故水湿得以乘之。而脾愈不运，则乳食凝而不化，停积于中，而肿满作焉。治肿者，当以脾胃为本，而以浮肿为标。

**【研究进展】**

中医中药治疗水肿有较好疗效，有人总结小儿急性肾炎 203 例，治疗可分急性期，恢复期两阶段，急性期主要分为表证型与湿热型两类，据临床观察，小儿急性肾炎以湿热型为多，203 例中共 173 例，占 85.2%。治疗以传统中药方剂为主，随证加减。表证型用越婢汤，湿热型热重者以血尿为主，用麻黄连翘赤小豆汤，湿重肿甚者用五苓散合五皮饮，肝亢以高血压为主者选用龙胆泻肝汤。恢复期治宜滋肾和血，以生地、山药、丹皮、茯苓、旱莲草、藕节炭、益母草、熟地、白茅根、泽泻为主方，随证加减。203 例经治疗，临床痊愈 105 例，占 51.7%，显效 53 例，占 26.1%，好转 38 例，占 18.7%，无效 7 例，占 3.5%。认为以往治疗肾炎多单纯从“水肿证”考虑，而通过临床体会到很大一部分小儿急性肾炎以血热为主要病机，为血气水交病，热结膀胱则下血，血菀于上则头眩，晕厥。治疗小儿急性肾炎不可忽略血分郁热这一特点。

靖雨珍：小儿急性肾炎 203 例临床总结。中医杂志 1980;21(7):41。

另有报道以中药清热利尿汤治疗小儿急性肾炎 86 例，疗效显著。清热利尿汤组成：玉米须 20g，白茅根 20g，紫珠草 15g，银花 12g，连翘 12g，车前草 12g，蝉蜕 6g，小蓟 12g。每日 1 剂，随证加减。疗效标准，以症状消失，尿常规检查 3 次以上阴性为临床痊愈；临床症状消失，尿常规检查有明显进步为显效；连续 3 个月以上临床症状、尿常规检查无明显改善者为无效。86 例急性肾炎患儿经服清热利尿汤 1 月内治愈 54 例，占 62.8%，1～2 月治愈 23 例，占 26.7%。86 例中 44 例跟踪 1～4 年，其中 2 例因感冒复发，无 1 例转为慢性肾炎。笔者认为急性肾炎为感受风邪热毒或疮毒所侵，《诸病源候论》提出："肿之生也，皆由风邪寒热毒气，客于经络，使血涩不通，壅结而成肿。"此为清热解毒利尿，活血化瘀治疗肾炎的理论依据。清热利尿汤具有清热解毒，利尿消肿，凉血止血功能，方中玉米须、白茅根为主药，茅根性甘寒，味甘不腻，性寒不伤胃，利水不伤阴，玉米须甘平，有清热利尿降压作用，两者可重用。

李开注：中药清热利尿汤治疗小儿急性肾炎 86 例疗效观察。中西医结合杂志 1984；4(3)：171。

## 第十八节 遗 尿

遗尿亦称"尿床"，是指睡中小便自遗，醒后方觉的一种病证。发病与元气不足，肺、脾、肾功能失调有关。婴幼儿时期，形体发育未全，脏气未充，排尿自控能力尚未形成，学龄期有因白天嬉戏过度，夜晚熟睡不醒，偶有睡中遗尿者，均非病态。年龄超过 3 岁，夜间仍然小便自遗，方称为遗尿。

遗尿的文献记载，最早见于《灵枢・九针论》："膀胱不约为遗溺"。《诸病源候论・小儿杂病诸候》充实了发病机制，指出："膀胱为津液之府，既冷气衰弱，不能约水，故遗尿也"。明清时期，拓展了肝经郁热与肺脾气虚病机特点。现代医家通过 X 线诊断，发现顽固遗尿的患儿，有些与隐性脊柱裂有关，联系肾主骨，肾虚则骨裂，使遗尿与肾的关系，得到进一步证实。

**【病因病机】**

尿液的生成、排泄与肺、脾、肾、三焦、膀胱有密切关系。其病因主要为肾气不足，肺脾气虚，肝经郁热。

肾气不足　下元虚冷为遗尿的主要病因，多由先天不足引起，如早产、双胎、胎怯、胎弱、脏腑及脊骨发育未全，神气未充，都能影响肾气固摄，致使膀胱失约而成遗尿。

脾肺气虚　由后天不足引起，如素体虚弱，屡患咳喘泻利，或大病之后，肺脾俱虚，肺经治节不行，脾气下陷，三焦气化失司，则膀胱失约，津液不藏，而成遗尿。以上凡属于肺、脾、肾功能失健者，都在虚证范畴。

肝经郁热　肝郁则气机不畅，郁而化热，或挟湿下注，疏泄失常，肝脉环阴器，肝失疏泄，影响三焦水道的正常通利，迫注膀胱，而成遗尿，属实证范畴。

此外，有些患儿痰湿素盛，夜间熟睡不醒，呼叫不应，也常遗尿。亦有自幼缺乏教育，没有养成夜间起床排尿的习惯，任其自遗，久而久之，形成习惯性遗尿。

**【诊断】**

1．发病年龄在 3 周岁以上。

2．睡眠较深，不易唤醒，每夜或隔天发生尿床，甚则每夜遗尿 1～2 次以上者。

3．尿常规及尿培养无异常发现。

4．X线检查，部分患儿可发现隐性脊柱裂，或作泌尿道造影可见畸形。

**【鉴别诊断】**

应与热淋鉴别。热淋也可出现尿床，但可见尿次频繁，伴尿痛尿急，尿常规检查有白细胞、红细胞，尿培养阳性。

**【辨证论治】**

## 一、辨证要点

主要辨脏腑。肾虚遗尿，夜尿多而清长，畏寒肢冷，神萎智弱。脾肺气虚，尿短而频，神疲气弱，容易出汗。肝经郁热，尿少色黄，臊臭异常，烦躁口干。

## 二、治疗原则

以温肾固涩，补肺健脾，疏肝清热为主。并配合针灸、外治、激光等综合疗法，以增强疗效。

## 三、分证论治

**（一）肾气不固**

症状 睡中经常遗尿，甚者一夜数次，尿清而长，熟睡不易唤醒，醒后方觉，神疲乏力，面眺肢冷，腰腿痠软，记忆力减退或智力较差，小便清长，舌淡，苔少，脉细。

证候分析 肾气虚弱，膀胱虚冷，不能制约，故睡中经常遗尿，且尿量多而清长。肾虚真阳不足，命门火衰，故神疲乏力，面㿠肢冷。肾主髓，脑为髓海，肾虚脑髓不足，故智力及记忆力差。腰为肾府，肾主骨，肾虚故腰腿痠痛。下元虚寒，故小便清长，舌淡，脉细。此证在临床最常见。

治法 温补肾阳，固涩小便。

方药 桑螵蛸散合巩堤丸加减。

两方合用能补肾壮阳，滋养肾阴。附子、补骨脂、益智仁壮阳填精，炙龟版、五味子、熟地黄、山药滋补肾阴，党参、白术、茯苓健脾益气，桑螵蛸、菟丝子、龙骨固涩下焦，党参、远志、石菖蒲、茯苓补养心气。肾中元阳虚衰者，加鹿茸壮阳，元阴不足加山茱萸滋阴；尿床次数频繁者，加赤石脂固涩；沉睡不易唤醒者，重用石菖蒲、麻黄开心窍，或加胆南星、半夏化痰开窍醒神。

**（二）脾肺气虚**

症状 睡中遗尿，常自汗出，面色萎黄，少气懒言，食欲不振，大便溏薄，舌淡，苔薄白，脉细。

证候分析 脾肺气虚，中气下陷，膀胱失约，故小便自遗。气虚不能固表，故少气自汗。脾气虚，输化无权，气血不足，故面色萎黄，食少，大便稀溏。

治法 益气健脾，固涩小便。

方药 补中益气汤合缩泉丸加减。

两方合用健脾固涩。尿次多，尿量少者，重用黄芪，或重用升麻、柴胡升阳益气；困寐不醒，加石菖蒲或麻黄开心窍；大便稀溏者，加炮姜运脾温阳。

### （三）肝经郁热

症状　睡中遗尿，尿量不多，气味腥臊，尿色较黄，平时心情急躁，或夜间梦语齘齿，唇红，舌红，苔黄，脉弦细。

证候分析　肝经郁热，蕴伏下焦，热迫膀胱，故睡中遗尿。热蕴膀胱，灼烁津液，故尿燥色黄，尿量短少。肝经有热，肝火偏亢，故心情急躁。肝火内扰心神，故梦语齘齿。唇舌红，苔黄，脉弦细，为肝气郁结，肝火偏旺之象。

治法　清热疏肝，固涩小便。

方药　沈氏阏泉丸加味。

方中黑山栀清热，白芍柔肝疏肝，白术调中健脾，白蔹、益智仁固摄小便。苔少或苔花剥者，加石斛、山药养阴生津；苔黄腻者，加黄柏、滑石清利湿热；若肝经湿热内蕴者，加龙胆泻肝丸清利湿热；久病不愈，身体消瘦，虽有郁热但肾阴已伤者，加知柏地黄丸滋阴清火。

## 【其他疗法】

### 一、中成药

1. 五子衍宗丸　大蜜丸每次 1 丸，小蜜丸每次 9g，1 日 2 次。用于肾气不固证。

2. 龙胆泻肝丸　每次 3～6g，1 日 2 次。用于肝经郁热证。

### 二、经验方

桑螵蛸、金樱子、黄芪、益智仁、茯苓、泽泻、升麻、党参、覆盆子各 10g。每日 1 剂，水煎服，1 日 3～4 次。用于脾肺气虚证。

### 三、针灸疗法

1. 体针　主穴取肾俞、关元、膀胱俞、中极，配穴取三焦俞、委中、委阳、三阴交、阳陵泉。每次各选 1～2 穴。睡眠较深者，加神门，心俞；面色㿠白少华、自汗者，加肺俞、尺泽。

2. 耳针　取皮质下、神门、内分泌、肾、肺、脾。

### 四、激光疗法

取穴关元、气海、百会、足三里、三阴交。以 1.5～2.0mw 的氦-氖激光照射。每穴照 1～2 分钟，1 日或隔日 1 次，6～10 次为 1 个疗程，连用 2～3 个疗程。用于肾气不固与脾肺气虚证遗尿。

### 五、捏脊疗法

见治疗概要。

## 【预防与调摄】

1. 勿使患儿过度疲劳和情绪激动，控制睡前饮水量。每晚尿床的患儿，夜间按时唤醒排尿，逐渐养成自控排尿的习惯。

2. 鼓励患儿消除紧张怕羞情绪，建立战胜遗尿的信心，积极配合服药和各种其他治疗。

## 【文献摘要】

《仁斋直指小儿附遗方论·大小便诸证》：小便者，津液之余也。肾主水，膀胱为津液之腑，肾与膀胱俱虚，而冷气乘之，故不能约制。其水出而不禁，谓之遗尿。睡里自出，谓之尿床。此皆肾与膀胱俱虚而挟冷所致也。

《景岳全书·杂证谟》：凡治小便不禁者，古方多用固涩，此固宜然；然固涩之剂，不过固其门户，此亦治标之意，而非塞源之道也。盖小水虽利于肾，而肾上连肺若肺气无权，则肾水终不能摄，故治水者必须治气，治肾者必须治肺，宜以参、芪、归、术、桂、附、干姜之属为之主，然后相机加以固涩之剂为之佐，庶得治本之道，而源流如度，否则徒障狂澜，终无益也。余制有巩堤丸方，治无论心脾肺肾之属，皆宜以此为主治。

**【研究进展】**

应用捏脊疗法治疗小儿遗尿 486 例，其中男性 341 例，女孩 145 例。年龄 3～7 岁 184 例，8～12 岁 281 例，13～17 岁 21 例，都为夜间遗尿，其中每晚遗 1～2 次者 360 例，2 次以上者为 126 例。操作方法：患儿裸露脊背俯卧检查床上，医者先用手掌按摩背部，然后沿小儿脊柱自长强穴开始，用两手食指及拇指将皮肤提起，沿督脉上升，边推边捏至颈部风府穴，反复五遍，每遍捏推三下时，将两手之间的皮肤向后提一下（走三提一），当推捏至风府穴时，再用两拇指在每个棘突处按摩三下，尤在肾俞、关元俞及膀胱俞重点按揉。每日 1 次，3 次为 1 疗程。治疗结果 486 例中痊愈 286 例，占 58.85%，有效（遗尿减少或偶有遗尿）140 例，占 28.81%，无效（经 1 疗程治疗后遗尿无变化）60 例，占 12.34%。

于健敏：捏脊治疗小儿遗尿症 486 例。中医杂志 1985；26(4):32。

## 第十九节　病毒性心肌炎

病毒性心肌炎是由病毒侵犯心脏，以心肌炎性病变为主要表现的疾病。以神疲乏力，面色苍白，心悸，气短，肢冷，多汗为特征。常继发于感冒、麻疹、痄腮、泄泻等病之后，一年四季都可发病，但主要发生在春秋两季，发病年龄以 3～10 岁小儿多见。本病临床表现轻重不一，如能及早发现与治疗 预后大多良好，少数重症患儿则可发生心阳虚衰、阳气暴脱而危及生命。部分因治疗不及时或病后调养失宜，迁延不愈，形成顽固性心悸，常需数月或数年治疗，才能痊愈。

古代医籍中无本病的专门记载，但有与本病相似症状的描述。较早记载小儿心悸的文献，见于《小儿药证直诀·脉证治法》："心主惊……虚则卧而悸动不安。"《丹溪心法·惊悸怔忡》说："怔忡者血虚，怔忡无时，血少者多。"《证治准绳·幼科》也说："心藏神肝藏魂，二经皆主於血，血亏则神魂失宁，而生惊悸也。"说明本病的发生与心肝亏损及血虚有密切关系。

本病属中医风温、心悸、怔忡、胸痹等范畴。

**【病因病机】**

病因为感受风热邪毒，内损于心所致。主要病机始则为外感风热邪毒，从口鼻而入，蕴郁于肺胃，症见发热，恶寒，咳嗽，汗出不畅，大便稀薄等。继则邪毒由表入里，留而不去，内舍于心，导致心脉痹阻，心血运行不畅，或热毒之邪郁而化火，灼伤营阴，以致心之气阴两伤，出现心悸气短，乏力胸闷等症。心气不足，血行无力，血流不畅，可导致气血瘀滞。肺失宣达，或热毒灼津，都可内生痰邪。痰瘀互结，加重心脉痹阻，气血运行更显涩滞不畅，故胸痛，唇紫，脉促或结代等。甚而由于心阳虚衰，阳气敷布不利，不能布达于四末，而四肢厥冷，脉微欲绝等。本病后期常因医治不当，或汗下太过，气阴受损，心脉失养，出现以心悸为主的虚证。

总之，本病以感风热邪毒为发病主因，瘀血、痰浊为病变中的病理产物，根据本病临床表现，病初常见邪实正虚，虚实夹杂的证候，后期则以正气虚亏，心之气阴不足为主。

**【诊断】**

1. 病前曾患感冒、麻疹、水痘、痄腮、泄泻等疾病。

2. 有明显乏力，面色苍白，多汗，心悸，气短，胸闷，头晕，心前区疼痛，四肢凉，肌痛等。婴儿可见拒食，发绀，肢凉，凝视等。

3. 心脏听诊　心率加快，心音低钝，心尖部第一心音减弱，或呈胎音样，有奔马律、期前收缩、二联律或三联律，心尖部可有I～II级收缩期杂音。

4. 实验室检查　红细胞沉降率增快，血清肌酸磷酸激酶、谷草转氨酶、乳酸脱氢酶及同功酶增高。早期可从鼻咽、粪便、血液、心包液中分离出病毒，恢复期血清中该病毒相应抗体增高。

5. 心电图可有不同程度的心律失常，S-T 段可略降低，T 波低平或倒置。X 线片提示心脏呈球形扩大，各房室增大。

**【鉴别诊断】**

1. 风湿热　常引起心肌损害，出现与本病相似症状。但可伴游走性关节疼痛，皮下结节，化验抗链球菌溶血素“O”、粘蛋白增高，红细胞沉降率增快。

2. 先天性心脏病　亦可出现乏力，心悸，头晕，胸闷等症状。患儿发育落后，胸骨左缘可听到粗糙响亮的全收缩期杂音，或有严重紫绀，杵状指等。

**【辨证论治】**

## 一、辨证要点

1. 辨虚实　凡病程短暂，见胸闷胸痛，气短多痰，或伴咳嗽，舌红，苔黄，属实证；病程长达数月，见心悸气短，神疲乏力，面㿠多汗，舌淡或偏红，舌光少苔，属虚证。

2. 辨轻重　神志清楚，神态自如，面色红润，脉实有力者，病情轻；若面色㿠白，四肢厥冷，口唇青紫，烦躁不安，脉微细欲绝或频繁结代者，病情危重。

## 二、治疗原则

治疗原则为清热解毒、扶正祛邪、化痰活血、温振心阳、养心固本。初起邪毒犯心者，治以清热解毒；正虚邪恋者，治以扶正祛邪；痰瘀互阻者，治以化痰活血；心阳虚弱者，治以温振心阳；心气不足者，治以养心固本；气阴两虚者，治以益气养阴。

## 三、分证论治

### （一）邪热犯心

症状　发热不退，或不发热，鼻塞流涕，咽红肿痛，咳嗽有痰，或腹痛，泄泻，肌痛肢楚，短气心悸，胸闷胸痛，舌红，苔薄黄，脉细数或结代。

证候分析　风热邪毒客于肺卫，邪正相争，则发热不退。风邪束表，肺失宣达，故鼻塞流涕，咽红肿痛，咳嗽有痰。肺与大肠为表里，肺气不宣，大肠传化失司，中焦气机不畅，故腹痛，泄泻。邪毒入里，侵及心脉，心失所养，故短气心悸，脉结代。心气不足，气滞血瘀，故胸闷胸痛。

治法　清热解毒。

方药　银翘散加减。

本方清热透表，解毒利咽。邪热炽盛者，加黄芩、生石膏、山栀清热泻火；胸闷胸痛者，加丹参、红花活血散瘀；心悸，脉结代者，加五味子、柏子仁养心安神；腹痛泄泻者，加木香、扁豆、车前子理气化湿；舌红，苔少，口渴者，加生地、麦冬、玉竹养阴生津。

**（二）痰瘀互阻**

症状　胸闷气短，心悸，头晕，胸痛叹息，时欲呕恶，咳嗽痰多，甚至咳喘不能平卧，舌微紫，苔白腻　脉滑或结代。

证候分析　病情迁延，心肌受损，病及脾肺，脾虚则不能运化水湿，肺虚则失于清肃，痰浊内生，停于心下，故咳嗽多痰，心悸头晕，苔白腻。胸阳失于宣展，络脉郁阻，气机不畅，故胸闷气短。气血瘀滞，心脉痹阻，故胸痛，舌微紫。

治法　化痰泄浊，活血化瘀。

方药　瓜蒌薤白半夏汤合失笑散加减。

两方合用化痰泄浊，活血化瘀。胸闷胸痛者，加丹参、郁金、降香理气散瘀止痛；痰浊化热者，加黄连、竹茹清热化痰；睡眠不宁者，加夜交藤、合欢皮养心安神；汗出较多者，加龙骨、牡蛎、碧桃干固涩敛汗。

**（三）心阳虚弱**

症状　心悸头晕，胸脘痞满，神疲乏力，四肢不温，自汗形寒，甚者大汗淋漓，四肢厥冷，口唇及指末青紫，呼吸微弱，苔白，脉细弱而数，或脉微欲绝。

证候分析　心阳虚弱，鼓动无力，气血运行不畅，故心悸头晕。阳气虚不能敛汗，故自汗。胸阳不振，心脉阻滞，故胸脘痞满。阳气不达四肢，故肢冷形寒。症情严重，心阳暴脱，宗气大泄，则大汗淋漓，四肢厥冷，唇紫息微，脉微细欲绝。

治法　温振心阳。

方药　桂枝甘草龙骨牡蛎汤加减。

方中桂枝、甘草辛甘化阳，龙骨、牡蛎重镇安神、敛汗固脱。乏力神疲者，加黄芪、党参补益元气；形寒肢冷者，加熟附子、干姜温阳散寒；头晕失眠者，加酸枣仁、五味子养心安神；阳气暴脱者，加人参、熟附子、干姜、麦冬、五味子、红茶回阳救逆，益气敛阴。

**（四）正虚邪恋**

症状　神疲乏力，胸闷叹气，心悸气短，时有低热，面色萎黄，纳呆食少，自汗盗汗，易患感冒，感冒后症状加重，舌偏红，苔薄白，脉细软或结代。

证候分析　正虚邪恋，故神疲乏力，时有低热；心气不足，阴血受损，故心悸气短，胸闷叹气，脉细软或结代。气阴两亏，表虚不固，故自汗盗汗。正气虚弱，腠理空虚，卫外之气不固，故易患感冒。

治法　扶正祛邪。

方药　黄芪桂枝五物汤加减。

方中黄芪益气固表，桂枝、白芍调和营卫，温通心阳，生姜、大枣温中补虚，饴糖补虚建中，甘草调和诸药。心悸明显者，加龙齿、琥珀安神宁心；低热不退者，加地骨皮、白薇清虚热；

心烦少寐者，加五味子、酸枣仁养心安神；易反复感冒者，加太子参、防风、白术补气固表。

**（五）心气不足**

症状　心悸不安，面色欠华，头晕目眩，短气乏力，动则汗出，夜寐不宁，苔少或苔剥，脉细无力或结代。

证候分析　病久心气不足，心阴受损，心失所养，故心悸不安，短气乏力，脉细无力或结代，苔少。气血受损，不能上荣于面及脑，故面色欠华，头晕目眩。气虚卫表不固，故动则易汗出。

治法　养心固本。

方药　炙甘草汤加减。

本方益气养心。胸闷不舒者，加郁金、枳壳理气宽胸；口干引饮者，加天花粉、石斛养阴生津；肢冷畏寒者，加附子、细辛、黄芪温阳补气。

**（六）气阴两虚**

症状　心悸不宁，活动后尤甚，少气懒言，神疲倦怠，头晕目眩，烦热口渴，夜寐不安，舌光红，脉细数或结代。

证候分析　气虚则心悸，活动后尤甚，少气懒言，神疲倦怠。阴虚则烦热口渴，夜寐不安。

治法　益气养阴。

方药　炙甘草汤合生脉散加减。

两方合用具益气养阴，宁心安神之效。脉急促者，加龙齿、紫石英、珍珠母重镇安神；大便偏干者，加火麻仁、瓜蒌仁、柏子仁润肠通便。

**【其他疗法】**

## 一、经验方

1. 丹参30g，琥珀15g，共研细末。每次3～5g，1日2～3次，开水送服。用于痰瘀互阻证。

2. 党参、黄芪、麦冬、当归、柏子仁、白芍、生地黄、炙甘草各10g，五味子、丹参各6g。1日1剂，水煎服。用于心气不足证。

3. 党参、生黄芪、炒白术、当归、茯神、茯苓各10g，桂枝、远志、薤白、炙甘草各6g。1日1剂，水煎服。用于正虚邪恋证。

## 二、针灸疗法

1. 体针　主穴取心俞、巨阙、间使、神门、血海，配穴取大陵、膏肓、丰隆、内关。用补法，得气后留针30分钟，隔日1次。

2. 耳针　取心、交感、神门、皮质下，隔日1次。或用王不留行子压穴，用橡皮膏固定，每日按压2～3次。

## 三、急重症西医处理

重症患儿急性期用大剂量维生素C静脉滴注，并用三磷酸腺苷、辅酶A、胰岛素、氯化钾溶于10%葡萄糖注射液中静脉滴注，每日或隔日1次。对急性危重病例，可用地塞米松或氢化可的松静脉滴注。出现心力衰竭，可用地高辛或毛花甙丙等强心剂，并加用利尿剂。心源性休克时，除加速静脉滴注大剂量肾上腺皮质激素外，还应及时使用多巴胺、异丙基肾上腺素、尼可刹米（阿拉明）等维持血压，改善微循环。严重心律失常，用心得安等抗心律失常药。

**【预防与调摄】**

1. 注意休息，急性期至少休息到热退后3～4周。避免过度疲劳，不宜作剧烈运动。

2. 多接触阳光，注意天气变化及时添减衣服，防止感冒发生。

3. 饮食宜清淡和富有营养，忌食过于甘肥厚腻及辛辣之品。

4. 仔细观察患儿病情变化，特别是心率、呼吸、面色，一旦发现呼吸急促、面色青紫，应及时抢救。

**【文献摘要】**

《医学正传·怔忡惊悸健忘证》：夫所谓怔忡者，心中惕惕然动摇而不得安静，无时而作者是也。

《医学入门·杂病分类》：怔忡因惊悸久而成，痰在下，火在上故也。

《张氏医通·神志门》：夫悸之证状不齐，总不外於心伤而火动，火郁而生涎也。若夫虚实之分，气血之辨，痰与饮，寒与热，外感六淫，内伤七情，在临证辨之。

**【研究进展】**

辨证分型为主治疗小儿病毒性心肌炎，中药组共40例，年龄5月～14岁，病程10天～10年；西药对照组40例，年龄3月～14岁，病程10天～7年。治疗方法：①病情分期选方：急性期（病程<6个月），证属热毒攻心，予清心解毒方，方由黄连3g，银花6g，板蓝根6g，人工牛黄0.6g组成；恢复期（病程>6个月），证属正虚邪恋，予养阴清热方，方由沙参3g，麦冬3g，黄精3g，蚤休3g组成。②辨证分型选方：气阴两虚型，予气阴双补方，方由太子参3g，玉竹3g，生地3g，炙甘草3g组成；气血两虚型，予气血双补方，方由黄芪6g，当归3g，龙眼肉3g，阿胶3g组成；气滞血瘀型，予活血化瘀方，方由丹参3g，川芎3g，木香2g，当归3g，益母草3g等组成。③辅助检查方：快速心律失常，予养阴宁心安神方，方由苦参3g，北五味3g，远志3g，琥珀0.6g组成；慢速心律失常，予温阳强心安神方，方由人参2g，附子3g，甘松3g，细辛0.6g组成；心功能不全，予强心利水方，方由附子3g，黄芪3g，玉竹3g，葶苈子3g组成。中药组40例患儿根据以上三种选方，分别选出一方，将选出各方组合为一，进行煎服。对照组40例，所用药物为维生素C、肌苷、三磷酸腺苷、辅酶$Q_{10}$等。治疗结果：中药组显效20例（50%），有效12例（30%），无效8例（20%），总有效率为80%；对照组显效8例（20%），有效7例（17.5%），无效25例（62.5%），总有效率为37.5%。中药组疗效比对照组有明显提高（$x^2=15.22$，$P<0.001$）。

马云龙，等：辨证治疗小儿病毒性心肌炎40例临床观察。中医杂志 1984；25(6):25。

## 第二十节 紫 癜

紫癜是小儿常见出血病之一，以血液流溢皮肤、粘膜之下，出现瘀斑、瘀点为主症，多伴鼻衄、齿衄，甚则尿血、便血。好发于学龄儿童，可反复发作。一般经治可愈，预后良好。

古代医籍有类似本症的描述见于血证和斑毒门中。如《诸病源侯论》的斑毒病候，《医学入门》的肌衄,《外科正宗》的葡萄疫,其所描写出的各自症状，与紫癜相符合,其记载的病因病机也与紫癜的外感病因相似,属于血分有热。近几十年来,对紫癜的病因有了进一步的认识,认为发病不仅有外感、血热诸因素,而且与先天肾精不足以及后天脾虚、心肝功能失调有关。

本病证包括西医学所称的过敏性紫癜、血小板减少性紫癜。

**【病因病机】**

紫癜病因有虚实两类,实证为外感时邪,湿热挟毒蕴阻于肌表血分,迫血妄行,外溢于皮肤孔窍;虚证为气血虚弱,络脉失固,脏腑功能不全,血不归经所致。

小儿稚阴稚阳,腠理不密,外感时令之邪,六气皆从火化,蕴郁于皮毛肌肉之间，损伤阳络,血从皮孔外溢,成为紫癜。邪重者,还可伤及阴络,出现便血、尿血等证。若血热妄行,瘀积肠络,可有剧烈腹痛。挟湿留注关节,可有局部青紫肿痛。

因虚而成者,多由先天禀赋不足,肾精亏损,心脾气虚,肝不藏血，或病后虚弱，气血皆亏,而致血不归经,离经之血外溢,全身布发紫癜。人体血生于脾,藏于肝,源于肾而主于心,血在脉中周而复始循环流行,依靠心之推动,脾之统摄，肝之储藏，一旦心、肝、脾功能受阻,血则不循常道而外溢。轻则肌表出血,为斑为瘀,重则吐衄便血。气为血帅,气行血行,血为气之母,血去则气无所依,一脏有病或伤及气血,都会影响血络安宁,外溢则发斑，内溢则为吐衄便血尿血,甚则血瘀气滞,出现腹痛,或气不摄血而致阴竭阳脱。

综上所述,紫癜病机可分为血热、血虚和瘀血,与五脏有密切关系。由血热引起者,多属实证,与外感热毒有关；由血虚引起者,多属虚证,与心、肝、脾、肾有关；若离经之血瘀阻于内,则伴痛、肿诸症。

**【诊断】**

### 一、血小板减少性紫癜

1. 皮肤、粘膜见瘀点、瘀斑,瘀点多为散在针头样大小,四肢、面部多见，颜色或红或青紫,压之不褪色。

2. 可伴有鼻衄、齿衄、尿血、便血等。严重者可并发颅内出血。

3. 血小板计数明显减少,出血时间延长,血块收缩不良。束臂试验阳性。

### 二、过敏性紫癜

1. 发病前有上呼吸道感染,或有服食某些药物、食物诱发病史。

2. 紫癜多见于下肢及臀部，以近关节伸面为多,常两侧对称。多为高出皮面的鲜红或深红色丘疹、红斑,大小不一,压之不褪色。

3. 可伴有鼻衄、齿衄、便血、尿血等症。常有腹痛及关节肿痛等症。

4. 血小板计数,出血、凝血时间,血块收缩时间都正常。

**【辨证论治】**

### 一、辨证要点

1. *辨虚实*　根据起病、病程、紫癜颜色等症状辨虚实。起病急,病程短，紫癜颜色较鲜明者,多属实;起病缓慢,病情反复,病程缠绵,紫癜颜色较淡者,多属虚。

2. 辨轻重 根据出血的程度、部位、伴随症状辨轻重。一般仅有瘀斑、瘀点者病情较轻；除皮肤见瘀斑、瘀点外，伴有尿血、便血、颅内出血或出血量较大，气随血脱者，病情危重。

## 二、治疗原则

血热证治以疏风清热解毒；血虚证治以补气摄血，滋阴凉血；血瘀证治以活血化瘀。

## 三、分证论治

### （一）风热伤络

症状 起病较急，紫癜反复发作，以小腿及臀部为多，颜色较鲜明，伴有瘙痒，或发热，偶有腹痛，关节肿痛，尿血等症，舌红，苔薄黄，脉浮数。

证候分析 风热之邪外感，内窜血络而发为紫癜，风邪善行数变，故伴瘙痒，且反复发作。热为阳邪，故紫癜色泽鲜明。风热与湿邪、瘀血相搏，结于关节，郁于肠间，故关节肿痛，腹痛。风热灼伤下焦血络，故有尿血。

治法 疏风散邪，清热解毒。

方药 连翘败毒散加减。

方中薄荷、防风、牛蒡子疏风散邪，连翘、山栀、黄芩、升麻清热解毒，玄参、桔梗养阴清热利咽，当归、芍药、红花养血活血。腹痛者，加甘草缓急和中；关节肿痛者，加三七、牛膝活血祛瘀；尿血者，加小蓟、白茅根凉血止血。

### （二）血热妄行

症状 起病较急，皮肤出现瘀点或瘀斑，色较鲜红，口臭，口渴，面赤唇红，或伴鼻衄、齿衄、便血、尿血，舌红，苔黄，脉数有力。

证候分析 其证多见于疾病早期，热毒内伏，迫血妄行，渗于肌腠，故有瘀点或瘀斑，色较鲜红。血上出清窍故鼻衄，损伤胃络则齿衄，损伤肠腑则腹痛，灼伤下焦膀胱血络故尿血。

治法 清热解毒，凉血止血。

方药 犀角地黄汤加减。

本方凉血清热。衄血者，加黄芩、白茅根清肺凉血；尿血者，加小蓟、血余炭、旱莲草凉血止血；腹痛便血者，加生大黄凉血解毒；出血过多，突然出现面色苍白，四肢厥冷，汗出脉微等气阳衰脱证者，急予生脉散、独参汤或参附汤救治。

### （三）气不摄血

症状 发病缓慢，病程较长，紫癜反复发作，瘀斑、瘀点颜色淡紫，面色少华，神疲气短，食欲不振，头晕心悸，舌淡，苔薄，脉细无力。

证候分析 久病不愈，脾虚不能统血，故皮肤紫癜反复发作。气血不足，故神疲气短，面色少华。气血不足，血瘀脉络，故斑点淡紫。血虚心失所养，故心悸。

治法 健脾养心，益气摄血。

方药 归脾汤加减。

本方健脾益气摄血。血出不止者，加云南白药、茜根炭、炮姜炭、仙鹤草、蒲黄炭活血止血；神倦肢软，四肢欠温，畏寒恶风，腰膝痠软，面色晄白无华者，加鹿茸、淡苁蓉、巴戟天温肾补阳。瘀斑、瘀点较多，舌紫黯者，加丹参、三七、红花活血祛瘀。

**（四）阴虚火旺**

症状　紫癜时发时止，伴鼻衄、齿衄迁延不愈。或有低热，盗汗，心烦少寐，大便干燥，小便黄赤，舌光红，苔少，脉细数。

证候分析　阴虚火旺，虚火灼络，络脉受损，故紫癜时发时止。伤及阳络则齿衄、鼻衄。虚火内炽，故心烦少寐，便秘溲赤。舌光红，苔少，脉细数，为虚火内炽之象。

治法　滋阴降火，凉血止血。

方药　大补阴丸加减。

方中熟地、龟版滋阴潜阳制虚火，黄柏、知母清相火，猪脊髓、蜂蜜填精润燥。鼻衄、齿衄者，加丹皮、茅根、旱莲草凉血止血；低热者，加银柴胡、地骨皮清虚热。

**（五）气滞血瘀**

症状　病程缠绵，出血反复不止，皮肤紫癜色暗，面色晦暗，腹痛剧烈，舌黯红或紫或边有紫斑，苔薄白，脉细涩。

证候分析　大量出血致离经之血凝结瘀滞，故紫癜色暗。瘀阻肠络，故腹部剧痛，面色晦暗，舌紫或有紫斑，脉细涩，为气滞血瘀之象。

治法　理气化瘀，活血止血。

方药　桃仁汤加减。

方中桃仁、当归、虻虫、水蛭活血消瘀，大黄、芒硝攻下瘀积，桂心温阳散寒。腹痛者，加白芍、甘草、延胡索理气缓急止痛；气虚者，加党参、黄芪补脾益气；尿血者，加白茅根凉血止血；瘀斑久不消者，加三七粉或云南白药活血祛瘀。

## 【其他疗法】

### 一、中成药

1. 乌鸡白凤丸　每次半丸，1日2次。用于气不摄血及阴虚火旺证。
2. 宁血糖浆　每次5～10ml，1日3次。用于气不摄血证。
3. 止血片　每次2～3片，1日3次。用于紫癜见鼻衄、尿血、便血者。

### 二、经验方

银花、蒲公英、紫花地丁各15g，土茯苓30g，丹参、赤芍、蝉蜕、防风、泽泻各9g，白鲜皮、地肤子、萆薢各12g，白芷、生甘草各6g。1日1剂，水煎服。用于风热伤络证。

### 三、外治疗法

山栀末少许塞两侧鼻孔，用于紫癜见鼻出血者。

### 四、急重证西医处理

出血严重或疑有颅内出血者，应积极采取各种止血措施。选用止血敏、安特诺新（安络血）等止血剂肌内注射或静脉滴注。出血量多者应输新鲜血。危重出血患儿宜用氢化可的松静脉滴入，待症状好转后改用泼尼松（强的松）口服。用激素和其他免疫抑制剂治疗无效的血小板减少性紫癜患儿,急性危重出血者或长期(半年～1年)反复严重出血者,可考虑行脾切除术。

【预防与调摄】

1. 积极参加锻炼,增强体质,提高抗病能力。

2. 积极寻找引起本病的各种原因,防治各种感染性疾病。不吃容易引起紫癜的食物和药物。

3. 急性期或出血量多时,卧床休息,限制患儿活动,消除紧张情绪。大出血者,绝对卧床休息。避免外伤跌扑碰撞,以免引起出血。

【文献摘要】

《证治准绳·疡医》:夫紫癜风者,由皮肤生紫点,搔之皮起,而不痒痛者是也。此皆风湿邪气客於腠理,与气血相搏,致营卫否涩,风冷在於肌肉之间,故令色紫也。

《外科正宗·葡萄疫》:葡萄疫,其患多生小儿,感受四时不正之气,郁于皮肤不散,结成大小青紫斑点,色若葡萄,发在遍体头面,乃为腑症。

## 第二十一节　夏　季　热

夏季热是婴幼儿时期的一种特有疾病,以入夏长期发热,口渴多饮,多尿,汗闭为特征。因其发病于夏季,故名夏季热。多见于3岁以下小儿,我国东南及中南地区多见,发病季节多集中在6、7、8三个月,与气候有密切关系,气温愈高,发热愈重,秋凉之后,症状多能自行消退。有的患儿可连续发病数年,而次年发病的症状一般较上一年为轻,病程也较短。本病预后多为良好。

古代医籍中无此病名记载。近代名医徐小圃通过对本病的长期观察,提出上实下虚是其主要病机,创温下清上汤治疗本病。据其发病季节和证候特征,于50年代初正式使用夏季热这一病名。

【病因病机】

发病原因内为体质虚弱,外为夏季暑热亢盛,机体不耐暑气熏蒸。

小儿感受暑气,蕴于肺胃,灼伤肺胃之津,津亏内热炽盛,故发热,口渴多饮。暑易伤气,气虚下陷,气不化水,则水液下趋膀胱而出现多尿。肺津为暑热所伤,肺主皮毛,司开合,化源不足,水液无以敷布,肌腠闭塞,故少汗或汗闭。

汗与小便同属阴津,异物同源,汗闭则尿多,尿多则津伤,津伤则饮水自救,因而形成汗闭,口渴多饮,多尿的证候。

暑热伤津、伤气,小儿体质各异,疾病的发生与转归各有不同,疾病初起,暑热多伤津伤气,而易出现肺胃气阴两伤证。疾病迁延,或素体脾肾虚弱,外为暑气熏蒸,内则真阳不足,而易出现热淫于上,阳虚于下的“上盛下虚”证。

本病发生于夏季,无一般暑邪致病而入营入血的传变规律。

本病西医学称暑热症。

【诊断】

1. 好发于2～5岁之体弱儿童及弱智儿。

2. 夏季发病,发病率随气温升高而增加。多见于我国南方地区。

3．入夏以后，长期发热，伴有口渴多饮，多尿，无汗或少汗为主症。

4．发热随气温降低或在阴凉环境下能自行缓解。

5．体征及实验室检查无特殊异常。

**【鉴别诊断】**

1．*暑邪感冒* 除发热症状外，伴咽痛，鼻塞，咳嗽，无口渴多饮，少尿症状。

2．*疰夏* 一般不发热，或有低热，食欲不振，精神倦怠，无汗闭，口渴多饮，多尿症状。

**【辨证论治】**

## 一、辨证要点

1．*辨证型* 发热持续不退，气温愈高发热愈盛，伴烦躁不安为暑伤肺胃；身热不扬，朝盛暮衰，精神不振，下肢欠温为上盛下虚。

2．*辨虚实* 但发热，口渴多饮，纳食如常为实证；发热口渴多饮，纳呆食少，四肢倦怠，尿多清长为虚证。

## 二、治疗原则

以清暑益气为主要治疗原则，上实下虚者温下清上，伴脾虚者佐以健脾化湿。

## 三、分证论治

### （一）暑伤肺胃

症状 发热持续不退，热势多午后升高，稽留不退，气温越高，身热亦越高，口渴引饮，无汗或少汗，肌肤干燥，饮食如常或纳呆食少，四肢乏力，神倦，多尿，舌红，苔薄黄，脉数。

证候分析 小儿体质虚弱，暑热亢盛，不耐暑气熏蒸，暑蕴肺胃，耗伤气阴，故发热，口渴多饮，无汗或少汗。暑伤气，气不化水故多尿。内热炽盛，心神不宁则烦躁。脾气不足，故神倦食少。舌红，苔黄，脉数，为暑热内蕴之象。

治法 清暑益气。

方药 王氏清暑益气汤加减。

本方清暑养阴益气。纳呆食少，神倦者，加麦芽、白术健脾消食；烦躁明显者，加莲子心、竹叶心清心安神。

### （二）上盛下虚

症状 发热日久不退，朝盛暮衰，口渴多饮，尿多清长，甚则频数无度，无汗或少汗，虚烦不安，倦怠思睡，面色苍白，下肢欠温，大便溏薄，舌淡，苔薄，脉沉细。

证候分析 本证多见于体禀虚弱，疾病后期。命门火衰，不能温养脾土，故面色苍白，精神倦怠，下肢欠温，大便溏薄。暑气为患，阴液必耗，心火易旺，故虚烦不宁。

治法 温下清上。

方药 温下清上汤加减。

方中附子温肾阳，黄连清心火，磁石潜阳，补骨脂、菟丝子、桑螵蛸、白莲须、覆盆子温肾固涩，天花粉、蛤粉清热生津止渴。心烦口渴，舌红赤者，加莲子心、玄参清心除烦；口渴不止，小便清长者，也可用白虎加人参汤合金匮肾气丸治疗。

**【其他疗法】**

### 一、中成药

生脉饮口服液　每次 5ml，1 日 3 次。用于暑伤肺胃证。

### 二、经验方

1. 蚕茧 20 只，红枣 20 只。1 日 1 剂，煎水代茶饮。用于暑伤肺胃或上盛下虚证。

2. 荷叶、西瓜翠衣各 5g，地骨皮、生地各 3g，大枣、五味子各 2g。1 日 1 剂，水煎待冷后滤取药液，加白糖少量，频频饮服。用于暑伤肺胃证。

**【预防与调摄】**

1. 患儿居室保持空气流通，清洁凉爽。使用电风扇或空调时，风力要柔和适度，以免受凉。

2. 饮食宜清淡，富有营养。

3. 注意小儿体温变化，常用温水洗浴，可帮助发汗降温。

## 第二十二节　汗　　证

汗证是指不正常出汗的一种病证，以全身或局部无故出汗很多，甚至大汗淋漓为特征。多发生于 5 岁以下小儿。汗为人体阴津所化，受卫气控制调节，小儿由于形气未充，腠理疏薄，如衣着过厚，喂奶过急，或剧烈运动，都较成人容易出汗，如无其他症状，不属病态。本病证预后良好。

小儿汗证有自汗、盗汗之分。睡中出汗，醒即汗止者，称盗汗；不分寤寐，无故汗出者，称自汗。盗汗多属阴虚，自汗多为阳虚，但小儿汗证往往自汗、盗汗并见，故在辨别其阴虚、阳虚属性时，还应参考其他证候。

本节汗证主要指小儿无故自汗、盗汗，其由温热病引起的出汗，或属重急病阴竭阳脱，亡阳大汗者，都不在此列。

**【病因病机】**

汗证的病因病机主要为表虚不固，营卫不和，气阴两虚。

表虚不固，卫外不密是汗证最常见的原因之一。小儿脏腑娇嫩，形气未充，腠理不密，容易出汗。如为先天禀赋不足，后天脾胃失调，肺气虚弱，都可引起自汗或盗汗。肺主皮毛，脾主肌肉，肺脾气虚，表虚不固，故汗出不止。

营卫失调，腠理不密也是小儿汗证主要原因。营卫为水谷之精气，化生血脉，行于经隧之中为营气，其不循经络而直达肌表，充实于皮毛分肉之间为卫气，故有营行脉中，卫行脉外之论述。正常状态下，营卫之行不失常度，若小儿营卫之气生成不足，或受疾病影响，或病后护理不当，营卫失和，致营气不能内守而敛藏，卫气不能卫外而固密，则津液从皮毛外泄，成为汗证。

气阴两虚，阴虚火旺在小儿汗证中也较常见。大多继发于热病或久病、重病之后，元气既虚，阴液亦伤，虚火内炽，迫津外泄而为汗。肺主一身之气，汗为心液，多指心肺气阴不足，动则汗出不止。

脾胃湿热，蒸迫汗出，在临床上也属常见。多由饮食甘肥厚腻，甘能助湿，肥能生热，蕴阻脾胃；或长夏湿土司令，脾湿内生，郁而化热；或因食积阻脾，积而不化，生湿生热。湿热郁蒸，外泄肌表而致汗出。

由此可见，小儿汗证的发病机制有虚有实，虚证不外元气虚弱，气阴两伤，营卫不和；实证则由脾胃湿热积滞，蕴郁交蒸所引起。

**【诊断】**

1. 小儿在安静状态下，全身或局部汗出很多。
2. 寐则汗出，醒时汗止者称盗汗，不分寤寐而出汗者称自汗。
3. 除外传染病、风湿热、结核病等引起的出汗。

**【辨证论治】**

## 一、辨证要点

本证需辨虚实。自汗或盗汗，全身皆有，头部、肩背为主，平素容易感冒，食欲不振者，多为表虚、营卫不和之虚证；汗出色黄，头部为主，齐颈而还，或四肢为多，形体壮实，大便干结者，多为脾胃湿热郁蒸的实证。

## 二、治疗原则

汗证以虚为主，补虚是其基本治疗原则。气虚不固者益气固表，营卫不和者调和营卫，气阴两虚者益气滋阴，脾胃湿热者清化湿热。除内服药外，尚可配合脐疗等外治疗法。

## 三、分证论治

**（一）表虚不固**

症状　全身自汗或盗汗，动则益甚，面色少华，肢端欠温，少气乏力，食欲不振，平时容易感冒。舌淡，苔少，脉细弱。

证候分析　阳主卫外而固密，气虚不足，卫表不固，津液不藏，故自汗出。动则气耗，故汗出更甚。气阳不固，卫外不密，外邪侵入可致反复感冒。神倦乏力，舌淡也为气阳不足之象。

治法　益气固表。

方药　玉屏风散合牡蛎散加减 。

玉屏风散重用黄芪益气固表，白术健脾益气，防风走表御风；牡蛎散中牡蛎敛阴止汗，浮小麦养心敛汗，麻黄根收涩止汗。若汗出不止者，每晚睡前用龙骨、牡蛎粉外扑敛汗。

**（二）营卫不和**

症状　自汗为主。汗出遍身，微寒怕风，不发热或伴低热，精神疲倦，胃纳不振，舌淡红，苔薄白，脉缓。

证候分析　多为表虚者，病后正气未复，营卫失和，卫气不能外固，营阴不能内守，津液无以固敛，故汗出遍身，微寒怕风，或伴低热，汗出过多。肺脾受损，故精神疲倦，胃纳不振。舌淡红，苔薄，脉缓，为营卫失和之象。

治法　调和营卫。

方药　黄芪桂枝五物汤加减。

方中黄芪益气固表，桂枝温经通阳，芍药护阴收敛，调和营卫，生姜、大枣补益中气。若汗出不止者，加浮小麦养心敛汗，龙骨、牡蛎潜阳敛阴；神倦，面色少华者，加党参、山药健脾益气；伴口渴，尿黄，虚烦不眠者，加石斛、酸枣仁、柏子仁养阴安神。

**（三）气阴两虚**

症状　以盗汗为主，伴自汗，形体消瘦，汗出较多，神萎不振，心烦少寐，寐后汗多，或伴低热，口干，手足心灼热，哭声无力，口唇淡红，舌淡，苔少或苔剥，脉细弱或细数。

证候分析　多见于急病、久病、重病之后失于调养，或素体气阴两虚，故形体消瘦。气虚不能敛阴，阴虚易生内热，迫津外泄，故汗出较多。汗为心液，汗出则心血暗耗，血虚则心神不宁，故神萎不振，心烦少寐，寐后汗多，或伴低热。气阴亏损，故哭声无力。口唇淡红，舌淡，脉细弱，为气血不足之象。苔少或苔剥，脉细数，为阴亏之症。

治法　益气养阴。

方药　生脉散加减。

本方益气生津。精神困顿，食少不眠，不时汗出，面色无华者，去麦冬，加黄芪、白术、茯苓益气健脾固表；盗汗，口干心烦，阴虚火旺者，加生地、玄参、黄连、丹皮滋阴降火；口唇淡红，舌嫩淡者，加当归、远志、龙骨、牡蛎、浮小麦益气养心，敛阴止汗。

**（四）脾胃湿热**

症状　自汗或盗汗，以头部或四肢为多，汗渍色黄，口臭，口渴不欲饮，大便干结，小便黄短，舌红，苔腻，脉滑数。

证候分析　脾胃湿热蕴积，热迫津液外泄，故自汗或盗汗。头为诸阳之会，脾主四肢，故头部或四肢汗出较多。湿热内蕴，故口渴不欲饮。舌红，苔腻，脉滑数，为湿热之象。

治法　清热泻脾。

方药　泻黄散加减。

方中石膏、山栀清泄脾胃积热，防风疏散伏热，藿香化湿和中，甘草调和诸药。尿少，苔黄腻者，加滑石、车前草清热利湿；汗渍色黄甚者，加茵陈、佩兰清热化湿。

## 【其他疗法】

### 一、中成药

1. 玉屏风口服液　每次1支，1日2次。用于表虚不固证。
2. 生脉饮口服液　每次1支，1日2次。用于气阴两虚证。

### 二、经验方

1. 牡蛎、黄芪、生地黄各30g，共研细末，每次3～6g，1日2次，口服。用于表虚不固与气阴两虚证。
2. 浮小麦、麻黄根各15g，凤凰衣10g，1日1剂，水煎服。用于各类汗证。
3. 碧桃干10g，糯稻根15g，红枣10枚，1日1剂，水煎服。用于各类汗证。

### 三、外治疗法

1. 五倍子粉适量，温水或醋调成糊状，每晚临睡前敷脐中，用橡皮膏固定。用于盗汗。
2. 龙骨、牡蛎粉适量，每晚睡前外扑，治自汗、盗汗，汗出不止者。

**【预防与调摄】**

1．加强体格锻炼，增强小儿体质。注意饮食调理，合理喂养，纠正偏食、挑食等不良饮食习惯。

2．积极治疗各种急、慢性疾病，并注意病后调理。

3．患儿勤换衣被，保持皮肤清洁与干燥。避免直接吹风，慎用辛散药物。

4．汗出过多致津伤气耗者，应补充水分及易消化而营养丰富的食物。

**【文献摘要】**

《幼科类粹·诸汗门》：夫汗者，心之所藏，在内为血，发外者为汗。盖汗乃心之液，故人之气血平则宁，偏则病。经云：阴虚阳必凑，则发热而自汗；阳虚而阴必乘，则发厥而自汗，皆由阴阳偏胜而致也。小儿血气嫩弱，肤腠未密，若厚衣温暖，熏蒸脏腑，脏腑生热，热搏於心，为邪所胜，故液不能内藏，熏出肌肤，则为盗汗也。又或伤於冷热，冷热交争，阴阳不顺，津液走泄，亦令睡中汗自出。

《医宗金鉴·幼科杂病心法要诀》：表虚濈濈自汗，玉屏风散主之。若恶寒冷，阳气虚也，桂枝汤加附子固之。阳明里实，蒸蒸自汗，用白虎汤清之。便秘者，以调胃承气汤攻之……盗汗有二，虚实两分。心虚者，阴气不敛也，睡则多惊，以酸枣仁汤主之；心热者，火伤于阴也，身多烦热，以当归六黄汤主之。

**【研究进展】**

以止汗散外敷治小儿盗汗50例，方法为：郁金粉0.24g，牡蛎粉0.06g，和匀，以米汤适量调和，分为2份，放患儿左右乳中穴，用胶布固定，24小时更换1次，连敷3～4天，设当归六黄汤口服对照组50例，年龄分别为4～7、4～8岁。经治疗止汗散组显效为44例。有效6例，当归六黄汤组显效30例，有效11例，两组之间有非常显著差异（$P<0.01$），止汗散组优于当归六黄汤组。止汗散中郁金凉心热，理气机，健脾胃，牡蛎固涩收敛。乳中穴为足阳明胃经穴，通过经络作用，可健脾胃、益气血、滋阴清热、敛汗固表，使气血充沛，肺卫固密，盗汗乃止。

吴宜澄，等：止汗散外敷治疗小儿盗汗。中医杂志1985；26(6)：10。

# 第三章 时行疾病

## 第一节 麻 疹

麻疹为感受麻毒时邪引起的急性肺系时行病。以发热咳嗽，鼻塞流涕，泪水汪汪，全身发红疹及早期出现麻疹粘膜斑为特征。一年四季都可发病，多流行于冬春季节。好发于儿童，尤以6个月以上，5岁以下小儿为多见。本病传染性很强，在古代属儿科四大要证之一，本世纪60年代以来，我国普遍使用麻疹减毒活疫苗进行预防，其发病率已显著下降，周期性流行的特征已不再存在。若出疹顺利，则预后良好；反之，邪毒炽盛，正不胜邪，可引起逆证、险证。患病后可获终身免疫。

古代医籍有关麻疹的记载颇多，宋代以前麻疹与天花常相提并论，宋代以后才逐渐分开。如《小儿药证直诀·疮疹候》中称麻疹为疮疹，记载了典型症状和治疗方法，并指出有传染性的特点。《小儿斑疹备急方论》始将麻疹与天花分别论述，是诊治小儿麻疹的第一部专书。《证治准绳·幼科》将麻疹分为初热期、见形期、收后期，成为后世分期的基础。《麻科活人全书》将麻疹过程中出现气促、咳喘、鼻翼煽动等症，称为"肺炎喘嗽"，指出是麻疹常见并发症之一。

**【病因病机】**

麻疹的发病原因是由于感受麻毒时邪所致。邪毒从口鼻而入，主要侵犯肺脾两脏。肺主皮毛，脾主肌肉，故疹点隐隐于皮肤之下，磊现于肌肉之间。肺司呼吸，开窍于鼻，早期邪犯肺卫，见发热，咳嗽，喷嚏，流涕等与感冒相似的症状。脾主四末，邪毒入于气分，疹子由里达表，透发于全身，并达于四末。疹透之后，邪随疹泄，麻疹逐渐收没，进入恢复期。由于麻为阳毒，易于化热化火，极易耗伤阴津，故后期常见伤阴之证。

麻疹以外透为顺，内传为逆，若正虚不能托邪外泄，或因邪盛化火内陷，均可导致麻疹透发不顺，形成逆证、险证。如麻毒内陷，邪郁于肺，肺气闭塞，则形成麻毒闭肺；麻毒循经上攻咽喉，而致麻毒攻喉；若麻毒炽盛，内陷心包，犯扰肝木，则可形成毒陷心肝；血分热毒炽盛，皮肤可见紫红色斑丘疹。少数患儿因麻毒内陷，正气不足，阳气外脱，可出现内闭外脱之险证，若损及心阳，则可导致心阳虚衰。此外，麻毒移于大肠，可引起协热下利；毒结阳明，可出现口疮、牙疳；迫血妄行，可导致鼻窍出血。

**【诊断】**

1. 初起有发热，流涕，咳嗽等类似感冒的症状，并有眼红多泪，口腔颊粘膜近臼齿处可见麻疹粘膜斑。发热3～4天后出疹，经3天左右全身皮疹出齐后，发热渐退，疹子渐回。
2. 在流行季节，易感儿有麻疹接触史。
3. 血象可见白细胞总数减少，淋巴细胞比例增高。
4. 麻疹早期口腔粘膜或鼻咽拭子涂片找到多核巨细胞，有助于诊断。

**【鉴别诊断】**

1. 感冒　以发热，咳嗽，流涕，喷嚏为主症，3～5天左右身热退，全身皮肤无红疹，口腔粘膜无麻疹粘膜斑。

2. 见形期与风痧、奶麻、丹痧鉴别 详见丹痧篇四种发疹性疾病鉴别表。

**【辨证论治】**

## 一、辨证要点

1. 辨顺证 身热不甚，常有微汗，神气清爽，咳嗽而不气促。3～4天后开始出疹，先见于耳后发际，渐次延及头面、颈部，而后急速蔓延至胸背腹部、四肢，最后鼻准部及手心、足心都见疹点，疹点色泽红活，分布均匀，无其他合并证候。疹点约在3天内透发完毕，嗣后依次隐没回退，热退咳减，精神转佳，胃纳渐增，渐趋康复。

2. 辨逆证 见形期疹出不畅或疹出即没，或疹色紫暗，并见壮热咳剧，痰声漉漉，呼吸急促，甚则鼻煽胸高，口唇青紫，为并发肺炎喘嗽。若疹色紫黑，形成斑块，舌干绛起刺，为热毒窜入营分、血分。若神昏谵语，惊厥抽风，为热毒内陷心肝。若疹点色淡，面色青灰，四肢厥冷，脉微欲绝，为心阳虚衰。

3. 重视麻毒攻喉早期症状 麻毒攻喉是严重并发症，多见于2～3岁以下小儿，可导致呼吸困难，甚至因喉部梗阻，窒息而死亡。在麻疹见形期或恢复期，如果咳嗽增剧，声音嘶哑，状如犬吠，或有轻微紫绀及气急，应立即处理，并加强观察。

## 二、治疗原则

顺证麻疹的治疗原则为辛凉透表，清热解毒，养阴清热，根据不同阶段分别施治。初热期，辛凉透表，清宣肺卫；见形期，清热解毒，佐以透发；恢复期，养阴生津，清解余邪。逆证麻疹总的治疗原则为清热解毒。麻毒闭肺者，佐以宣肺化痰；热毒攻喉者，佐以利咽消肿；邪陷心肝者，佐以熄风开窍；出现心阳虚衰之险证时，急以温阳固脱。

## 三、分证论治

**顺证**

**（一）初热期** 从开始发热到出疹，3天左右。

症状 起病较急，发热咳嗽，流涕喷嚏，眼睑红赤，泪水汪汪，或微恶寒，小便短赤，大便稀溏，起病2～3天在颊粘膜近臼齿处见微小灰白色麻疹粘膜斑，苔薄白或微黄，脉浮数。

证候分析 麻毒由口鼻而入，首犯肺卫，邪郁于表，肺气不宣，故发热咳嗽，流涕喷嚏。热毒初盛，上熏苗窍，故眼睑红赤，泪水汪汪，口内发出粘膜斑。麻为阳毒，证以热象为主，故小便短赤，苔微黄。

治法 辛凉透表，清宣肺卫。

方药 宣毒发表汤加减。

方中升麻清热解毒透疹，葛根、芫荽发表透疹，荆芥、防风、薄荷疏风解表，连翘清热解毒，前胡、牛蒡子、桔梗、生甘草宣肺利咽，竹叶、木通清热利尿。咽痛蛾肿者，加射干、马勃清利咽喉；壮热阴伤者，加生地、玄参、石斛养阴清热；素体阳虚，无力透疹者，加党参、黄芪、黄精扶正透表；风寒外束，腠理开合失司，影响透疹者，加麻黄、细辛辛温透表。

初热期疹透不畅者，可配合外治法透疹，如用生麻黄、浮萍、芫荽子各15g，西河柳30g，加水煮沸，加入黄酒250g，用软毛巾沾药液，趁热轻擦全身等。

**（二）见形期** 皮疹从见点到透齐，3天左右。

症状 发热不退，咳嗽加剧，疹点先见于耳后、发际，渐及头面、胸背、腹部、四肢，最后手足心与鼻准部见疹，即为出齐。疹点初起细小而稀，渐次加密，疹色先红后暗红，触之稍觉碍手，伴烦躁，嗜睡，口渴，小便黄赤，或大便稀软，舌红，苔黄，脉洪数。

证候分析 麻毒内传，肺胃热盛，故高热，烦渴，尿赤，舌红。肺气不宣，故咳嗽不止。肺移热于大肠，故大便稀软。疹毒入营，血分有热，故疹色暗红。麻疹现形于外，透发按时完成，为麻毒外透顺利之兆。

治法 清热解毒，佐以透发。

方药 清解透表汤加减。

方中银花、连翘、桑叶、菊花清热解毒，西河柳、葛根、蝉蜕、牛蒡子发表透疹，升麻清热解毒透疹，紫草根清热凉血。疹点紫暗，融合成片者，加赤芍、丹皮、生地黄清热凉血；咳嗽痰黄粘者，加黄芩、鱼腥草、杏仁清肺化痰止咳；壮热烦渴者，加生石膏、山栀、知母清热泻火；齿衄、鼻衄者，加藕节炭、白茅根凉血止血。

**（三）恢复期** 从疹点透齐至没收，3天左右。

症状 发热渐退，咳嗽减轻，胃纳与精神好转，疹点依次渐回，疹退处皮肤呈糠状脱屑，留有色素沉着，舌红，苔薄净，脉细软或细数。

证候分析 麻疹透发完毕，麻毒已透，故疹点依次渐回。邪退正复，故胃纳与精神好转。热退阴津损伤，故皮肤脱屑，舌红，苔薄净，脉细。

治法 养阴生津，清解余邪。

方药 沙参麦冬汤加减。

本方养阴生津，清解余邪。大便干结者，加火麻仁、全瓜蒌润肠通便；低热不退者，加银柴胡、地骨皮、白薇清退虚热；纳谷不馨者，加山药、谷芽、麦芽健脾开胃。

**逆证**

**（一）麻毒闭肺**

症状 高热烦躁，咳嗽气促，鼻翼煽动，喉间痰鸣，疹点紫暗或隐没，甚则面色青灰，口唇紫绀，舌红，苔薄黄或黄腻，脉数。

证候分析 麻毒炽盛，疹毒不得透发，闭郁于肺，故高热烦躁，咳嗽气促，鼻翼煽动。气滞血瘀，血流不畅。故面色青灰，口唇紫绀。邪热内盛，故舌红，苔黄，脉数。

治法 清热解毒，宣肺化痰。

方药 麻杏石甘汤加减。

本方清热宣肺，化痰平喘。咳剧痰多者，加川贝母、竹沥、天竹黄清肺化痰；咳嗽气促者，加苏子、葶苈子降气平喘；口唇紫绀者，加丹参、红花活血化瘀；痰黄热盛者，加黄芩、鱼腥草、胆南星清肺化痰。

**（二）热毒攻喉**

症状 身热不退，咽喉肿痛，咳声重浊，状如犬吠，喉间痰鸣，甚则吸气困难，胸高胁陷，面色发紫，烦躁不安，舌红，苔黄腻，脉滑数。

证候分析 咽喉为肺胃之通道，肺胃热毒循经上攻咽喉，故咽喉肿痛，咳声重浊。热毒内盛，故身热不退，苔黄腻，脉滑数。毒聚咽喉，气道受阻，故吸气困难，胸胁凹陷。气滞血瘀，故面色发紫。

治法 清热解毒，利咽消肿。

方药 清咽下痰汤加减。

方中玄参、射干、牛蒡子、桔梗、甘草清热养阴，化痰利咽；瓜蒌、川贝母化痰散结；马兜铃清肺降气；荆芥疏邪透疹。大便干结者，加生大黄、芒硝清热泻火通腑；咽喉肿痛者，加六神丸清热利咽。若出现喉梗阻吸气困难时，应采取综合措施，必要时作气管切开。

**（三）邪陷心肝**

症状 高热不退，烦躁谵妄，皮肤疹点密集成片，色泽紫暗，甚则神昏，抽搐，舌红绛起刺，苔黄糙，脉数。

证候分析 邪毒内盛，化热化火，内陷心包，故高热，谵妄，甚至神昏。热毒炽盛，引动肝风，故抽搐。疹毒入营入血，血分热盛，故皮疹密集，色紫暗。

治法 清热解毒，熄风开窍。

方药 清营汤加减。

本方清营凉血。高热，神昏，抽搐者，加紫雪丹清热解毒，镇痉开窍；痰涎壅盛者，加石菖蒲、鲜竹沥清热化痰开窍；大便干结者，加生大黄、芒硝清热通腑。

## 【其他疗法】

### 一、经验方

1．蒲公英、大青叶各 500g，加工制成浓缩液 750ml。每次3～5ml，1 日 3 次，口服。用于麻毒闭肺证。

2．鲜芦根、鲜茅根、鲜石斛各 30g，煎汤代茶。用于恢复期。

### 二、外治疗法

1．苏叶、浮萍各 15g，西河柳 30g，加水煮沸，用毛巾沾药液擦周身。用于见形期。

2．葱白 30g，煎汤趁热熏洗头面。用于见形期。

## 【预防与调摄】

### 一、预防

1．麻疹流行期间，易感儿童不去公共场所，减少感染机会。患儿隔离至出疹后 5 天，并发肺炎者，延长隔离至出疹后 10 天。

2．凡接触麻疹的易感儿童，应予隔离，不能进入幼托机构，需观察 21 天，曾注射丙种球蛋白预防者，需留检 28 天。易感儿童应按计划接种麻疹减毒活疫苗。

### 二、调摄

1．卧室空气要流通，但勿使患儿直接吹风。室内空气保持一定湿度。出疹期患儿避免强光刺眼。

2．患儿衣着冷暖适宜，保持口腔、眼、鼻清洁。

3．注意补充水分，饮食富有营养而易于消化。发热期不宜食油腻和有刺激性的食物。

## 【文献摘要】

《麻科活人全书·麻疹骨髓赋》：初则发热，有类伤寒，眼胞肿而泪不止，鼻喷嚏而涕不干，咳嗽，少食，作渴发烦。以火照之，隐隐于皮肤之内；以手摸之，磊磊于肌肉之间。其形似疥，其色若丹。出现三日，渐收为安。随出随收，喘急相干。无咳无汗，隐伏之端。根窠若肿兮，麻而兼瘾；皮肤如赤兮，疹尤夹斑；似锦而明兮，不药而愈；如煤之黑兮，百无一痊。此麻疹之顺逆，须临证以详观。

《医宗金鉴·痘疹心法要诀》：凡麻疹出，贵透彻，宜先用表发，使毒尽达于肌表。若过用寒凉，冰伏毒热，则必不能出透，多致毒气内攻，喘闷而毙。至若已出透者，又当用清利之品，使内无余热，以免疹后诸证。且麻疹属阳热，甚则阴分受伤，血为所耗，故没后须以养血为主，可保万全。

《证治准绳·幼科》：麻疹初出，全类伤风，发热咳嗽，鼻塞面肿，涕唾稠粘，全是肺经之证。有未传泄利者，有一起即兼泄利者。肺与大肠相表里，表里俱病也。

**【研究进展】**

以中医辨证论治方法治疗119例麻疹肺炎。其中男性69例，女性50例，年龄最小为5个月，最大的为10岁，以1～4岁最多。辨证分四型：肺闭型治以辛凉开肺，火毒型治以清热解毒，内闭型治以清营开窍，闭脱型治以开肺回阳。其中肺闭型及火毒型共97例，占本组病例81.6%。肺闭型以加味麻杏石甘汤辛凉重剂为主。夹表邪或透疹期间，加豆豉、浮萍、薄荷、牛蒡子等；伴里热伤阴者，与加减竹叶石膏汤同用；痰热阻络，可加用猴枣散、玉枢丹、化痰散（自制方：青礞石、鹅管石、月石、川贝母等）；苔黄腻，大便不通，加万应保赤散、牛黄夺命散等；肺闭而有紫绀者，加桃仁、赤芍、降香、红花、丹皮等。肺闭实证伴正不胜邪脱证者，用五虎汤加人参、附子、龙齿、牡蛎、磁石等。对火毒型的证治，以黄连解毒汤合竹叶石膏汤为主，若阴伤者，配合三鲜汤（鲜沙参、鲜生地、鲜石斛）。对偏于毒邪炽盛的火毒型患儿，可在三黄石膏汤中重用大青叶、板蓝根、地丁草等；若疹色明显暗紫，加紫草、丹皮、赤芍等；出现神志昏迷，甚则惊厥，内闭已成，加安宫牛黄丸、羚羊钩藤饮等。治疗结果，119例中痊愈57例，好转47例，自动出院及转院7例，救治无效而死亡者8例。总有效率为87.4%。

南京中医学院附属医院儿科：119例麻疹肺炎治疗小结。中医杂志1965；(2)：9。

**附 奶麻**

奶麻是婴幼儿时期一种急性出疹性疾病。以突然高热，持续3～4天后体温骤降，同时出疹为特征。一年四季都可发病，多见于冬春两季，发病年龄多为2岁以下小儿，尤以1岁以内婴儿发病率最高，而6个月以内小儿很少发病。患病后可获持久免疫力，很少两次得病。本病西医学称幼儿急疹。

本病在古代一些麻科专书中已有辨析。如《麻科活人全书·正麻奶麻风隐不同》中说："奶麻者……不可认作时行麻疹，妄用汤剂。"由于本病皮疹形似麻疹，故又称"假麻"。

本病病因为感受风热时邪，病机为邪郁肌表，与气血相搏，外泄肌肤所致。本病起病急骤，体温在39～40℃左右，持续不退，一般情况良好，偶有轻微流涕，咳嗽，咽红，多数仅见发热，精神烦躁。发热持续3～4天，体温骤降至正常，热退时或热退后数小时则全身发出玫瑰红色皮疹，以躯干为多，头面、颈部及四肢较少。皮疹发出后1～2天内消退，无脱皮屑及色素沉着。

奶麻的治疗原则，出疹前为疏散风热，方选桑菊饮、银翘散加减。热退后，皮疹发出，病已渐入痊愈之境，一般只需加强护理，不必因有皮疹而多施药物，可煎服菊花、竹叶、鲜芦根、鲜石斛等轻清之剂，以清热生津。发热期间应多饮开水，饮食以流质或半流质为宜。体温较高者及时退热，以防高热抽搐。

## 第二节 风 痧

风痧是感受风热时邪引起的急性肺系时行疾病。以轻度发热，咳嗽，皮肤出现淡红色斑丘疹，耳后及枕部臖核肿大为特征。一年四季都可发病，常在冬春引起流行。多发生于1～5岁小儿，病后可获持久性免疫。预后一般良好，恢复较快。但邪热炽盛，也可内传气营或迫伤营血而导致重证。孕妇妊娠早期患本病，可传给胎儿，导致流产、死胎，或引起先天性心脏病、白内障、智能低下等，影响胎儿正常发育。

古代医籍有关风痧的记载不多。《素问》中的“隐轸”，《金匮要略》等书所载的“隐疹”，可能包括本病在内。到清代一些儿科与麻疹专书中，对本病渐有较明确的记载，如《幼科直言》中称本病为“风疹”，认为是感受风热而发，《麻科活人全书》也指出本病不属麻疹，因感风热，客于脾肺两脏所致。

本病西医学称风疹。

**【病因病机】**

病因为感受风热时邪，主要病机为邪毒与气血相搏，外泄肌肤所致。

风热时邪从口鼻而入，郁于肺卫，蕴于肌腠，与气血相搏，邪毒外泄，发于皮肤所致。邪轻病浅，一般只伤肺卫，故可见恶风，发热，咳嗽，流涕等症，皮疹色泽浅红，分布均匀。若邪毒炽盛，内传入里，燔灼气营，或迫伤营血，则可见壮热，烦渴，尿赤，便秘等症，皮疹鲜红或深红，疹点分布较密。邪毒与气血相搏，阻滞于少阳经络，则发为耳后及枕后臖核肿大。本病邪毒外泄，疹点透发之后，即热退而解。

**【诊断】**

1. 患儿有风痧接触史。
2. 初起类似感冒，发热1～2天后，皮肤出现淡红色斑丘疹，1天后布满全身，出疹1～2天后，发热渐退，疹点逐渐隐退。疹退后无脱皮屑及色素沉着。
3. 耳后及枕部臖核肿大。

**【鉴别诊断】**

与麻疹、奶麻、丹痧鉴别，详见丹痧篇四种发疹性疾病鉴别表。

**【辨证论治】**

### 一、辨证要点

本病辨证要点主要是辨轻重。轻微发热，精神安宁，疹色淡红，分布均匀，病程在3～4天之内者为轻；壮热烦渴，疹色鲜红或紫暗，分布密集，出疹持续5～7天才见消退，病程较长者为重。

### 二、治疗原则

治疗原则为疏风清热解毒。邪郁在表者，治以疏风清热；邪毒内盛者，治以清热解毒。少数入营犯血者，治以清营凉血。

## 三、分证论治

**（一）邪郁在表**

症状 发热，恶风，喷嚏，流涕，咳嗽，纳呆，痧色浅红，先起于头面，继则及于躯干及四肢，分布均匀，稀疏细小，2～3天消退，有瘙痒感，耳后及枕部臀核肿大，舌偏红，苔薄黄，脉浮数。

证候分析 感风热时邪，邪郁在表，病在肺卫，故发热，恶风，咳嗽，流涕，脉浮数。邪热与气血相搏，外泄肌肤，故发为红痧。邪热与气血相搏，郁于少阳经络，故臀核肿大。风盛血燥，则皮肤瘙痒。

治法 疏风清热。

方药 银翘散加减。

本方疏风清热。耳后与枕部臀核肿大压痛者，加蒲公英、夏枯草清热解毒散结；咽部肿痛者，加大青叶、板蓝根清热解毒利咽；皮肤瘙痒者，加赤芍、丹皮、蝉蜕凉血祛风止痒。

**（二）邪毒内盛**

症状 壮热，口渴，烦躁不宁，痧色鲜红或紫暗，痧点较密，小便短赤，大便秘结，舌红，苔黄糙，脉洪数。

证候分析 邪热炽盛，内传入里，燔灼气分，故高热，口渴，烦躁。风热时邪内灼营分，血热较盛，故痧色鲜红或暗紫，痧点较密。

治法 清热解毒。

方药 透疹凉解汤加减。

方中桑叶、菊花、薄荷、牛蒡子、蝉蜕疏风清热，连翘、黄连、紫花地丁清热解毒，赤芍、红花凉营活血。口渴甚者，加天花粉、鲜芦根清热生津；大便秘结者，加生大黄、芒硝泻火通腑；痧色暗紫而密者，加生地黄、丹皮、紫草清热凉血；纳呆食少者，加神曲、谷芽消导开胃。

少数患儿，邪毒内传，迫伤营血，痧色深赤紫暗，病情较重者，除用清营汤清营解毒，凉血养阴外，并可加用紫雪丹、牛黄清心丸清心开窍，泄热解毒，以防邪陷心肝。

**【其他疗法】**

## 一、中成药

1. 板蓝根冲剂 每次1包，1日3次，开水冲服。用于邪郁在表证。
2. 牛黄解毒片 每次2片，1日3次，开水送服。用于邪毒内盛证。

## 二、外治疗法

花生油50g，煮沸后稍冷加入薄荷叶30g，完全冷却后过滤去渣。外涂皮肤痒处，有止痒作用。

**【预防与调摄】**

1. 发现风痧病儿，应立即隔离，隔离至出疹后5天。

2. 风痧流行期间，不带易感儿童去公共场所，避免与风痧患儿接触。保护孕妇，尤其妊娠初期2～3个月内，避免接触风痧患儿。

3. 患儿卧床休息，避免直接吹风，防止受凉后复感新邪，加重病情。发热期间，多饮开水。饮食宜清淡和容易消化，不吃煎炸与油腻之物。

4. 防止搔破皮肤，引起感染。

**【文献摘要】**

《诸病源候论·风瘙隐胗候》：小儿因汗解脱衣裳，风入腠理，与血气相搏，结聚起，相连成隐胗，风气止在腠理，浮浅，其势微，故不肿不痛，但成隐胗瘙痒耳。

《幼科直言·痧症》：一种妳痧风疹，此类感风热而出，乃皮肤小疾，服疏风清热之药即愈，不在此痧症中论也。

《麻科活人全书·正麻奶麻风瘾不同》：若风瘾者，亦有似于麻子，乃发在幼孩甫生一月、半周、一岁之间，时值天气炎热，感风热而作，此不由于胎毒，乃皮肤小疾，感风热客于脾肺二家所致，不在正麻之列。

《痧麻明辨·痧附候》：风痧……皆缘感受风热而发，药宜清凉解表，更当审天时寒暑而施之，自无误矣。

## 第三节 丹 痧

丹痧又称喉痧、疫痧、烂喉丹痧，是因感受痧毒疫疠之邪所引起的急性肺系时行疾病。以发热，咽喉肿痛或伴腐烂，猩红色皮疹，杨梅舌，疹后脱皮为特征。一年四季都可发病，但主要发生在冬春两季。任何年龄均可发病，尤以3～7岁小儿多见。痧毒疫疠之邪由口鼻侵入，病势较急骤，并常可引起流行。预后多较良好，但也可在病程中或病后并发心悸、水肿、痹证等。

早在《金匮要略》中已有"阳毒"的记载，所述的证候与本病十分相似。丹痧这一病名，较早见于清代顾玉峰所著《丹痧阐介》一书，在《烂喉丹痧论》中，因本病有咽喉肿烂一症，称烂喉丹痧。《丁甘仁医案》附叶天士烂喉痧医案中记载："雍正癸丑年间以来，有烂喉痧一症，发于冬春之际，不分老幼，遍相传染。发则壮热烦渴，痹密肌红，宛如锦纹，咽喉疼痛肿烂，一团火热内炽。"指出丹痧是一种具有强烈传染性的疾病。

本病西医学称猩红热。

**【病因病机】**

发病原因为感受痧毒疫疠之邪，乘时令不正，寒暖不调，邪从口鼻侵入人体，蕴于肺胃二经。

病之初起，邪束于表，正邪分争而壮热骤起，咽喉为肺胃之门户，咽通于胃，喉通于肺，痧毒内侵，咽喉首当其冲，邪毒蒸腾，熏灼咽喉，导致咽部红肿糜烂。肺主皮毛，胃主肌肉，痧毒之邪，内蕴肺胃，外泄肌表，邪毒布散于体内三焦，全身透发出密集皮疹。舌为心之苗，邪毒内灼，心火独盛，加之热耗阴津，故舌生红刺，舌光无苔，状如杨梅。邪毒进一步化火入里，传入气营，或内逼营血，痧疹色泽转红紫或见瘀点，还可见壮热烦渴，神昏谵语，舌紫绛等。痧毒疫疠之邪，以外透为顺，内陷为逆，若邪毒炽盛，内陷心肝，则可出现抽搐，昏迷等重症。而邪从火化，又最易伤阴耗津，故病之后期可见肺胃阴伤之证。

此外，在病程中或恢复期，因邪毒炽盛而伤及心气时，则可导致心悸之证。若邪毒未清，流窜筋骨关节，可引起骨节痹痛和红肿灼热。烂喉丹痧余邪未清，内归脾肺肾，水液通调失职，气化不及州都，导致水湿内停，外溢肌表则可酿成水肿。

**【诊断】**

1. 可有接触史,接触后潜伏1～7天发病。

2. 起病急,突然高热,咽峡焮红疼痛,并伴乳蛾红肿、白腐。

3. 起病12～24小时内,颈、胸、背、腹等处皮肤弥漫性发红,有细小稍隆起鲜红色皮疹,迅速蔓延全身。肘前、腋下等皮肤折皱处皮疹密集成线状。面部发红,环口苍白圈,并见杨梅舌。

4. 血象 白细胞总数及中性粒细胞增高。咽拭培养有A组$\beta$型溶血性链球菌生长。

**【鉴别诊断】**

1. *麻疹、风痧、奶麻、丹痧* 鉴别见下表。

四种发疹性疾病鉴别表

| | 麻 疹 | 风 痧 | 奶 麻 | 丹 痧 |
|---|---|---|---|---|
| 发热与出疹关系 | 发热3～4天出疹;出疹时发热更高 | 发热1/2～1天出疹 | 发热3～4天,热退出疹 | 发热数小时～1天出疹 |
| 初期症状 | 发热,咳嗽流涕,泪水汪汪 | 发热,咳嗽流涕,枕后臀核肿大 | 突然高热,一般情况好 | 发热,咽痛红肿、糜烂 |
| 皮疹特点 | 暗红色斑丘疹,疹间有正常皮肤,发疹有一定顺序,约3天左右出齐 | 淡粉红色斑丘疹,较麻疹为稀少,发疹无一定顺序,24小时后布满全身 | 呈玫瑰红色的斑丘疹,较麻疹细小,发疹无一定顺序,24小时布满全身 | 鲜红点状,密集成片,皮疹先见颈、胸、腋下,继而遍及全身,颜面部潮红,而无皮疹,2～3天遍及全身 |
| 特殊体征 | 麻疹粘膜斑 | 无 | 无 | 口唇周围苍白圈,杨梅舌,皮肤皱折处呈线状疹 |
| 恢复期 | 麦麸状脱屑,有色素沉着 | 无脱屑及色素沉着 | 无脱屑及色素沉着 | 可有脱皮,无色素沉着 |

2. *药疹* 有用药史,皮疹呈多形性,分布不匀,无杨梅舌和咽喉烂肿,无脱皮,停药后疹退。

**【辨证论治】**

## 一、辨证要点

1. *辨轻重* 发热有汗,痧色红润,外透顺利为轻证;壮热无汗,痧隐神昏,痧色深紫挟有瘀点瘀斑,喉烂气秽为重证。

2. *辨病程* 病之初期,邪在肺卫,以发热,恶寒,咽肿痛为主症。痧点透出,热毒已盛,则壮热,烦渴,舌光红起刺。病之后期,邪衰正虚,阴津已损,则口渴,唇燥,皮肤脱屑,舌红少津。

## 二、治疗原则

治疗原则为清热解毒,凉血利咽。初起邪侵肺卫,治以辛凉透表,清热利咽;邪毒深入,病在气营,治以清气凉营,泻火解毒;痧后伤阴,或余毒未清,治以养阴清热,生津增液。病程中如见变证,心悸者佐以清心宁神,惊搐者佐以开窍凉肝。

## 三、分证论治

**(一)邪侵肺卫**

症状 发热骤起,头痛,恶寒,灼热无汗,或伴呕吐,咽部红肿疼痛,常影响吞咽,或乳蛾红肿，上有白腐，上颚有粟粒样红疹，皮肤潮红，丹痧隐隐，舌红，苔薄白或薄黄，脉浮数有力。

证候分析　痧毒疫疠之邪入侵肺胃，初起在表，故发热，恶寒，头痛，无汗。咽喉为肺胃之通道，邪毒内蕴，循经上熏，故咽部红肿疼痛，乳蛾红肿白腐；痧毒之邪，内迫血络，渐由肌表外泄，故皮肤潮红，丹痧隐隐欲现。

治法　辛凉宣透，清热利咽。

方药　解肌透痧汤加减。

方中荆芥、蝉蜕、浮萍、豆豉、葛根疏风解肌透表，射干、牛蒡子、马勃、桔梗、甘草清热利咽，连翘、僵蚕清热解毒，竹茹清胃止呕，桔梗配前胡宣肺化痰。乳蛾红肿者，加土牛膝根、板蓝根清咽解毒；颈部臖核肿痛者，加夏枯草、紫花地丁清热软坚化痰；汗出不畅者，加防风、薄荷祛风发表。

**（二）毒在气营**

症状　壮热不解，面赤，口渴，咽喉肿痛，伴糜烂白腐，皮疹密布，色红如丹，甚则色紫如斑点。疹由颈、胸开始，继则弥漫全身，压之退色，见疹后的1～2天舌红起刺，苔黄糙，3～4天后舌光红起刺，苔剥脱，状如杨梅，脉数有力。

证候分析　邪在气营，毒从外泄，故壮热，烦渴，咽喉肿痛糜烂，透发丹痧。初透时邪热在气，苔黄糙。如毒热化火，内迫营血，则疹色紫暗或如瘀点。津液被劫，胃阴已耗，故舌光红起刺，状如杨梅。脉数有力，为邪毒内盛之象。

治法　清气凉营，泻火解毒。

方药　凉营清气汤加减。

方中水牛角、赤芍、丹皮、生石膏、黄连清气凉营，泻火解毒；鲜生地黄、鲜石斛、鲜芦根、鲜竹叶、玄参、连翘甘寒清热，护阴生津。丹痧布而不透，壮热无汗者，加淡豆豉、浮萍表散透邪；苔糙，便秘者，加生大黄、芒硝通腑泻火；若邪毒内陷心肝，出现神昏，抽搐等，可选用紫雪丹、安宫牛黄丸清心开窍；热毒甚者，用清开灵注射液、双黄连注射液静脉滴注清热解毒。

**（三）疹后阴伤**

症状　丹痧布齐后1～2天，身热渐退，咽部糜烂疼痛减轻，见低热，唇口干燥，或伴有干咳，食欲不振，舌红少津，苔剥脱，脉细稍数。

证候分析　痧毒外透，壮热耗阴，阴虚则内热，故低热留恋。疹后肺胃阴津耗伤，故口干，唇燥，干咳，舌红少津。

治法　养阴生津，清热润喉。

方药　沙参麦冬汤加减。

本方养阴生津。口干，舌红少津明显者，加玄参、生地、芦根养阴生津润喉；大便干结者，加知母、火麻仁清肠润燥。

**【其他疗法】**

## 一、中成药

1. 三黄片　每次2～3片，1日3次，开水送服。用于毒在气营证。
2. 五福化毒丸　每次1丸，1日2次，开水送服。用于毒在气营证。

### 二、经验方

1. 大青叶、板蓝根、土牛膝各 15g。水煎服，1 日 1 剂。用于邪侵肺卫证。

2. 穿心莲 15g，生甘草 5g。水煎服，1 日 1 剂。用于毒在气营证。

### 三、外治疗法

可选用锡类散、冰硼散、珠黄散、双料喉风散吹喉，1 日 2～3 次，治疗咽肿腐烂。

### 四、针灸疗法

主穴取风池、天柱、曲池、合谷、少商、委中，配穴取内庭、膈俞、三阴交、身柱。针刺用泻法，不留针，1 日 1 次。少商穴可用三棱针点刺出血。

**【预防与调摄】**

### 一、预防

1. 本病流行时，不带小儿去公共场所。冬春两季小儿外出，提倡戴口罩。

2. 及时隔离患儿，隔离至接受治疗后 7 天方能解除。密切接触的易感儿童，隔离观察 7～12 天。发现患儿的场所及病室，用食醋蒸汽消毒。

### 二、调摄

1. 病室内空气要流通，但避免直接吹风。

2. 保证患儿充分休息，高热期间，需卧床休息。多饮开水，饮食以流质或半流质为宜。

3. 注意皮肤与口腔清洁，用淡盐开水或一枝黄花煎液含漱，1 日 2～3 次。

**【文献摘要】**

《金匮要略·百合狐惑阴阳毒病脉证治》：阳毒之为病，面赤斑斑如锦文，咽喉痛，唾脓血。

《证治准绳·伤寒》：阳毒伤寒，服药不效，斑烂皮肤，手足皮俱脱，身如涂朱，眼珠如火，躁渴欲死，脉洪大而有力，昏不知人，宜三黄石膏汤主之，或升麻栀子汤吐之。

《临证指南医案·疫》：疫疠秽邪，从口鼻吸受，分布三焦，弥漫神识，不是风寒客邪，亦非停滞里症。故发散消导，即犯劫津之戒，与伤寒六经大不相同。今喉痛，丹疹，舌如朱，神躁暮昏，上受秽邪，逆走膻中，当清血络，以防结闭，然必大用解毒，以驱其秽。

《丁甘仁医案·附喉痧症治概要》：独称时疫烂喉痧痧者何也？因此症发于夏秋者少，冬春者多，乃冬不藏精，冬应寒而反温，春犹寒禁，春应温而反冷，经所谓非其时而有其气，酿成疫疠之邪也。邪从口鼻入于肺胃，咽喉为肺胃之门户，暴寒束于外，疫毒郁于内，蒸腾肺胃两经，厥少之火，乘势上亢，于是发为烂喉痧痧也。

## 第四节 水 痘

水痘又称水疱、水花、水疮，是由外感时行邪毒引起的急性发疹性时行疾病。以发热，皮肤粘膜上分批出现丘疹、疱疹、结痂为特征。全年均可发病，主要发生在冬春两季。任何年龄均可发生，以1～6岁小儿多见。本病传染性强，容易引起流行。预后一般良好，愈后皮肤不留瘢痕。患病后可获终身免疫。

古代医籍对本病论述较多，在《小儿药证直诀》中虽然没有明确作出水痘与天花的区别，但已提出水疱病名及其传染性。《小儿卫生总微论方·疮疹论》中明确提出了水痘病名："其疮皮薄，如水泡，破即易干者，谓之水痘。"《证治准绳·幼科》指出："小儿痘疮，有正痘（天花）与水痘之不同。"《痧麻明辨》进一步对水痘与水赤痘在证候上作了辨别。

**【病因病机】**

病因为外感时行邪毒，邪毒由口鼻而入，蕴郁于肺，故见发热，流涕，轻微咳嗽等肺卫症状。病邪深入，郁于肺脾，肺主皮毛，脾主肌肉，时邪与内湿相搏，外透于肌表，则发为水痘。少数患儿因素体虚弱，加之调护不当，邪盛正衰，湿热炽盛，内犯气营，可见疱疹稠密，色泽红赤紫暗，壮热口渴，神志昏糊，甚则抽搐。

**【诊断】**

1. 初起有发热，流涕，咳嗽，不思饮食等症，发热大多不高。发热一二天内，头面、发际及全身其他部位出现红色斑丘疹，以躯干较多，四肢部位较少。疹点出现后，很快变为疱疹，呈椭圆形，大小不一，内含水液，周围红晕，疱空薄易破，常伴瘙痒，继则结成痂盖脱落，不留疤痕。

2. 皮疹分批出现，此起彼落，在同一时期，丘疹、疱疹、干痂并见。

3. 起病2～3周前有水痘接触史。

**【鉴别诊断】**

1. *脓疱疮* 多见于面部及四肢，分布局限，初为疱疹，很快成为脓疱。以夏天炎热季节多见。

2. *水疥* 即丘疹样荨麻疹，好发于下肢伸面，呈风团样丘疹，疹上可有针尖大小水泡，扪之坚实，不易破损，不结痂，伴有瘙痒，多反复发作。

**【辨证论治】**

## 一、辨证要点

1. *辨轻重* 以发热不高，流涕，咳少，疹小如绿豆，色红润，内含水液清亮者为轻；壮热烦渴，皮疹根盘红晕范围较大，疱浆混浊，甚至神昏，抽搐者为重。

2. *辨皮疹分布* 邪浅证轻，皮疹分布稀疏，躯干较多，四肢稀少；毒热炽盛，皮疹形大，分布稠密，口、眼、鼻等处粘膜也有疱疹发出。

## 二、治疗原则

治疗以清热解毒利湿为总的原则。轻证以肺卫受邪为主，治以疏风清热解毒，佐以利湿；重证气营受累，治以清热凉营，解毒渗湿。对邪毒内陷之变证，当治以清热解毒，镇痉开窍。

## 三、分证论治

**（一）风热轻证**

症状 发热轻微，鼻塞流涕，咳嗽，喷嚏，起病后1～2天出疹，此起彼落，斑丘疹、疱疹、痂盖可同时并见，疹色红润，疱浆清亮，分布稀疏，以躯干为多，苔薄白，脉浮数。

证候分析 外感时行邪毒，伤于肺卫，故发热，咳嗽，流涕等。肺主皮毛，脾主肌肉，正气抗邪外出，时邪夹湿透于肌表，故水痘显露，疹色红润，疱浆清亮。

治法 疏风清热，利湿解毒。

方药 大连翘汤加减。

方中连翘、黄芩、山栀清热解毒，荆芥穗、防风、柴胡疏风解表，瞿麦、木通、车前子、滑石化湿利水，当归、赤芍、紫草活血凉营，蝉蜕祛风止痒，甘草调和诸药。咳嗽有痰者，加杏仁、浙贝母宣肺化痰；咽喉疼痛者，加板蓝根、僵蚕清热解毒利咽；头痛者，加菊花、蔓荆子疏风清热止痛。

**（二）热毒重证**

症状 壮热不退，烦躁不安，口渴欲饮，面红目赤，水痘分布较密，根盘红晕显著，疹色紫暗，疱浆混浊，大便干结，小便黄赤，舌红或红绛，苔黄糙而干，脉洪数。

证候分析 热毒炽盛，故壮热烦渴，小便黄赤。邪毒内传气营，与内湿之邪相搏，透发于外，故水痘分布较密，疹色紫暗，疱浆混浊。邪热上熏口及目，则口舌生疮，两眼充血，牙龈肿痛。热盛伤津，则大便干结。

治法 清热凉营，解毒渗湿。

方药 清胃解毒汤加减。

方中升麻透疹清热，石膏清气泄热，黄芩、黄连清热解毒，生地黄、丹皮凉血清热。疹色暗紫，疱浆混浊者，加紫草、山栀、木通清热凉营渗湿；口唇干燥，津液受损者，加麦冬、石斛养阴生津；口舌生疮，大便干结者，加生大黄、全瓜蒌泻火通腑。

发疹过程中，疱疹已消退，出现壮热不退，神志模糊，口渴烦躁，甚则昏迷、抽搐，此为邪毒炽盛，内陷心肝之变证，由于症情危重，应积极救治。可予清瘟败毒饮加减，清热解毒，凉血泻火，并吞服紫雪丹、安宫牛黄丸、至宝丹等镇痉开窍之品。

**【其他疗法】**

## 一、中成药

1. 板蓝根冲剂 每次 1 包，1 日 3 次，开水冲服。用于风热轻证。
2. 银翘解毒丸 每次 1 丸，1 日 3 次，芦根汤或开水送服。用于风热轻证。
3. 牛黄解毒片 每次 2 片，1 日 3 次，开水送服。用于热毒重证。

## 二、经验方

蜡梅花 5g，连翘、银花、菊花、赤芍、木通、紫花地丁各 9g，板蓝根 15g，蝉蜕、甘草各3g，黄连 1.5g。水煎服，1 日 1 剂。用于热毒重证。

## 三、外治疗法

1. 苦参、芒硝各 30g，浮萍 15g，煎水外洗，1 日 2 次。用于水痘皮疹较密，瘙痒明显者。
2. 青黛散麻油调后外敷，1 日 1 次。用于疱疹破溃，焮红化脓者。
3. 锡类散、冰硼散、珠黄散，任选 1 种吹口，1 日 2～3 次。用于口内粘膜水疱破溃成溃疡者。

**【预防与调摄】**

## 一、预防

1. 水痘传染性很强，发现患儿应立即隔离，直至全部疱疹结痂。

2. 水痘流行期间，未患过水痘的小儿少去公共场所。接触水痘患儿后，应留检 3 周。被患者呼吸道分泌物或皮疹内容物污染的被服及用具，应利用曝晒、煮沸、紫外线照射等方法消毒。

## 二、调摄

1. 室内空气要流通，注意避风寒，防止复感外邪。

2. 患病期间宜给易消化及营养丰富的饮食，忌油腻及姜椒辣物，多饮开水，或用红萝卜、荸荠、甘蔗等煎水代茶。

3. 勿使搔破皮肤，以防继发感染。若抓破有感染，可用绵茧散、青黛散撒布患处，或用2%龙胆紫液外涂。

4. 患儿禁用肾上腺皮质激素，正在应用激素的患儿应立即减量或停用。

**【文献摘要】**

《小儿药证直诀·脉证治法》：其疮出有五名，肝为水疱，以泪出如水，其色青小。肺为脓疱，如涕稠浊，色白而大。心为斑，主心血，色赤而小，次于水疱。脾为疹，小次斑疮，其主裹血，故赤色黄浅也。

《证治准绳·幼科》：小儿痘疮，有正痘与水痘之不同……其疮皮薄如水泡，破即易干，而出无渐次，白色或淡红，冷冷有水浆者，谓之水痘。

《幼幼集成·水痘露丹证治》：水痘似正痘，外候面红唇赤，眼光如水……身热二三日而出，明净如水泡，形如小豆，皮薄，痂结中心，圆晕更少，易出易靥。温之则痂难落而成烂疮，切忌姜椒辣物，并沐浴冷水，犯之则成姜疥水肿。

《医宗金鉴·痘疹心法要诀》：水痘发于脾肺二经，由湿热而成也。初起与大痘相似，面赤唇红，眼光如水，咳嗽喷嚏，唾涕稠粘，身热二三日而始出，其形尖圆而大，内含清水，易胀易靥，不作脓浆。初起荆防败毒散主之，继以加味导赤散治之。

# 第五节 痄 腮

痄腮是因感受风温邪毒，壅阻少阳经脉引起的时行疾病。以发热，耳下腮部漫肿疼痛为特征。一年四季都可发生，冬春两季较易流行。好发于 3～5 岁的小儿，由于相互传染，容易在幼儿园及小学低年级儿童群体中流行。本病预后良好，患病后如调摄得当，治疗合理，能很快痊愈。若素体虚弱，邪毒炽盛，正不胜邪，可内陷厥阴，导致昏迷、痉厥变证，年长儿还会合并毒窜少腹，出现少腹疼痛、睾丸肿痛等。患病后可获终身免疫。

痄腮的病名首见于金代，《疮疡经验全书·痄腮毒》说："此毒受在牙根耳聤，通于肝肾，气血不流，壅滞颊腮，此是风毒症"。指出了痄腮的病因和病机特点。明代《外科正宗·痄腮》进一步阐明："痄腮乃风热湿痰所生，有冬温后天时不正感发传染者多，两腮肿痛，初发寒热。”并提出内服柴胡葛根汤，外敷如意金黄散的治疗方法。由于痄腮颊部肿胀如蛙腹，或如颃鹚颈部，古人又有“虾蟆瘟”、“颃鹚瘟”之称。

本病西医学称流行性腮腺炎。

**【病因病机】**

病因为感受风温邪毒，主要病机为邪毒壅阻少阳经脉，与气血相搏，凝滞耳下腮部。

风温邪毒从肌表口鼻而入，侵犯足少阳胆经，胆经起于眼外眦，经耳前耳后下行于身之两侧，终止于两足无名指端。少阳受邪，毒热循经上攻腮颊，与气血相搏，气滞血郁，运行不畅，凝滞腮颊，故局部漫肿、疼痛。热甚化火，出现高热不退，烦躁头痛。经脉失和，机关不利，故张口咀嚼困难。

足少阳胆经与足厥阴肝经互为表里，热毒炽盛，正气不支，邪陷厥阴，扰动肝风，蒙蔽心包，可出现高热不退，抽痉，昏迷等症。

足厥阴肝经循少腹络阴器，邪毒引睾窜腹，则可伴有睾丸肿胀、疼痛或少腹疼痛。肝气乘脾，还可出现上腹疼痛等症。

**【诊断】**

1. 初病时可有发热，1～2 天后，以耳垂为中心漫肿，边缘不清，皮色不红，压之疼痛或有弹性，通常先发于一侧，继发于另一侧。

2. 腮腺管口可见红肿，腮腺肿胀约经 4～5 天开始消退，整个病程约 1～2 周。

3. 发病前 2～3 周有痄腮接触史。

4. 血象　白细胞总数正常或降低，淋巴细胞相对增多。

5. 并发脑膜炎或脑炎者，脑脊液检查压力增高，细胞数增加，可达$(50\sim500)\times10^6/L$，以淋巴细胞为主，氯化物、糖正常，蛋白轻度增高。

6. 尿、血淀粉酶增高。

**【鉴别诊断】**

1. *痰毒*　以颌下疼痛，可扪及花生或鸽蛋大的肿块，边缘较清楚，有触痛为主症。发病无季节性，无传染性。

2. *发颐*　是以面颊肿胀疼痛，表皮泛红，腮腺化脓为主证。多为一侧肿痛，无传染性，常继发于伤寒、温病等之后。

**【辨证论治】**

## 一、辨证要点

1. *辨轻重*　无发热或发热不甚，腮肿轻微，无明显张口困难为轻证；高热不退，腮肿明显，胀痛拒按，张口困难者为重证。

2. *辨常证变证*　虽有发热腮肿，但神识清楚，无抽风，无睾丸肿痛及少腹痛为常证；高热不退，神昏，反复抽风，或睾丸肿痛，少腹疼痛为变证。

## 二、治疗原则

治疗原则为清热解毒，消肿散结。病初温毒在表，需配合疏风解表。毒陷厥阴者，佐以熄风开窍；毒窜少腹者，佐以清肝泻火，活血止痛。治疗过程中应结合外治疗法。

## 三、分证论治

### 常证

#### （一）温毒在表

症状 轻微发热恶寒，1～2天后一侧腮部肿胀、疼痛，继则另一侧腮部也肿，或两侧腮部同时肿胀、疼痛，边缘不清，触之痛甚，咀嚼不便，或伴头痛，咽痛，纳少，舌红，苔薄白或淡黄，脉浮数。

证候分析 风温邪毒从口鼻而入，病邪在表，故发热恶寒。邪郁少阳经脉，与气血相搏，凝滞耳下腮部，故腮部肿胀疼痛。经脉受阻，关节不利，故咀嚼不便。邪毒上扰清阳，故头痛。邪扰脾胃则纳少。

治法 疏风清热，散结消肿。

方药 柴胡葛根汤加减。

方中柴胡、葛根疏风清热，黄芩、连翘清热解毒，石膏、牛蒡子、桔梗、甘草清热利咽，升麻散热解毒。腮部肿痛者，加夏枯草散结消肿；发热无汗者，加荆芥、薄荷疏风解表。

#### （二）热毒蕴结

症状 高热不退，多见两侧腮部肿胀疼痛，坚硬拒按，张口、咀嚼困难，烦躁不安，口渴引饮，或伴头痛，呕吐，咽部红肿，食欲不振，尿少黄赤，舌红，苔黄，脉滑数。

证候分析 热毒炽盛故高热不退。邪毒蕴结足少阳经，经脉受阻，故张口、咀嚼困难，腮部肿痛。邪热内扰则烦躁不安。热毒内扰脾胃则呕吐。热邪伤津则口渴引饮。

治法 清热解毒，散结消肿。

方药 普济消毒饮加减。

方中黄芩、黄连、连翘、板蓝根、升麻清热解毒；柴胡、牛蒡子、马勃、玄参、桔梗、薄荷、甘草清热利咽，消肿；陈皮理气，疏通壅滞；僵蚕解毒通络泻火。腮部肿胀疼痛甚者，加夏枯草、海藻软坚散结；热甚者，加生石膏，知母清热泻火；大便秘结者，加大黄、芒硝通腑泄热；呕吐者，加竹茹清胃止呕。

### 变证

#### （一）邪陷心肝

症状 高热不退，神昏，嗜睡，项强，反复抽风，腮部肿胀疼痛，坚硬拒按，头痛，呕吐，舌红，苔黄，脉洪数。

证候分析 邪毒内陷心营，扰动肝风故神昏，嗜睡，反复抽风，高热不退。邪毒上扰清阳故头痛。胃失和降故呕吐。舌红，苔黄，脉洪数，为热毒炽盛之象。

治法 清热解毒，熄风开窍。

方药 凉营清气汤加减。

方中山栀、黄连、连翘、生甘草清热解毒，水牛角、生地黄、生石膏、丹皮、赤芍清热凉营，竹叶、玄参、芦根清热生津，薄荷辛凉透表。配合紫雪丹、至宝丹清热镇惊，熄风开窍。热甚者，加清开灵注射液或双黄连注射液静脉注射清热解毒；抽风频繁者，加钩藤、僵蚕平肝熄风。

#### （二）毒窜睾腹

症状 腮部肿胀渐消，一侧或两侧睾丸肿胀疼痛，或伴少腹疼痛，痛甚者拒按，舌红，苔薄黄，脉数。

证候分析　足厥阴肝经循少腹络阴器，邪毒内窜厥阴，蕴结不散，故睾丸肿胀疼痛，或少腹疼痛。舌红，苔黄，脉数，为毒邪未散之象。

治法　清肝泻火，活血止痛。

方药　龙胆泻肝汤加减。

本方清泄肝火，活血止痛。睾丸肿甚者，加荔枝核、延胡索理气消肿；伴呕吐者，加玉枢丹降逆止呕。

**【其他疗法】**

## 一、中成药

1. 五福化毒丸　每次1丸，1日2次，开水送服。用于热毒蕴结证。

2. 板蓝根冲剂　每次1包，1日3次，开水冲服。用于温毒在表证。

## 二、外治疗法

1. 大黄4.5g，胡黄连、胆南星各6g，吴茱萸9g。共研细末，以醋或清水调匀，压成饼状，敷贴涌泉穴，纱布覆盖固定，1日1次。

2. 新鲜仙人掌1块，去刺，捣泥或切成薄片，贴患腮，1日1～2次。

3. 青黛粉2g，醋或清水调成糊状，涂患腮，1日2～3次。

4. 紫金锭（即玉枢丹）0.5g或如意金黄散2g，清水调匀后涂患腮，1日2～3次。

5. 赤小豆30g，大黄25g。共研细末，鸡蛋清适量，调成糊状，涂患腮，干则再涂，不拘次数。

## 三、针灸疗法

1. 针刺法　主穴取少商、合谷、商阳，配穴取颊车、风池、大椎。强刺激，捻转进针，不留针，1日1次。

2. 爆灯火疗法　见治疗概要。

**【预防与调摄】**

## 一、预防

1. 痄腮流行期间，易感儿应少去公共场所，以避免传染。

2. 发现患儿应及时隔离治疗，直至腮肿完全消退。有接触史的易感儿童应留观3周，可用板蓝根15～30g煎服，或服板蓝根冲剂，每次1包，1日3次，连服3～5天。

## 二、调摄

1. 患儿发热期间应卧床休息，饮食以流质、半流质为主，忌肥腻、辛辣、坚硬及酸性的食物。

2. 居室空气流通，避免复感外邪。

3. 注意口腔清洁。

**【文献摘要】**

《活幼心书·风毒》：毒气蓄于皮肤，流结而为肿毒……多在腮颊之间或耳根骨节之处。

《疡科心得集·辨鸬鹚瘟耳根痈异证同治论》:夫鸬鹚瘟者,因一时风温偶袭少阳,络脉失和。生于耳下,或发于左,或发于右,或左右齐发。初起形如鸡卵,色白濡肿,状若有脓,按不引指,但痠不痛,微寒微热,重者或憎寒壮热,口干舌腻……此证永不成脓,过一候自能消散。

《温病条辨·上焦篇》:温毒咽痛喉肿,耳前耳后肿,颊肿,面正赤,或喉不痛,但外肿,甚则耳聋,俗名大头温、虾蟆温者,普济消毒饮去柴胡、升麻主之。

## 第六节 顿 咳

顿咳是小儿时期感受时行疠气疫邪引起的肺系时行疾病。以阵发性痉挛性咳嗽,咳后有特殊的吸气性吼声,咯出痰涎而暂停为特征。一年四季均可发生,尤以冬春多见。患病年龄以5岁以下小儿为多,年龄愈小则病情愈重。病程较长,可持续2～3个月以上,无合并症者,一般预后良好。近年来由于积极开展计划免疫保健工作,发病率已大为下降。

顿咳又名"顿呛"、"顿嗽"、"鸬鹚咳"。因其具有传染性,故又称"天哮呛"、"疫咳"。本病在古代医籍中记载颇多。《幼科金针·天哮》指出:"天哮者……若见血面青,饮水无度,吐脓腥臭,喉痹失声,惊痫皆至者,俱为不治"。《诸病源候论·咳嗽病诸候》中已有类似顿咳症状的描述:"肺咳,咳而引颈项而唾涎沫是也……厥阴咳,咳而引舌本是也。"关于治疗用药,《本草纲目拾遗·鸬鹚涎》提出:"治肾咳,俗呼顿呛,从小腹下逆上而咳,连嗽数十声,少住又作,甚或咳发必呕,牵掣两胁,涕泪皆出,连月不愈者,用鸬鹚涎滚水冲服,下咽即止。"而《温病条辨·解儿难》则提出以"千金苇茎汤合葶苈大枣泻肺汤主之"。上述文献记载至今仍有临床参考价值。

本病西医学称百日咳。

**【病因病机】**

病因为外感时行疠气,病机是时行疠气侵肺,夹痰交结气道,致肺失宣肃。

病之初起,其证以肺气失宣的卫表症状为主,与感冒咳嗽相似,且有寒热之不同。继则疫邪化火,痰火胶结,气道阻塞,上逆于肺,咳嗽更甚,以致痉咳阵作,待痰涎吐出,气机稍得通畅,咳嗽暂时缓解。顿咳发作时,因气机失调,除伤及肺气外,常可影响他脏,犯胃则胃失和降,而见呕吐乳食;咳剧,邪伤膀胱、大肠,可致二便失禁。若引动心、肝之火,乘肺则衄血、咯血;肝气横逆则两胁作痛,心主舌本,频咳引动舌下系带,出现溃疡。气逆伤于血络可见目睛出血。病之后期,邪气渐退,正气已虚,出现邪恋正伤的证候。

若婴幼儿体禀不足,肺气娇嫩,痰热壅阻,肺热叶举,可致肺气闭郁,合并咳喘气促之肺炎喘嗽;若痰浊内阻,痰盛生惊,则可致昏迷,抽搐之变证。

**【诊断】**

1. 阵发性痉挛性咳嗽,咳毕有回吼声,舌系带溃疡。咳嗽日渐加重,日轻夜重。病前1～3周内有百日咳接触史。

2. 血象 1周内白细胞增高,可高达(20.0～30.0)×$10^9$/L,淋巴细胞达70%以上。

3. 采用咳喋法可培养出百日咳杆菌,或血培养分离出腺病毒,呼吸道合胞病毒等。

**【鉴别诊断】**

1. 感冒 以发热,鼻塞流涕,咳嗽为主症,无日轻夜重,经治表证解后,咳嗽也渐止。

2. 支气管异物 突然发生阵发性痉咳,白细胞计数不高,有异物吸入史,缺乏其他典型的百日咳症状。

## 【辨证论治】

### 一、辨证要点

1. *辨虚实*　初咳期、痉咳期咳声高亢而响亮，阵咳后有回吼，多为实证；恢复期病程已久，咳声低弱或咳声嘶哑，多为虚证。

2. *辨脏腑*　初咳期、痉咳期病在肺；咳嗽伴呕病在胃；两胁疼痛，目睛红赤病在肝；小便失禁病在肾与膀胱；舌系带溃疡病在心。

### 二、治疗原则

治疗原则是化痰降逆，清热泻肺。化痰降逆应贯穿本病治疗始终。根据本病不同阶段，分别治以宣肺、泻肺、润肺。

### 三、分证论治

**（一）初咳期（早期）**

症状　鼻塞流涕，咳嗽阵作，咳声高亢，2～3 天后咳嗽日渐加剧，日轻夜重，痰稀白，量不多，或痰稠不易咯出，苔薄白或薄黄。为时约 1 周左右。

证候分析　时行疠气初犯肺卫，肺失宣发，肺气上逆，故鼻塞流涕，咳嗽阵作。肺失宣发，引动伏痰，故 2～3 天后咳嗽加剧。时邪挟风寒之邪，则痰稀白，苔薄白。时邪挟痰热之邪，则痰稠不易咯出，苔薄黄。

治法　疏风祛邪，宣肺止咳。

方药　三拗汤加味。

本方解表散寒宣肺。偏风寒者，加苏叶、百部、陈皮辛温发散，理气化痰；偏热者，加黄芩、生石膏清解肺热；痰多色白者，加瓜蒌仁、半夏理气宽胸，化痰止咳；痰黄而粘稠者，加陈胆星、葶苈子、鲜竹沥清化痰热。

**（二）痉咳期（中期）**

症状　一般从发病的第 2 周开始，病程长达 2～6 周。阵发性痉挛性咳嗽持续，日轻夜重，咳后伴有深吸气样鸡鸣声，吐出痰涎及食物后，痉咳得以暂时缓解。情绪激动或闻刺激气味易引起发作。轻症昼夜痉咳 5～6 次，重症多达 40～50 次，伴有目睛红赤，两胁作痛，舌系带溃疡。舌红，苔薄黄，脉数。小婴儿可伴窒息，抽搐，神昏。

证候分析　邪郁化热化火，火热熏肺，炼液为痰，阻塞气道，肺气失肃，痰气交阻，气火上逆，故痉咳频作。痰涎咯出，气道暂得以通畅，故咳嗽暂缓。邪气犯胃，胃失和降，故呕吐。肺病及肝，肝火随之上逆，故目睛出血；肝气横逆则两胁作痛。肺病及心，故舌系带溃疡。小婴儿肺本娇弱，无力咳痰，痰闭气道，呼吸不利，故憋气窒息。痰盛动风，故神昏，抽搐。

治法　泻肺清热，解痉镇咳。

方药　桑白皮汤合葶苈大枣泻肺汤加减。

两方合用清热泻肺镇咳。痉咳频作者，加僵蚕、蜈蚣解痉镇咳；呕吐者，加代赭石、枇杷叶、紫石英降逆止呕；呛咳少痰，舌红者，去黄芩，加北沙参、麦冬润肺止咳；咳血、衄血者，加白茅根、侧柏叶、三七凉血止血；目睛红赤者，加龙胆草清泄肝火；胁痛者，加柴胡、郁金、桃仁疏肝活血。小婴儿发生神昏，抽搐者，按惊风处理。

（三）恢复期（后期）

1. 肺脾气虚

症状 阵发性咳嗽逐渐减少、减轻，咳声低弱，痰白稀薄，神倦乏力，气短懒言，纳差食少，自汗或盗汗，大便不实，舌淡，苔薄白，脉细弱。

证候分析 咳嗽日久，耗伤肺气，肺脾气弱故咳声低弱，气短懒言，自汗或盗汗。脾虚失运故纳差食少，大便不实。舌淡，苔薄白，脉细弱，为肺脾气虚之象。

治法 益气健脾，化痰止咳。

方药 人参五味子汤加减。

方中人参、白术、茯苓、甘草益气补中，健运脾胃；麦冬、五味子益气补肺，生津敛汗。咳嗽甚，有痰者，加川贝母、款冬花、紫菀润肺化痰止咳。

2. 肺阴不足

症状 干咳无痰，或有少许粘稠痰，难以咯出，声音嘶哑，伴低热，午后颧红，烦躁，夜寐不宁，盗汗，舌红，苔少或无苔，脉细数。

证候分析 久咳伤肺，耗劫肺阴，故咽干口渴，干咳无痰，或痰粘稠。阴虚则内热，故午后颧红，盗汗。阴虚火旺，虚火扰心，故烦躁夜寐不宁。舌红，苔少，脉细数，为肺阴不足之象。

治法 滋阴润肺，清化痰热。

方药 沙参麦冬汤加减。

本方养阴润肺，生津润燥。大便干结者，加麻仁、全瓜蒌润燥通便；盗汗甚者，加地骨皮、浮小麦、牡蛎清热敛汗；声音嘶哑者，加木蝴蝶、胖大海、凤凰衣清咽开音。

【其他疗法】

## 一、中成药

1. 羊胆丸 每次2～3g，1日3次。用于初咳期，痉咳期。

2. 二冬膏 每次5～10g，1日2次。用于恢复期肺阴不足。

## 二、经验方

1. 紫皮大蒜头500g，去皮，捣烂，加开水500ml浸泡10小时，过滤去渣，再加糖浆500ml。每次10～20ml，1日3次。用于痉咳期。

2. 白前、百部各10g，白梨（清水洗净，连皮切碎）1个，同煮，加少量白糖，去渣饮汤，1日2～3次，连服5～6天。用于痉咳期。

## 三、外治疗法

1. 紫皮大蒜5～7瓣，去皮，捣成蒜泥，敷贴涌泉穴，纱布覆盖固定，24小时换药1次，连敷4～6次。用于初咳期、痉咳期。

2. 吴茱萸、葶苈子、甘遂、细辛各10g，共研细末，入冰片1g调匀。取10g以鸡蛋清调成糊状，分3份，分别敷贴涌泉（双）、神阙穴，每日换药1次。用于痉咳期。

## 四、针灸疗法

1．体针　主穴取合谷、尺泽、肺俞。配穴取曲池、丰隆、内关。泻法，不留针，1日1次，5次为1疗程。用于痉咳期。

2．刺四缝　见治疗概要。

## 五、推拿疗法

逆运八卦10分钟，退六腑10分钟，推脾经5分钟，揉小横纹10分钟。

**【预防与调摄】**

1．患儿自发病时起隔离40天。患儿应保证充足的睡眠，保持精神愉快。

2．饮食宜清淡，富于营养，忌生冷煎炸食物。

3．保证室内空气流通，阳光充足，避免接触异味、辛辣、烟尘等刺激物。

4．小婴儿阵咳时要抱起，轻拍背部，以防引起窒息。

**【文献摘要】**

《幼科金针·天哮》：夫天哮者，上古之书，从无定见方。今治法亦属混淆，其何故也？盖因时行传染，极难奏效。其症，嗽起连连，而呕吐涎沫，涕泪交流，眼胞浮肿，吐乳鼻血，呕衄睛红。治法降火清金，清痰驱风，以启云抱龙丸主之。若延久，便当保肺清金，以款冬花膏敛不足之金，此大略也。

《医学真传·咳嗽》：咳嗽俗名曰呛，连咳不已，谓之顿呛。顿呛者，一气连呛二三十声，少者十数声，呛则头倾胸曲，甚则手足拘挛，痰从口出，涕泪相随，从膺胸而下应于少腹。大人患此，如同哮喘，小儿患此，谓之时行顿呛。

**【研究进展】**

针刺四缝穴治疗百日咳112例，1日1次，每次1侧手，交替针刺，7次为1疗程，结果痊愈82例，显效21例，无效9例。治疗时间最短为3天，最长14天，平均5天。收效时间有效病例中最快3天，最慢10天，平均5天。据观察，针刺四缝可使血液中红细胞、血红蛋白有所增加，经刺后小儿贪睡，饮食增加，痉咳吼声迅速缓解，痰涎分泌减少，白细胞总数减少，淋巴细胞比例下降。这些可能是针四缝后抑制病原体，消除毒素刺激或中断了发病过程中的某些环节而起了消炎、解痉、除咳、化痰作用。

顾天培：针刺治疗小儿百日咳112例临床观察。中医杂志1983；24(2)：51。

动物实验表明，具有活血化瘀作用的川芎红花注射液（每毫升含川芎1g，红花0.6g，氯化钠9mg）对百日咳菌液所致兔脑水肿，在减轻血脑屏障的损害，降低脑血管的通透性，减少血浆成分从血管渗出有一定作用。

张宝林，等：川芎红花注射液对百日咳菌液所致兔脑水肿的作用。中西医结合杂志1988；8(9)：544。

# 第七节　小儿暑温

小儿暑温是感受暑温邪毒引起的时行疾病，以高热，抽搐，昏迷为主症。发病突然，变化迅速，病程中可发生内闭外脱，呼吸不整而猝然变险。重症常因高热不退，持续抽痉，深度昏迷而留下严重的后遗症，导致终身残疾。发病季节多见于盛夏三伏。好发于10岁以下的小儿，尤以2～6岁最为常见。近年来开展计划免疫，普遍进行预防接种，发病率已明显下降。

小儿暑温一名首见于《温病条辨·上焦篇》，该书记载："小儿暑温，身热卒然痉厥。"指出了本病的病名和证候特点。在其他古代医籍中也有与本病有关的文献记载，如《医宗金鉴·幼科杂病心法要诀》说："小儿暑病有四证，中暑阳邪伤暑阴，暑风攻肝抽搐见，暑厥攻心不识人。"《幼科要略·受热厥逆》中说："夏令受热，昏迷若惊，此为暑厥，即热闭塞孔窍所致。"小儿暑温，尚有"暑风"、"暑痉"、"暑厥"等名称，"暑风"则必见手足搐搦，"暑痉"以见颈强或角弓反张为名，而"暑厥"以兼见手足厥冷为主。

本病西医学称流行性乙型脑炎。

**【病因病机】**

发病因素是由外感暑邪经肌表而入，按卫、气、营、血规律传变。暑邪伤人，易于化热化火，伤津劫液，闭窍动风。由于小儿稚阴稚阳，肤薄神怯，暑邪入侵，犯"卫"则发热头痛无汗，头项强直；入"气"则高热口渴，有汗热不解，头痛剧烈，神倦或烦躁不安；入"营"则心肝俱病，神昏痉厥；入"血"则伤津劫液，耗血动血，吐出咖啡样血液，以及由此而出现呼吸不整，内闭外脱。暑为阳邪，易化热化火，伤人最速，且小儿患病，易虚易实，传变迅速，暑温邪毒引起的病证，往往卫分未解，已传气分，出现卫气同病。气分之热未解，又窜营分，而致气营两燔，甚至营病及血，营血同病。本病临床表现可概括为高热、抽痉、昏迷三大证，亦称热、痰、风三证。热指高热，风指抽痉，痰分有形之痰和无形之痰。有形之痰为喉间痰声漉漉，引起呼吸不整；无形之痰，即痰阻心窍，神志不清。若邪重正虚，或治疗不及时，可出现气息断续，呼吸不整，面色惨白发绀，肢冷脉伏等内闭外脱的险证。若暑邪挟湿，湿性粘滞，暑湿为患，其证病程较长，深度昏迷，并见胸闷，呕吐，泛恶等症。

病至后期，正虚邪恋，表现为余热未尽，身热起伏。或阴虚风动，风痰入络，血不养筋而见抽风不止，肢体强直，吞咽困难。或痰阻心窍，见昏迷不醒或失语，失聪，妄言，谵语。

**【诊断】**

1. 发病大多急骤，初起发热无汗，头痛呕吐，颈项抵抗感或强直，嗜睡或烦躁不安，偶有惊厥。

2. 发病后持续高热，嗜睡，昏迷，惊厥。起病急暴者，可突然出现闭证、脱证。

3. 病程至2周左右，一般可逐渐向愈，但部分重症患儿可有不规则发热，意识障碍，失语，吞咽困难，肢体瘫痪等恢复期症状。

4. 本病有明显季节性，多发生于盛夏季节。

5. 神经系统检查有不同程度的脑膜刺激征及锥体束征等。

6. 血象，白细胞总数一般在发病5天内增高，多数在$(10.0\sim30.0)\times10^9/L$，以中性粒细胞为主。

7. 脑脊液压力增高，细胞计数多在$(50\sim500)\times10^6/L$，、以淋巴细胞为主(早期以中性粒细胞为主)，蛋白稍高，糖与氯化物正常。

8. 补体结合试验、血凝抑制试验，前者大多数2～5周内阳性，后者病后5天呈阳性。

**【鉴别诊断】**

应与疫毒痢鉴别。疫毒痢起病急，突然高热，神昏，惊厥。肛指或温盐水灌肠可见脓血便。大便培养可见痢疾杆菌。

**【辨证论治】**

## 一、辨证要点

1. *辨三闭* 三闭指表闭、腑闭、窍闭。表闭指无汗；腑闭指大便秘结；窍闭指抽搐昏迷，呼吸不整。

2. *辨轻重* 如邪在卫气，皮肤有汗，大便通畅，提示表里疏通，病情较轻；若高热无汗，大便秘结，出现昏迷痉厥，呼吸不整，喉间痰鸣，提示有三闭，病情严重。

3. *辨病程* 按本病的传变规律，初期约1～3天，仅见高热等卫气症状。3～7天进入极期，此时邪在气营，热、痰、风三证俱全。若7天之后抽痉逐渐停止，热降神醒，是为佳兆，可望进入恢复期。若昏迷持续时间长，抽搐不止，则预后较差。少数重症患儿，发病6个月后仍留有意识不清、痴呆、失语、吞咽困难等后遗症，成终生残疾。

## 二、治疗原则

治疗原则以清热、豁痰、开窍、熄风为主。若邪在卫气，宜清暑透表；邪在气营，宜清气凉营，熄风开窍；邪在营血，宜凉血清心，增液潜阳。出现内闭外脱及呼吸不整等险逆证候，则宜开闭救逆，扶正祛邪。

## 三、分证论治

**（一）邪在卫气**

症状 突然发热，微恶风寒或但热不寒，头痛无汗或少汗，口渴引饮，常伴噁心，呕吐，神烦或嗜睡，舌红，苔薄白或黄，脉浮数或滑数。

证候分析 发热为小儿暑温的必有症状，暑邪愈重，发热愈高。由于病变迅速，初起虽有壮热，烦躁，口渴等气分证状，但邪在卫分未解，故有微恶风寒，皮肤灼热无汗等表证。暑邪入里，上扰清空，故头痛，嗜睡，项强。阳明受病，胃失和降或挟湿内阻，故呕吐噁心，苔白腻或微黄。

治法 清热解毒，辛凉透表。

方药 新加香薷饮合白虎汤加减。

新加香薷饮适用于暑邪在表，卫分症状偏重者，具辛凉清暑功效。白虎汤适用于气分热重，具清热泻火生津的功效。表证重者，加荆芥辛温解表；项强者，加葛根清热解肌；高热不退者，加大青叶、板蓝根清热解毒；有汗热不解，嗜睡身重，此属暑邪挟湿，轻者加藿香、佩兰、滑石清暑化湿，重者加苍术、厚朴燥湿除满；腹满便秘，邪热壅结者，加大黄、全瓜蒌通腑泄热或用凉膈散表里双解。

**（二）邪在气营**

症状 高热持续不退，颈项强直，神识模糊或昏迷不醒，烦躁谵妄，四肢抽搐，甚则喉间痰鸣漉漉，呼吸不利，口渴引饮，大便秘结，小便短赤，舌红或舌尖生刺，苔黄糙或灰腻，脉洪数或弦大。

证候分析 暑邪热毒化火入营，气营同病，气分热重表现为高热不退，邪入营分则心肝受病。心主神明，肝主筋，邪入心包，故昏迷不醒。邪入肝经，引动肝风，故反复痉厥。痰随风动，阻塞气道，故喉间痰声漉漉，呼吸不整。无形之痰与热相结，闭阻心窍，故昏迷不醒，此为热、痰、风三证的典型表现。大便秘结，小便短赤，为气分热甚，肠腑燥结，津液被灼之候。舌红绛起刺，苔黄灰腻，则为邪热入营，燥热内结之象。

治法　清气凉营，泻火涤痰。

方药　清瘟败毒饮加减。

此方由白虎汤、犀角地黄汤、黄连解毒汤三方组成，重清气分与营分之热。昏迷狂躁不安者，加紫雪丹、安宫牛黄丸清心开窍，或用醒脑静注射液静脉滴注；清热解毒开窍；抽搐不止者，加羚羊角、石决明、钩藤、全蝎熄风定痉；深度昏迷，苔浊腻，痰浊蕴结者，加苏合香丸及胆南星、天竹黄、石菖蒲、郁金开窍泄浊；喉间痰声漉漉者，加礞石滚痰丸，鲜竹沥涤痰通下；若邪火充斥，热、痰、风三证猖獗，舌红，苔黄糙，脉实有力，此时不论有无便秘腹胀，宜用调胃承气汤以釜底抽薪，急下存阴。

**（三）邪在营血**

症状　见有发热，抽搐，昏迷等营分症状。热势起伏，朝轻暮重，尤以夜间为甚，经常二目上视，瞳孔反应不灵敏，牙关紧闭，颈项强直，四肢抽动或角弓反张，深度昏迷，二便失禁。或有衄血，便血，及呕吐咖啡样血液，舌红绛且干或光滑如镜，舌体卷缩僵硬，苔剥脱，脉沉伏或细数。

证候分析　暑邪深入下焦，损伤真阴，热留血分，故发热不高，夜间热甚。心开窍于舌，心阴亏损或瘀阻舌根，故舌体僵硬。肝开窍于目，肝阴耗损，血不养肝，故两目直视，甚至肢体强急，角弓反张。邪在血分，灼伤血络，故衄血、吐血，大便出血如咖啡样。

治法　凉血清心，增液潜阳。

方药　增液汤合犀角地黄汤加减。

增液汤养阴清热，犀角地黄汤清热解毒，凉血散瘀。抽搐不止者，加牡蛎、珍珠母、钩藤潜阳熄风；昏迷不醒者，加安宫牛黄丸开窍醒神。

**（四）内闭外脱**

症状　高热、昏迷、抽搐猖獗之际，突然面色灰白发绀，大汗淋漓，四肢厥冷，口唇灰暗，呼吸微弱，脉沉细或沉伏欲绝，舌绛。

证候分析　此为小儿暑温的变证，多见于邪在气营，邪在营血阶段，由邪热深陷，正不敌邪，故见内闭外脱之证。内闭表现为高热，抽搐，昏迷。气阳外脱，出现面皖肢厥，脉沉细，甚至气息断续，呼吸浅弱，症情危重。

治法　开闭固脱。

方药　独参汤合至宝丹。

两方合用开闭固脱，内闭以鲜竹沥调至宝丹、安宫牛黄丸鼻饲，或用醒脑静、清开灵注射液静脉滴注；外脱宜以独参汤鼻饲。面皖，肢冷，脉伏者，加附子温补肾阳，或用参附龙牡救逆汤回阳益气，扶正救逆；反复抽搐者，吞服羚羊角粉、止痉散，平肝熄风；呼吸断续不匀，加五味子或生脉注射液静脉滴注以益气养阴。

**（五）邪恋正虚**

小儿暑温一般在 2 周左右能顺利恢复，但部分患儿尤其重危病证，因正虚邪恋，留下恢复期症状，必须及时治疗。

1. 余热未尽

症状　低热或不规则发热，面赤，心烦，盗汗，口干喜饮，小便短少，偶有惊惕，舌红，苔光净，脉细数。或汗出不温，面色㿠白，精神萎软，小便清长，大便稀溏，舌淡嫩，苔薄，脉细而数。

证候分析　余热未尽，故低热起伏不已。暑热伤阴，余邪留恋，故低热，盗汗，口干，尿少，舌红，苔光净。素体气阳不足，营卫不和，故低热往来，面色㿠白，汗出不温，精神萎软，舌淡嫩，脉细数。

治法　养阴清热或调和营卫。

方药　青蒿鳖甲汤或黄芪桂枝五物汤加减。

青蒿鳖甲汤养阴清热。口干引饮者，加石斛、天花粉养阴生津；盗汗者，加白芍、五味子、甘草益气敛汗；惊惕不止者，加珍珠母、钩藤、磁石平肝镇惊。

黄芪桂枝五物汤益气温阳，调和营卫。汗多者，加浮小麦、牡蛎、龙骨敛汗固涩；精神萎靡，食欲不振，大便稀溏者，加太子参、白术、山药益气健脾。

2. 痰蒙清窍

症状　意识不清，或痴呆，失语，失聪；或狂躁不宁，神情烦躁，舌蹇失语，吞咽困难，喉间痰鸣，舌红绛，苔黄腻或无苔。

证候分析　痰蒙清窍的临床表现有痰浊与痰火的不同，痰浊内蒙清窍，症见深度昏迷或如痴呆，痰火内扰心经，则见狂躁不安或虚烦不寐。痰阻舌根，挟内风阻于经络，故舌蹇失语，吞咽困难。痰随气升，肺气失降，则喉间出现痰鸣。

治法　开窍泄浊或清心豁痰。

方药　苏合香丸或安宫牛黄丸加减。

苏合香丸泄浊开窍，安宫牛黄丸清心开窍。虚烦不宁者，加阿胶、鸡子黄、五味子、磁石滋阴清热安神；吞咽困难者，加止痉散、半夏搜风化痰；喉间痰多者，灌服鲜竹沥清热豁痰。

3. 内风扰动

症状　肢体震颤或强直性瘫痪，或癫痫样发作，舌红，苔薄白，脉细数。

证候分析　风窜络脉，气血痹阻，故肢体强直瘫痪。肝肾之阴不足，血不养筋，阴虚风动，故肢体震颤，时有癫痫样发作。

治法　搜风通络或养血熄风。

方药　止痉散或大定风珠加减。

止痉散祛风镇痉，宣通经络，大定风珠养阴熄风。伤及气血，伴有自汗，面㿠者，加黄芪、当归、白芍、枸杞子补益气血，滋养肝肾；肢体拘急强直者，加桃仁、红花、木瓜、鸡血藤养血活血化瘀。

以上都为正虚邪恋的证候，既可单独存在，也可合并出现，辨证时要掌握主次，综合判断。

**【其他疗法】**

## 一、中成药

1. 龙胆泻肝丸　每次3g，1日3次。用于正虚邪恋，痰蒙清窍者。

2. 牛黄清心丸　每次1粒，1日1～2次。用于邪在气营者。

3. 至宝丹　每次1/2～1粒，1日1～2次。用于邪在气营或邪在营血者。

4. 紫雪丹　每次1.5g，1日2次。用于邪在气营或邪在营血者。

## 二、经验方

1. 板蓝根20g，大青叶10g，甘草6g。水煎服，1日1剂。用于邪在卫气的轻症。

2. 明矾、雄精各2份，天竹黄3份，冰片少许。研末，用石菖蒲煎水，灌服或鼻饲，每次1～2g，1日3次。用于邪恋正虚，痰浊内蒙心窍，神志不清者。

3. 礞石粉2份，月石、芒硝各1份，用鲜竹沥拌和喂服。每次1～3g，1日3次，2周为1疗程。用于邪恋正虚，喉间痰鸣，呼吸不匀者。

4. 蕲蛇粉，每次3g，1日3次。开水化服，连服15天。用于邪恋正虚，内风扰动，肢体强直者。

## 三、外治疗法

1. 猪胆汁20ml，加生理盐水20ml，保留灌肠，1日1次。用于邪在气营，高热持续不退者。

2. 鲜地龙液20～30ml，鼻饲，1日1～2次。用于邪在气营，抽痉不止者。

## 四、针灸疗法

失语取风池、风府、下关、颊车，强刺激不留针，1日1次或隔日1次。呼吸突然停止取会阴，深刺3寸，强刺激。上肢瘫痪取曲池、肩髃、外关、大椎，1日或隔日1次。下肢瘫痪取阳陵泉、血海、风市、足三里、绝骨、阴陵泉，1日1次。高热取大椎、曲池、合谷、人中，十宣、委中出血。

## 五、急重证西医处理

参照急惊风西医处理。

**【预防与调摄】**

1. 积极开展爱国卫生运动，消灭蚊子。

2. 按时进行乙脑疫苗预防注射。

3. 患儿居室应保持凉爽通风，室温控制在20～28℃。密切观察体温、呼吸、脉搏、血压及瞳孔变化。保持口腔清洁，经常变换体位，清洁皮肤，防止褥疮。

4. 急性期给予流质，并供给充足水分，必要时鼻饲。恢复期应逐渐增加营养。

**【文献摘要】**

《温病条辨·解儿难》：暑痉，按俗名小儿急惊风者，惟暑月最多，而兼证最杂……如夏月小儿身热头痛，项强无汗，此暑兼风寒者也，宜新加香薷饮；有汗则仍用银翘散，重加桑叶；咳嗽则用桑菊饮；汗多则用白虎；脉芤而喘，则用人参白虎；身重汗少，则用苍术白虎；脉芤、面赤，多言，喘喝欲脱者，即用生脉散；神识不清者，即用清营汤加钩藤、丹皮、羚羊角；神昏者兼用紫雪丹、牛黄丸等；病势轻微者，用清络饮之类。方法悉载上集篇，学者当与前三焦篇暑门中细心求之。

《温病条辨·暑温》：小儿暑温，身热，卒然痉厥，名曰暑痫，清营汤主之，亦可少与紫雪丹。

## 第八节 小儿麻痹症

小儿麻痹症是感受风热暑湿疫毒之邪引起的时行疾病。以初期呈双峰热,肢体疼痛伴咳嗽,咽痛,或伴呕吐,腹泻,后期出现肢体瘫痪,骨骼畸形为特征。本病主要发生于5岁以下小儿,初生儿也可感染,且病死率较高。发病时间多集中于夏秋季,患病后终身免疫。大部分患儿预后良好,如病涉心、肺者,预后不良,部分患儿可遗留肢体瘫痪致终身残疾。近年来由于广泛采用口服脊髓灰质炎减毒活疫苗糖丸预防,发病率已显著下降。世界卫生组织制定计划2000年前消灭本病。

古代医籍中虽无本病的系统论述,但已有类似记载,《灵枢·邪气藏府病形》说:"风痿,四肢不用,心慧然若无病。"《诸病源候论·小儿杂病诸候》说:"若风挟寒气者,即拘急挛痛,若挟于热,即缓纵不随。"《脾胃论·湿热成痿肺金受邪论》说:"六七月间,湿令大行……痿厥之病大发,腰以下痿软瘫痪不能动,行走不正,二足欹侧。"《瘟疫明辨·胫腿痛酸》则说:"时疫初起,胫腿酸痛者,太阳经脉郁也……兼软者,属湿温,俗名软脚瘟",以上各家所论,基本反映了小儿麻痹症的发病原因、病机变化、流行特点及证候特点,一般论述本病的前期症状在温病范畴,后期症状在痿证门。

本病西医学称脊髓灰质炎。

**【病因病机】**

发病原因系风热暑湿疫毒之邪从肌表口鼻侵入,郁闭肺胃,痹阻阳明经络,而致宗筋失利。

夏秋暑湿行令,长夏脾土司天,易患湿疾,暑湿疫毒,由肌表入侵,先犯肺胃,肺失清肃,胃失和降,大肠传导失司,故先见发热,咳嗽,咽痛,吐泻等症。由于邪毒蕴结,不能一发即尽,且善注阳明大络,影响胃经濡润宗筋而利关节的功能,所以初期热退之后,间隔2～3天,热势复起,构成本病双峰热,肢体疼痛等特点。

病邪由阳明中道注于经脉,出现全身肢体疼痛,拒绝抚摸,烦躁哭闹不安。邪重正虚可内传脏腑,闭肺则咳喘不停,甚则呼吸不利。入心入肝,则神志不清,抽搐痉厥。闭阻肠腑则大小便闭滞不通,此为病情危急的证候。邪在经络,耗气伤血,后期邪气已衰,正气大伤,出现气虚血滞的证候,身热下降而肢体局部瘫痪不用。若损害严重,精血大伤,久必损及肝肾,肝主筋,肾主骨,筋、脉、骨、肉俱痿,可出现肢体萎缩,骨骼畸形等后遗症,导致终身残疾。

**【诊断】**

1. 初起发热,咳嗽,咽痛,呕吐,或大便稀溏。2～4天后热退,3～5天又发热,肢体疼痛,触痛而拒抱。最后热退而出现行走不正,肢体痿软,或弛缓性瘫痪。

2. 发病于夏秋季节,特别是流行时未接受过小儿麻痹减毒活疫苗的预防服药,有接触史。

3. 肌腱反射及肌张力减弱或消失。

4. 血象 早期白细胞总数$(5.0\sim15)\times10^9/L$,中性粒细胞40%～80%,红细胞沉降率多数增快。

5. 脑脊液 瘫痪前期脑脊液清或微浊,压力稍高,蛋白试验阳性,细胞数50～300/L或较高，糖正常或稍多，氯化物正常。瘫痪后2周，细胞数下降，蛋白增高。

【鉴别诊断】

1. 暑湿感冒 初起发热，咳嗽，咽痛，一般不传变，无双峰热及肢体疼痛。1周左右病愈，不留肢体瘫痪。

2. 小儿暑温 起病突然，高热不退，头痛项强明显，很快出现神昏，抽搐，恢复期多见强直性瘫痪。

【辨证论治】

## 一、辨证要点

1. 辨虚实 发热，肢体疼痛，抽风，昏迷者为实证；病之后期，肢体痿软、瘫痪，甚则肌肉萎缩者，为虚证或虚中夹实。

2. 辨证候 发热，咳嗽，咽痛，吐泻者，多为邪犯肺胃；发热，肢体疼痛，转侧不利者，多为邪注经络；肢体痿软，瘫痪畸形者，多为气虚血滞或肝肾亏损。

## 二、治疗原则

瘫痪前期治以清热解毒，化湿通络；瘫痪后期治以补气活血，疏通经络，或补肾益肝，温通经络，并配合针灸、推拿、药物外治等综合疗法。

## 三、分证论治

### （一）邪郁肺胃

症状 发热，咳嗽，咽痛，全身不适或肢体疼痛，头痛，呕吐或腹泻，伴神倦，嗜睡，舌红，苔薄白或白腻。

证候分析 风热暑湿疫邪从口鼻而入，郁于肺胃，肺窍不利失于清肃，胃失和降，故发热，咳嗽，头痛，咽痛，呕吐或腹泻。湿热痹阻，则全身不适或肢体疼痛。若湿热困脾，则神倦，嗜睡。舌红，苔薄白或白腻，为风热湿邪内郁之象。

治法 祛风解表，清热利湿。

方药 甘露消毒丹合葛根芩连汤加减。

两方合用疏风解表，清热利湿。呕吐者，加半夏止呕降逆；头痛者，加钩藤平肝熄风；咽痛者，加板蓝根、桔梗清热利咽。

### （二）邪注经络

症状 再次发热，嗜睡，一侧或两侧肢体疼痛，或伴颈项背部疼痛，转侧不利，烦躁哭闹，拒抚抱，甚则呼吸不利，痰鸣气弱，昏迷抽痉，面色青灰，舌红，苔黄腻。

证候分析 湿热邪毒内伏阳明，流注经络，经脉痹阻，气血瘀滞，故再次发热，肢体、颈项、背部疼痛，转侧不利，烦躁哭闹。热蒙清窍则嗜睡。重症邪热炽盛，炼液为痰，痰闭肺络，则呼吸不利，痰鸣气弱。邪陷厥阴，则昏迷，抽痉。

治法 清热化湿，疏通经络。

方法 四妙丸合三仁汤加减。

两方合用清热化湿。呼吸不整，痰鸣气促者，加葶苈子、天竹黄、猴枣散豁痰利气；抽搐，昏迷者，加服安宫牛黄丸、至宝丹开窍熄风。

（三）气虚血滞

症状　肢体痿软，难以站立，行走不正，握物不牢，一侧或两侧肢体弛缓性瘫痪，神倦乏力，面色无华，或午后潮热，颧红，舌紫黯，苔薄白或苔少。

证候分析　风热暑湿时邪耗伤气血，阴津亏虚，肺叶焦枯，输布无源，气虚血行不畅，宗筋失养，故肢体痿软，不能站立，行走不正，握物不牢，重则肢体瘫痪，痿软无力。气血不足，故面色无华，神倦乏力。若阴津不足，则午后潮热，颧红。舌紫黯，苔薄白，为气虚血瘀之象。

治法　益气养阴，活血通络。

方药　补阳还五汤加减。

方中黄芪大补元气，当归尾、赤芍、川芎、桃仁、红花活血祛瘀，地龙疏通经络。上肢瘫痪者，加桂枝、桑枝祛风通络；下肢瘫痪者，加独活、桑寄生益肾通络。

（四）肝肾亏损

症状　患肢肌肉明显萎缩，短小而细，躯干各部发生畸形，骨骼及脊柱呈歪斜凸出，苔薄白，脉沉细。

证候分析　见于本病后期的瘫痪重症。由于长期瘫痪，经脉闭塞，气血不能濡养，导致肌肉萎缩。肝主筋，肾主骨，肝肾亏损，筋骨失养，故关节弛缓，骨骼畸形。

治法　补益肝肾，强筋壮骨。

方药　虎潜丸加减。

方中豹骨强筋壮骨，龟版、熟地黄、锁阳补肾益精，知母、白芍滋阴养血，陈皮、干姜温中和胃。肢冷脉细者，加黄芪、桂枝益气温经；肢冷不温者，加桂枝、独活、威灵仙温经通络。

本证属小儿麻痹后遗症，除药物治疗外，必须采取各种综合疗法，加强训练和锻炼，以改善功能。

## 【其他疗法】

### 一、中成药

1. 金刚丸　每次 1/2～1 丸，1 日 2 次。淡盐水送服。用于肝肾亏损证。

2. 虎潜丸　每次 1.5～3g，1 日 2 次，开水送服。

### 二、经验方

牛膝、党参各 30g，蕲蛇干 100g，甘草20g。共研细末，水泛为丸，每次 2g，1 日 3 次。用于各型瘫痪，行走不正。

### 三、外治疗法

1. 伸筋草 30g，鸡血藤 50g，络石藤 20g，草乌、艾叶各 15g，桂枝 10g。加水3kg，煎沸，待冷，倒入盆内，浸洗患肢，1 日 1 剂，浸洗 2 次。用于瘫痪早期。

2. 红花 10g，地龙粪、炭灰各 120g。共炒热，加米酒20ml，分 2 包，交替熨患肢，1 日 1 次。用于瘫痪早期。

### 四、针灸疗法

上肢瘫痪：主穴取肩贞、曲池、肩髃、外关，配穴取合谷、内关、手三里、尺泽。下肢瘫痪：

主穴取环跳、风市、血海、足三里，配穴取阳陵泉、阴陵泉、绝骨、解溪。腹肌瘫痪：主穴取足三里、中脘、气海、天枢，配穴取三阴交、关元、曲骨。1日或隔日1次，用补法。

### 五、推拿疗法

1. *㨰法* 上肢瘫痪者取坐位，由大椎开始向患肢肩井→肩髃→曲池→阳池，往返㨰5～10分钟，1日1次。下肢瘫痪者取平卧位，自腰部肾俞向患肢下㨰前后侧至踝部5～10分钟，1日1次。

2. *拿法* 上肢瘫痪者拿患肢的内外侧，下肢瘫痪者自患肢的内外侧向下，拿至跟腱，反复进行，每次3～5分钟，1日1次。

## 【预防与调摄】

### 一、预防

1. 积极做好小儿计划免疫，按期服用脊髓灰质炎减毒活疫苗糖丸。
2. 发现患儿应及时隔离，一般隔离不少于发病后40天，食具、排泄物等应进行消毒。
3. 本病流行期间，小儿应少去公共场所，避免疲劳与受凉，减少受染机会。

### 二、调摄

1. 患儿居室空气流通，保持清洁卫生。饮食易消化富有营养。
2. 早期瘫痪患儿应绝对卧床休息。有肌痛者可局部湿热敷。肢体瘫痪者，应将患肢置于功能位置，防止手足下垂等畸形发生。后遗症患儿，应鼓励锻炼，以求改善功能。

## 【文献摘要】

《素问·痿论》：论言治痿者，独取阳明何也？岐伯曰：阳明者，五藏六府之海，主润宗筋，宗筋主束骨而利机关也。冲脉者，经脉之海也，主渗灌溪谷，与阳明合于宗筋，阴阳总宗筋之会，会于气街，而阳明为之长，皆属于带脉而络于督脉。故阳明虚，则宗筋纵，带脉不引，故足痿不用也。

《素问·生气通天论》：湿热不攘，大筋软短，小筋弛长，软短为拘，弛长为痿。

《临证指南医案·痿》：痿证之旨，不外乎肝肾肺胃四经之病。盖肝主筋，肝伤则四肢不为人用而筋骨拘挛。肾藏精，精血相生，精虚则不能灌溉诸末，血虚则不能营养筋骨。肺主气，为高清之脏，肺虚则高源化绝，化绝则水涸，水涸则不能濡润筋骨，阳明为宗筋之长，阳明虚则宗筋纵，宗筋纵则不能束筋骨以流利机关，此不能步履，痿弱筋缩之证作矣。

## 【研究进展】

用针灸方法治疗小儿麻痹症恢复期及后遗症期有肯定疗效，有报道以针灸法治疗126例小儿麻痹症，取穴以阳明经为主，分经辨证论治或循经局部取穴，补其荣，通其俞，调其虚实，和其顺逆，取穴肩髃、曲池、合谷、气冲、梁丘、足三里、解溪、内庭、陷谷、丰隆及脾经的血海、阴陵泉、三阴交、公孙为主，根据病情适当配穴，126例均有效。

田稔民，等：针灸治疗小儿麻痹症126例临床观察。中华儿科杂志1960；11(4)：268。

# 第四章 初生儿病证

## 第一节 胎　　黄

胎黄是以婴儿出生后，皮肤、面目、尿液皆黄为特征。本症有生理和病理之区别，生理性胎黄，在婴儿生后2～3天出现，4～7天最明显，能自行消退，消退时间，足月儿约在生后10～14天，早产儿可延迟至3～4周，一般无其他症状，眠食良好；病理性胎黄，黄疸出现时间或早或迟，有在生后1天之内出现，也有生后2～3周方见，程度较重，持续时间也长，伴有精神萎靡，纳呆，以及兼有相关的病证，其黄疸不会自行消退，一般病情较重，预后欠佳。

胎黄又称胎疸，《诸病源候论·小儿杂病诸候》说："小儿在胎，其母脏气有热，熏蒸于胎，至生下小儿遍体皆黄，谓之胎疸也"。虽然胎黄的发病因素与先天胎禀有关，但古代医籍中已明确提出其发病原因也与分娩过程及后天受邪有关。

本症西医学称新生儿黄疸。

**【病因病机】**

发病原因主要为感受湿热，寒湿阻滞，瘀积发黄。病机为脾胃湿邪内蕴，肝失疏泄，胆汁外溢，而致发黄。病位在肝、胆、脾、胃。

湿热熏蒸　是由孕母内蕴湿热，传于胎儿，因分娩之际或出生之后，感受湿热邪毒引起。小儿脏腑娇嫩，形气未充，感受湿热邪毒，蕴结脾胃，脾失输化，郁结于里，熏蒸肝胆，胆汁外溢，而致发黄。湿热相郁，热为阳邪，故黄色鲜明如橘皮，属阳黄之候。热毒炽盛，黄疸可迅速加深。而湿热化火，邪陷厥阴，则会出现神昏，抽搐之险象。

寒湿阻滞　多由婴儿禀赋不足，脾阳虚弱，于胎内、产时或生后为寒湿所侵，蓄积脾胃，脾阳受困，气机不畅，肝失疏泄，胆汁外溢，而致胎黄。因寒湿为阴邪，故黄色晦暗，属阴黄之候。

瘀积发黄　多由婴儿体禀虚弱，湿热或寒湿蕴阻于内，迁延日久，气机不畅，肝胆疏泄失常，以致气滞血郁，络脉瘀积，邪瘀蕴结而发黄。其黄色晦暗而滞，面色无华，肚腹胀满，右胁下结为包块，也属阴黄范畴。

此外，尚有因先天缺陷，胆道不通或有阻塞，胆液不能循经疏泄，横溢肌肤而发黄。

**【诊断】**

1. 病理性胎黄黄疸出现较早(出生24小时内)，发展快，黄疸明显，或消退后再次出现，或黄疸出现较迟，但持续不退，肝脾肿大，精神倦怠，不欲吮乳，大便或呈灰白色。

2. 血清胆红素，黄疸指数增高。

3. 肝炎综合征应作肝炎抗原抗体系统检查。

**【辨证论治】**

### 一、辨证要点

1. 辨病因　湿热熏蒸，其病程短，黄色鲜明，舌红，苔黄；寒湿阻滞，其病程长，黄色晦暗，舌淡，苔腻；瘀积发黄，黄疸日渐加重，右胁下痞块质硬，唇舌紫黯或有瘀斑瘀点。

2. 辨轻重　轻者仅见面目、皮肤发黄，精神眠食尚好；重者可见黄疸急剧加重，胁下痞块迅速增大，甚则神昏，抽搐。

3. 辨性质　以黄疸出现的时间、程度、消退情况，结合全身症状以区别属生理性胎黄，还是病理性胎黄。

## 二、治疗原则

生理性胎黄能自行消退，毋须治疗。病理性胎黄治以利湿退黄为主，湿热熏蒸治以清热利湿，寒湿阻滞治以温中化湿，瘀积发黄治以化瘀消积。

## 三、分证论治

**（一）湿热熏蒸**

症状　面目、周身皮肤发黄，颜色鲜明如橘皮，小便色黄，伴有精神疲倦，不欲吮乳。热重者烦躁不安，口渴唇干，呕吐腹胀，甚则神昏，抽搐。舌红，苔黄。

证候分析　此为阳黄证，湿热之邪蕴阻脾胃，肝胆疏泄失常，胆汁外溢，故肤目皆黄，中焦气滞，升降失常，故呕逆腹胀，大便秘结，不思吮乳。热甚于内，则口渴唇干。湿热化火，窜犯营血，故黄疸明显加剧，烦躁不安，甚则抽搐痉厥。

治法　清热利湿。

方药　茵陈蒿汤加减。

本方清热化湿，利胆退黄，为湿热黄疸的首选方。呕吐者，加半夏、竹茹降逆止呕；腹胀者，加厚朴行气导滞；苔白腻，大便稀溏，湿重于热者，去大黄，加滑石清热利湿，也可改用甘露消毒丹或茵陈四苓散；烦躁，口渴唇红者，加生地、丹皮、玄参、赤芍凉血清热；神昏，抽搐者，加安宫牛黄丸、紫雪丹清心开窍熄风；若正气不支，气阳衰脱，见神萎气促，肢冷汗出者，急予独参汤或参附龙牡救逆汤大补元气，温阳固脱。

**（二）寒湿阻滞**

症状　面目、皮肤发黄，色泽晦暗，或黄疸持续不退，伴神疲身倦，四肢欠温，纳呆恶心易吐，小便深黄，大便稀溏或呈灰白色，甚则腹胀气急，舌淡，苔白腻。

证候分析　此乃寒湿内阻，肝胆疏泄失常，胆汁泛溢，故面目、尿液皆黄。寒属阴邪，湿性粘缠，寒湿相郁，气阳被困，故黄疸晦暗，持续不退。寒湿中阻，脾阳不振，故纳呆，恶心易吐，大便稀溏。

治法　温中化湿。

方药　茵陈理中汤加减。

本方温中散寒，化湿利胆。湿重者，加薏苡仁、泽泻利湿；寒重者，加附子温阳；兼有血虚者，加当归、白芍补血。

**（三）瘀积发黄**

症状　面目、皮肤发黄，颜色较深而晦暗无华，日渐加重，右胁下痞块，纳呆，食后易吐，大便溏薄或灰白色，小便黄短，舌紫黯，有瘀斑瘀点，苔黄或白。

证候分析　湿瘀交阻，肝胆疏泄失常，胆汁流溢肌肤，故面目、皮肤深黄而晦暗，大便灰白。血滞瘀阻，故右胁下痞块。气机郁滞，脾失运化，胃失和降，故腹部胀满，神疲纳呆，食后易吐。舌有瘀点瘀斑，为瘀积之象。

治法 化瘀消积。

方药 血府逐瘀汤加减。

本方活血行瘀，调理气机。小便短黄，大便秘结者，加山栀、茵陈、大黄通腑利湿；大便溏薄者，加党参、白术、茯苓、山药健脾止泻。

**【其他疗法】**

## 一、中成药

茵栀黄注射液 每次40～60ml，加等量葡萄糖注射液，静脉滴注，1日1次。用于湿热熏蒸证。

## 二、外治疗法

黄柏30g。煎水去渣，水温适宜时，让患儿浸浴，反复擦洗10分钟，1日1～2次。

## 三、急重症西医处理

治疗应分清病因，区别对待，溶血性黄疸的治疗应采取综合措施，如光照疗法、换血疗法、使用酶诱导剂等，以降低血清胆红素，防止核黄疸的发生。新生儿肝炎症重者，给予抗感染、激素等治疗，危重患儿可试用干扰素。胆道畸形、闭锁者，应考虑手术治疗。

**【预防与调摄】**

1. 妊娠期注意饮食卫生，忌酒和辛热之品，不可滥用药物。如孕母有肝炎病史，或曾产育病理性胎黄婴儿者，产前宜测定血中抗体及其动态，并采取相应预防措施性服药。

2. 注意保护新生儿脐部、臀部和皮肤，避免损伤，防止感染。

3. 婴儿出生后即应注意皮肤色泽，如黄疸过早出现或过迟消退，或黄疸逐渐加深，以及黄疸已退而复现等，及时检查，使病理性胎黄早期明确诊断。

4. 注意观察胎黄婴儿全身证候，有无精神萎靡，嗜睡，吸吮困难，惊惕不安，二目斜视，四肢强直或抽搐等症，以便对重症患儿及早发现、及时治疗。

**【文献摘要】**

《活幼心书·黄证》：有婴孩生下便见遍体俱黄，惟两目弦厚如金色，身发肚热，名曰胎黄。皆因未产之前，母受极热而传于胎，故有其证。乳母宜服生地黄汤，使药入于乳，令儿饮之，必获安矣。

《婴童百问·黄疸》：又有初生而面身黄者，胎疸也。诸疸皆热，色深黄者是也。若淡黄兼白者，胃怯不和也。茵陈汤、栀子柏皮汤、犀角散、连翘赤小豆汤主之。通治黄疸，茵陈五苓散尤为稳也。

《保婴撮要·胎症》：胎黄者，体目俱黄，小便秘涩，不乳啼叫，或腹膨泄泻。此在胎母过食炙煿辛辣，致生湿热，宜用生地黄汤之类，热甚者，泻黄散之类。

**【研究进展】**

中医中药治疗胎黄有其独特之处，近年来报道较多。有以中药辨证治疗婴儿黄疸150例，治愈率达72.6%，辨证主要分为阳黄与阴黄两型。阳黄者治以清化湿热，疏利肝胆，常用药物为生麦芽、茵陈、黄柏、穿肠草、金钱草。阴黄者则治以健脾化湿，调畅气机，疏利肝胆，常用药物为金钱草、白术、穿肠草、生麦芽、茵陈、黄柏、茯苓、通草。

裴学义：中医治疗婴儿黄疸150例疗效观察。中医杂志1988;29(2):57。

与西药相比，中药的退黄效果不仅肯定，而且优于西药组。有报道分别用中药（茵陈三黄汤、茵陈蒿汤或茵栀黄等）、西药（皮质激素、苯巴比妥、白蛋白、葡萄糖静脉注射液）、中药加西药、单纯光疗、光疗加药物以及换血综合治疗等6组，治疗835例胎黄，生后3～4天开始治疗者24小时后胆红素平均下降值为：中药加西药组2.5mg%，中药组2.4mg%，西药组2.0mg%。

上海市第一妇婴保健院，等：十八年来835例新生儿溶血病的分析。中华儿科杂志1978;16(1):22。

中药防治因孕妇夫妇间ABO血型不合而致流产与胎黄，也有一定效果。有报道用当归芍药散加减治疗93例ABO血型不合妊娠者，仅6例发生流产，占6.45%；早产1例，占1.65%；足月产86例，占92.47%。与以往妊娠275次中219次流产，21次早产，35次足月产，存活11例中有6例发生核黄疸后遗症的情况相比，流产、早产明显减少，胎儿及新生儿死亡率也明显降低。服药后免疫性血型抗体下降或消失，中药可抑制抗A、抗B、抗D血型抗体的发生，并认为可能与抑制和/或消除免疫性血型抗体有关。

李恩棠，等：孕期中西医结合防治夫妇ABO血型不合对胎儿及新生儿的影响。中西医结合杂志1984;4(3):137。

## 第二节 赤 游 丹

赤游丹又名赤游肿、赤游风，是初生儿急性皮肤感染性疾病，以皮肤色赤如丹，形如云片，游走不定为特征。病因由局部皮肤损伤，护理不善为风邪热毒所侵，留于肌肤络脉所致。一年四季都可发生，夏秋季节较为多见。初生婴儿发病率高。

古代医籍对本病早有记载，《诸病源候论·小儿杂病诸候》指出："小儿有肌肉虚者，为风毒热气所乘，热毒搏于血气，则皮肤赤而肿起，其风随气行游不定，故名赤游肿也"。《疮疡经验全书》分立"赤游丹"及"小儿十种丹毒"，并指出其病因为"蕴热所致"。

本病西医学称丹毒。

**【病因病机】**

病因主要为外感风毒或胎热内蕴。病机为邪毒入侵经脉，随气血流行，发于肌表，游走全身。

外感风毒　多因护理不善，局部皮肤损伤，脐部疾患，臀部湿疹、虫咬等，以致外风邪毒侵袭，感染成病。

胎热内蕴　孕母热毒蕴结于内，遗患胎儿，以致出生后热毒蒸发于肌肤而成病。

由于邪毒侵袭，入于经络，搏于气血，并随之游走全身，发于肌表而成丹毒。若邪毒炽盛，由表入里，化热化火，入腑入脏，内陷心肝，迫入营血，可致皮肤红赤疼痛，伴高热，神昏，抽搐。

**【诊断】**

1. 局部皮肤红肿，形如云片，游走不定，可伴有恶寒，发热等；重症患儿高热不退，烦躁，甚至惊厥，昏迷。

2. 血象，白细胞总数及中性粒细胞升高。

**【鉴别诊断】**

应与胎赤鉴别。胎赤为胎毒内炽，毒热内结，蕴于胞中，致令婴儿出生后，头面、肢体赤若涂丹，无云片状隆起及游走不定的症状。

**【辨证论治】**

## 一、辨证要点

本病主要辨别轻重。发于四肢的较轻，发于腹背的较重。先起于腹背，再流于四肢的较轻；先起四肢，再流于腹背的较重。轻证一般发热不高，皮肤红肿，移行不显著，饮食二便正常；重证高热烦躁，丹色红赤，形如出血，游行迅速，隐没无常，灼热疼痛。

## 二、治疗原则

治疗原则是清热解毒。病在肌表者，佐以疏风散邪；内入营血，兼以凉血；若内陷心肝者，兼以开窍熄风。

## 三、分证论治

**（一）毒在肌肤**

症状　局部皮肤红肿，形如云片，焮热疼痛，游走不定，发热恶寒，烦躁多啼，唇口干燥，舌红，苔白或黄。

证候分析　风热邪毒入于经络，搏于气血，外发肌肤，故皮肤红肿热痛。风火邪毒随气血流行，游走全身，发无定处。邪正交争则发热恶寒，热忧心神则烦躁多啼，邪毒蕴结则舌红，苔黄。

治法　清热解毒散风。

方药　犀角解毒饮加减。

本方清热解毒散风。症状较重者，取大青叶煎调如意金黄散，敷于局部。高热烦躁，面赤口干，舌红，苔黄腻者，加山栀、黄芩、大黄泄热泻火；血热甚者加丹皮、紫草清热凉血。

**（二）毒传心肝**

症状　局部皮肤焮赤肿痛，壮热，心烦，甚则神昏，抽搐，唇燥口干，舌绛，苔少。

证候分析　火毒炽盛则局部焮赤，肿痛。火毒内陷厥阴，则壮热，心烦，舌绛，甚则神昏，抽搐。火盛伤津则口干唇燥。

治法　解毒泻火，开窍熄风。

方药　清瘟败毒饮加减。

本方清热解毒。神昏者，加用安宫牛黄丸清心开窍；抽搐者，加羚羊角、钩藤平肝熄风。

**【其他疗法】**

## 一、中成药

1. 七味新消丸　每次 0.03g，1日 3 次，饭后服。用于毒在肌肤证。
2. 紫雪丹　每次 0.2g～0.3g，1 日 2 次。用于毒传心肝证。
3. 安宫牛黄丸　每次1/4粒，1 日 2 次。用于毒传心肝证。

## 二、外治疗法

1. 丝瓜叶适量捣烂，外敷。取纱布蘸丝瓜叶汁涂赤肿处，1日3～4次。用于毒在肌肤证。

2. 金黄散适量，用大青叶煎水，调敷患处，1日1次。用于毒在肌肤及毒传心肝证。

3. 仙人掌适量，捣烂外敷，1日1次。用于毒在肌肤证。

4. 紫花地丁适量，捣烂外敷，1日1次。用于毒在肌肤证。

**【预防与调摄】**

1. 保持皮肤清洁、干燥，避免损伤，注意臀部的清洁。

2. 湿疹患儿或皮肤损伤者，应保持局部干燥，避免感染。有破溃者，用4%黄连水湿敷局部。并注意赤游丹的面积及游走情况。

3. 密切观察病情，防止出现并发症。

**【文献摘要】**

《外科正宗·小儿赤游丹》：欲发之时，必先身热，啼叫惊搐，次生红肿，光亮发热，瞬息游走，发无定处……起于腹背流入四肢者轻；起于四肢流入胸腹者重……换如意金黄散，用水芭蕉根捣汁调敷，甚者日换二次；内以大连翘饮、消毒犀角饮、五福化毒丹。毒气入里腹胀坚硬不乳者，紫雪散下之。

《幼科铁镜·辨胎毒发丹》：此症由娠妇常浴热汤，或久卧火炕，或过食煎炒辛辣。其候丹发头面四肢，赤色游走不定。先用天保采薇汤表散，次用大连翘饮。

# 第三节 硬 肿 症

硬肿症是指婴儿出生后皮肤和皮下脂肪硬化、水肿的一种病证。以全身皮肤发凉，肌肉硬肿，或伴哭声低微，吸吮困难为特征。本病是由先天不足，元气虚弱，寒凝经脉，气滞血瘀所致。常见于1周以内的初生儿，早产、体弱儿更易罹患。寒冷季节发病率较高。本症若硬肿面积较大，全身症状重者，预后不良，病死率高。

古代医籍中无本病病名，据其症状可归为胎寒、血瘀、寒厥、五硬等范畴。《医学纲目》认为“胎中有寒”、“再伤于风”为发病因素，《保婴撮要》认为“阳气不营”为其主要病机。

本病西医学称新生儿硬肿症。

**【病因病机】**

本病内因主要是先天不足，元阳不振。外因为护理不当，感受寒冷，或感受他病所致。其病机主要为阳气失于温煦，气血运行不畅。

先天不足，元阳不振　多见于早产、体弱、双胎儿，因素禀胎寒，阳气虚衰，或生后患病，阳气更虚，阳虚生内寒，寒凝血涩，气血运行失常，不能温煦肌肤，濡润全身，营周四末，故肌肤不温而硬肿。

感受寒邪，水泛血凝　多见于先天不足的初生儿，因气候寒冷，保暖不当，致使寒邪入侵，伤及脾肾之阳，致阳气不能温煦肌肤，故身冷，浮肿。阳虚则寒，寒凝气滞，气滞则血瘀，故肌肤硬肿。

【诊断】

1. 寒冷季节,新生儿尤其是早产儿发生皮肤硬肿而冷,或伴不吃,不哭,反应低下。

2. 体温不升或低下(35°C以下),四肢或躯干皮肤冰冷。皮肤肿硬,先从小腿、大腿外侧开始,继而累及臀部、面颊、上肢,甚至波及全身,皮肤紫黯不能用手捏起。

3. 硬肿多局限于患处,一般不波及眼睑、阴囊等皮下组织松弛处。

【鉴别诊断】

1. 新生儿水肿 硬肿部位局限,皮肤冰冷、紫暗,手不能捏起。症状出现早,多在生后1～2小时或1～2天内发生,水肿波及范围较广,眼睑、头皮、四肢、阴囊都可发生。

2. 皮下坏疽 多见于冬春寒冷季节,常有难产或用产钳史,在身体受压部位(背及臀部)易于发生。局部皮肤变硬,发红略肿,迅速蔓延,病变中央先硬结后转为软化,暗红色,逐渐坏死,形成溃疡,可融合成大片坏疽。

【辨证论治】

## 一、辨证要点

本病主要区别阳虚与寒实。凡早产儿、体弱儿反应迟钝,哭声低怯,气息微弱,属于阳虚;体质尚好,皮肤硬肿,色暗发紫,有冷冻史者属于寒实。

## 二、治疗原则

治疗应以益气温阳,活血通络为主。

## 三、分证论治

### (一) 阳气虚衰

症状 体质虚弱,全身冰冷,僵卧少动,昏昏多睡,气息微弱,哭声低怯,吸吮困难,仰头取气,关节不利,局部皮肤肿硬、苍白,范围较广,舌淡白,苔薄白,指纹淡红或隐伏不现。

证候分析 禀赋薄弱,先天不足,则体质虚弱。元阳不充,故哭声低怯无力,气息微弱,昏昏多睡。阳气不振,气血运行不畅,故全身冰冷,皮肤硬肿苍白,关节不利。舌淡,指纹淡红或隐伏不现,为阳气虚衰之象。

治法 益气温阳。

方药 参附汤加味。

本方大补元气,温阳祛寒。兼风寒凝滞,阳气不得宣通者,宜祛风散寒,兼调气血,祛风散寒宜小续命汤,调气血宜乌药顺气散;食少气弱者,加白术、茯苓、陈皮、甘草以健脾益气。

### (二) 寒凝血涩

症状 全身欠温,四肢发凉,皮肤硬肿,不能捏起,硬肿先起于小腿、大腿,继而臀部,甚则波及上肢及面颊。患处皮肤色暗发紫或红肿,面色晦暗,舌黯红,苔薄,指纹沉滞不显。

证候分析 寒主凝滞,外寒内侵,气血运行不畅,不能温煦肌肤及四肢,故全身欠温,四肢发凉,皮肤硬肿,不能捏起。寒为阴邪,故病变易从小腿、大腿向上发展。寒凝血脉瘀阻,故皮肤色暗发紫或红肿。面色晦暗,舌黯红,指纹沉滞不显,为寒凝血涩之象。

治法 温经通络。

方药 当归四逆汤加减。

本方养血活血,温经散寒。面色苍白者,加党参、黄芪甘温益气;肢厥寒甚者,加吴茱萸祛寒温经;腹胀气滞者,加木香、乌药行气助运;皮肤紫暗者,加红花、丹参活血化瘀。

**【其他疗法】**

## 一、中成药

1. 生脉注射液 5ml,加入10%葡萄糖注射液40ml中,静脉滴注,1日1次。用于阳气虚衰证。

2. 复方丹参注射液 每次每公斤体重0.1~0.3ml,加入10%葡萄糖注射液20~30ml中,静脉滴注,每日2~3次。用于寒凝血涩证。

## 二、经验方

红参1g,加水100ml,久煎,取汁30ml,每次10ml,1日3次,口服。用于阳气虚衰证。

## 三、外治疗法

1. 生葱、生姜、淡豆豉各30g。研细混匀,酒炒,热敷于局部。用于寒凝血涩证。

2. 当归、红花、川芎、赤芍、透骨草各15g,丁香9g,川乌、草乌、乳香、没药各7.5g,肉桂6g。研末,加羊毛脂100g,凡士林900g,拌匀成膏。油膏均匀涂于纱布上,加温后,敷于患处,1日1次。用于阳气衰弱证。

## 四、复温

复温是治疗本症的重要措施之一,方法多种,轻者可放在26~28°C室温中,置热水袋,使其逐渐复温。重者先置26~28°C室温中,1小时后置28°C暖箱中,每1小时提高箱温1°C,至30~32°C,使皮肤温度达36°C左右。也可因地制宜,采用其他各种保暖和复温方法,在12~24小时内使体温恢复正常。

## 五、急重症西医处理

1. 供给充足的热量和水分,纠正酸中毒,必要时可给血浆及全血。
2. 给予激素、维生素、能量合剂等以促进机体代谢。
3. 应用抗生素防止感染。
4. 发生弥散性血管内凝血者给予肝素治疗,有出血倾向时可用止血敏等。

**【预防与调摄】**

## 一、预防

1. 做好孕妇保健,尽量避免早产、产伤、窒息、感受寒冷。

2. 寒冷季节做好新生儿保暖,调节产房内温度为20°C左右,尤其注意早产儿及低体重儿的保暖工作。

## 二、调摄

1．注意消毒隔离，防止交叉感染。

2．患儿衣被、尿布应清洁柔软干燥，睡卧姿势须勤更换，严防发生并发症。

3．应给足够热量，促进疾病恢复，对吸吮能力差的新生儿，可用滴管喂奶，必要时鼻饲，或静脉点滴葡萄糖注射液、血浆等。

**【文献摘要】**

《婴童百问·五硬》：五硬则仰头取气，难以动摇，气壅疼痛连胸膈间，脚手心如冰冷而硬，此为风症难治。

《保婴撮要·五硬》：五硬者，仰头取气，难以动摇，气壅作痛，连于胸膈，脚手心冷而硬，此阳气不营于四末也。经曰：脾主四肢。又曰：脾主诸阴。今手足冷而硬者，独阴无阳也，故难治。若肚筋青急者，木乘土位也，急用六君、炮姜、肉桂、柴胡、升麻，以复其真气。

《医宗金鉴·幼科杂病心法要诀》：五硬者……皆由阳气不营于四末，最为难治。重者以小续命汤疏其风，轻者以乌药顺气散调其气。若肝木乘脾，食少气弱者，加味六君子汤治之。内外交治，而证自日瘥矣。

**【研究进展】**

中药活血化瘀剂治疗新生儿硬肿症有良好效果，近年来用复方丹参液静脉滴注及配合活血化瘀中药外敷治疗本病，使病死率由56.2%降至35.3%。据检验观察，新生儿硬肿症患儿下肢血流图波幅明显低于正常新生儿，其红细胞电泳时间也较正常新生儿长，“血瘀证”十分明显。应用活血化瘀药治疗后，可明显提高疗效，随着病情好转，上述异常现象可得到纠正。

金汉珍，等：新生儿硬肿症与祖国医学“血瘀证”。中医杂志；1979；(9)：23。

# 第四节 脐 风

脐风俗称“脐带风”，由于多在生后4～7天内发病，故又有“四六风”及“七日风”之称。本病是因婴儿出生后断脐护理不当，为风冷水湿所伤而引起。以唇青口撮，牙关紧闭，苦笑面容，甚至抽搐，角弓反张为特征。多见于出生后4～7天新生儿。发病愈早，抽搐频繁，预后愈差。由于在全国范围内推广了新法接生，本病的发病率已明显下降。本病病死率很高，必须建立防重于治的思想，切实作好预防工作。

早在《甲乙经·小儿杂病》中已提出脐风病名，《小儿卫生总微论方·脐风撮口论》认为其病因“亦如大人，因破伤而感风”。《仁斋直指小儿附遗方论》中有采用蜈蚣全蝎散，《外科正宗》采用玉真散治疗本病的记载。

本病西医学称为新生儿破伤风。

**【病因病机】**

主要致病因素为感受风冷水湿秽毒之邪，因断脐不当或脐带结缚不妥，致外风侵入脐中，或用不洁铁器断脐为邪毒所侵，迅速沿经络而入内脏。

风冷水湿秽毒之邪侵入脐中，经脉络隧受阻，营卫壅滞，气血运行不畅，经络为邪毒所闭，而致肝风内动，先有面肌痉挛，呈苦笑面容，继而四肢抽搐，角弓反张。邪毒入脏，肝木乘脾则出现口噤，唇青，脐突腹紧，四肢软瘫，口吐白沫等证候。

**【诊断】**

1. 有断脐不洁史。发病时间在生后3～14天。
2. 出现典型症状，如苦笑面容，牙关紧闭，阵发性抽搐，肢体强直等。
3. 脐部分泌物培养，可查到破伤风杆菌。

**【鉴别诊断】**

应与风痫相鉴别。风痫虽有反复全身抽搐及神昏，但无苦笑面容。

**【辨证论治】**

## 一、辨证要点

1. *辨轻重* 轻证起病晚，抽搐出现较迟，时间短；重证起病早，抽搐出现迅速，频繁发作，甚至有窒息等证。

2. *辨虚实* 初起为实证，抽搐频繁，角弓反张，便秘，肚腹板硬；持续数日，面色苍白，四肢抽搐，呼吸微弱，躯干变软则为虚证欲脱之候。

## 二、治疗原则

治疗原则以宣通经络，驱风镇痉为主，兼以清热泻肝解毒。

## 三、分证论治

**（一）经络闭阻**

症状 喷嚏多涕，烦躁啼哭，张口不利，吮乳口松，苦笑面容，项颈强直，或有四肢抽搐，舌淡红，苔薄，指纹紫。

证候分析 邪毒内闭经络，气机失畅，精神不守，故烦躁啼哭，喷嚏多涕。继而经脉不利，故吮乳口松，张口不利，苦笑面容，项颈强直，四肢抽搐。

治法 驱风通络。

方药 玉真散加减。

本方具驱风通络作用。四肢抽搐者，加僵蚕、蝉蜕镇痉熄风。

**（二）邪毒中脏**

症状 不啼不乳，面青唇紫，颈项强直，角弓反张，四肢频繁抽搐，脐突肚紧，二便不通，身热汗出，痰涌气促，舌黯红，苔薄，指纹青紫。

证候分析 邪毒内犯肝脾，故颈项强直，角弓反张，四肢频繁抽搐。邪毒壅盛，气机闭阻，故身热，汗出，二便不通。气滞血瘀故面青，唇紫，指纹青紫。

治法 表里双解。

方药 集成沆瀣丹加减。

方中黄芩、黄柏、连翘直清里热，大黄、牵牛子泻热通腑，滑石导热下行，薄荷散热，槟榔、枳壳行气化痰，赤芍、川芎活血。抽搐者，加羚羊角、钩藤、天麻，或用止痉散合撮风散平肝熄风；阳气欲脱者，用参附龙牡救逆汤回阳固脱。抽搐止后，气血两虚者，以人参养荣汤益气养血。

**【其他疗法】**

一、中成药

1. 小儿脐风散　每次 0.06g,1 日 2 次。乳汁化服或温开水冲服。用于脐风邪毒中脏证。

2. 玉真散　每次 1～1.5g,每隔 3～6 小时 1 次。用于脐风经络闭阻证。

二、外治疗法

蜈蚣 1 条,蝎尾 5 个,僵蚕 7 个,瞿麦 1.5g,共为细末，先用 0.3g 吹入鼻中，如有反应而啼哭者,可用薄荷 1g 煎汤,调服药末 0.6g。

三、爆灯火法

见治疗概要。

四、急重症西医处理

1. 采用破伤风抗毒素肌内注射抗感染。有发热者,同时使用青霉素肌内注射或静脉滴注。

2. 抽搐明显时,采用 10%水合氯醛灌肠。或用地西泮(安定)、氯丙嗪、苯巴比妥交替使用。必要时,临时将阿米妥钠加入25%葡萄糖注射液中,缓慢静脉注射。

3. 出现呼吸衰竭及心功能不全时,可用呼吸兴奋剂及洋地黄制剂急救，并给以小剂量血浆静脉点滴。

**【预防与调摄】**

1. 运用新法接生,严格执行无菌操作,重视脐部处理,防止脐部感染。

2. 保持病室安静,光线宜偏暗,尽量避免触动患儿。抽搐时不宜服药与喂奶。

**【文献摘要】**

《小儿卫生总微论方·脐风撮口论》：此由儿初生剪脐,不定伤动,或风湿所乘，其轻则病在皮肤,而为脐疮不差;其重则病入脏腑,而为脐风撮口。亦如大人破伤而感风。

《太平圣惠方·治小儿脐风诸方》：夫小儿脐风者,由断脐后,为水湿所伤，或尿在裍褓之内,乳母不觉,湿气伤于脐中,亦因解脱风冷所乘,遂令儿四肢不利，脐肿多啼，不能乳哺，若不急疗,遂致危殆者也。

## 第五节　脐部疾患(脐湿、脐疮、脐血、脐突)

脐部疾患是指小儿出生后,断脐结扎、护理不善而发生的病证。脐部湿润不干者称为脐湿;脐部红肿热痛,或有脓水者称为脐疮;血从脐中溢出者称为脐血；脐部突起者称为脐突,亦称脐疝。脐部疾患发生于新生儿时期,一般预后良好,若脐血与全身血液疾病有关则预后欠佳。

脐部疾患在古代医籍中记载甚多,脐疮首见于《诸病源候论·小儿杂病诸候》:“脐疮由初生断脐,洗浴不即拭燥,湿气在脐中,因解脱遇风,风湿相搏,故脐疮久不瘥也”。其后《太平圣惠方》、《活幼心书》、《证治准绳》等书对脐部疾患都有详细记载，都认为脐湿、脐疮、脐血的发生与接生断脐不当有密切关系，脐突则与体质因素有关。目前由于普遍推行新法接生，脐部疾患发病率已大大下降。

脐湿、脐疮西医学泛指新生儿脐炎、脐部感染，脐血西医学称脐带出血，脐突西医学称脐疝或脐膨出。

**【病因病机】**

脐湿、脐疮　因初生儿断脐后护理不当所致，小儿洗浴时，脐部为水湿所侵，或为尿液浸渍，或脐带未干，脱落过早，或为衣服摩擦损伤等，邪毒浸淫皮肤，久而不干者，则为脐湿。邪毒侵入脐部，气血凝滞，阻于肌肉者，则发为脐疮。若邪毒与正气相搏，内陷厥阴可致神昏，抽搐。

脐血　由断脐时，脐带结扎过松，血渗于内；或结扎过紧，伤及血脉；或啼叫过多，迫血外出，而致脐部出血；亦有因胎热内盛，逼血妄行，致断脐不久，血从内溢出。或初生儿禀赋不足，中气虚弱，气不摄血而致脐血不止。

脐突　初生儿腹壁肌肉薄弱松弛，或先天发育不全，脐孔未全闭合，留有脐环，又因出生之后，啼哭叫扰过多，不时用力努挣伸引，致小肠脂膜突入脐中，成为脐突。

**【诊断】**

脐湿　脐部渗出脂水。

脐疮　脐部红肿热痛，或伴脓水、糜烂。

脐血　断脐后脐部有血渗出。

脐突　脐部呈半球状或囊状突起，按之可回纳。

**【辨证论治】**

## 一、治疗原则

应根据不同的脐部疾患，采用不同的治疗方法，一般可内外合治。

## 二、分证论治

### （一）脐湿

症状　脐带脱落以后，脐部创面渗出脂水，浸渍不干，或微见红肿。

证候分析　脐部为水湿或尿液浸渍，或为湿毒之邪侵袭，以致邪壅肌表，刺激皮肤，故见脐部脂水，浸渍不干。

治法　收敛固涩。

方药　龙骨散。

方中龙骨、枯矾收敛生肌。外用，干撒脐部。局部红肿热痛者，用金黄散外敷清热收敛。

### （二）脐疮

症状　脐部红肿热痛，甚则糜烂，脓水流溢。或见恶寒壮热，啼哭烦躁，唇红赤，口干或渴，脐部红肿波及脐周，甚则神昏抽搐。

证候分析　秽毒之邪侵入脐部，壅于肌肤，经络受阻，气血凝滞发为脐疮，故局部红肿热痛。风火交织，邪毒内攻，则恶寒壮热，啼哭烦躁，唇红舌赤，口干或渴，红肿波及脐周。严重者，邪毒内陷厥阴，故神昏抽搐。

治法　清热解毒。

方药　清热消毒散加减。

方中黄连、连翘、山栀清热泻火，当归、芍药、川芎养血活血，生地黄凉血，银花、甘草解毒。脐部红肿明显者，加紫花地丁、蒲公英清热解毒；神昏抽搐者，加安宫牛黄丸或紫雪丹清心开窍，凉血熄风；便秘苔腻者，加生大黄通腑泄热。

**（三）脐血**

症状　断脐后脐部渗血，经久不止，重者伴发热，面赤唇焦，口干，甚或吐衄、紫斑、便血等；或伴面色苍白，精神萎靡，手足欠温。

证候分析　脐带结扎过松过紧，可致血渗于脐部，啼哭时出血加重。禀赋火旺，胎热内盛，逼血妄行，则有发热，面赤唇焦，口干，甚则吐衄、便血、紫斑。若禀赋不足，脾不统血则面色苍白，精神萎靡，手足欠温。

治法　断脐结扎松脱者，重新结扎脐带。胎热内盛者，清热凉血止血。气不摄血者，益气摄血。

方药　茜根散或归脾汤加减。

茜根散方中黄芩、黄连、山栀泻火解毒，水牛角、生地黄、茜根、地榆凉血止血，当归养血活血；归脾汤具益气摄血功效。血出较多者，加血余炭、侧柏炭、阿胶收涩止血；气随血脱者，急服独参汤或生脉散益气固脱。

**（四）脐突**

症状　脐部呈半球状或囊状突起，虚大光浮，大如胡桃，以手按之，肿物可推回腹内，啼哭叫闹时复突出。脐部皮色如常。

证候分析　初生儿腹壁肌肉薄嫩松弛，或先天发育不全，脐孔未闭，留有脐环，啼哭叫闹，气冲透脐，则小肠脂膜突入脐中，脐部光浮胀突。

治法　压脐法外治。

先将突出脐部的小肠脂膜推回腹内，再以纱布棉花包裹光滑质硬的薄片，厚垫脐部，外用纱布扎紧，一般可痊愈。

若脐突过大，或年龄已逾2岁，经多方治疗无效者，可考虑手术修补。

若哭闹时伴腹痛者，可用木香、白芍磨汁内服。

**【其他疗法】**

## 一、中成药

1. 小儿化毒散　每次0.2g，1日2次。用于脐疮。
2. 云南白药　每次0.01g，1日4次，用于脐血。
3. 十灰散　每次1g，1日2次，用于脐血胎热内蕴者。

## 二、外治疗法

枯矾、雄黄、龙骨各3g，冰片1.5g。共研极细，每次少许，1日2次，外敷脐部。用于脐湿、脐疮。

**【预防与调摄】**

1. 注意保持初生儿脐部清洁、干燥，防止感染。

2. 初生儿娩出断脐时，严格无菌操作。断脐后防止尿液浸渍，勤换尿布。

3. 脐带脱落前后发现有渗液者，应及时处理，杜绝发展成脐疮。

4. 初生儿啼哭过多，应及时检查原因，进行处理，防止脐突的发生。

**【文献摘要】**

《太平圣惠方·治小儿脐肿湿久不差诸方》：夫小儿脐湿者，亦由断脐之后，洗浴伤于湿气，水入脐口，致令肿湿，经久不干也。凡断脐后，便久著热艾厚裹，不得令儿尿湿著脐，切须慎之。

《医宗金鉴·幼科杂病心法要诀》：儿生洗浴，不可久坐水中，任意洗濯。既包裹毕，宜时常留意，勿令尿湿浸脐。如不知慎，遂致肚脐浸渍不干，名曰脐湿，须以渗湿散敷之。甚则焮赤成疮，名曰脐疮，须以金黄散敷之，庶不致寒湿之气内攻也。

《幼幼集成·胎病论》：脐突者，小儿多啼所致也，脐之下为气海，啼哭不止，则触动气海，气动于中，则脐突于外，其状突出光浮，如吹起者，捏之则微有声。

# 附　录

## 一、小儿针灸疗法

表 1　头颈部常用穴位

| 穴　名 | 位　置 | 针　法 | 灸　量 |
|---|---|---|---|
| 百　会 | 头顶正中线与两耳尖连线交叉点处 | 向前、后、左、右横刺 0.5～1 寸，局部胀感 | 灸3～7壮<br>温灸5～20分钟 |
| 上　星 | 头部前正中线入发际 1 寸处 | 向头顶或向前额横刺 0.5～1 寸 | |
| 印　堂 | 两眉毛内侧的正中间 | 用手捏起皮肤向下斜刺 0.5～1寸，局部痠胀感或向鼻部传导 | |
| 攒　竹 | 在眉毛内端，入眉毛约 1 分处 | 向下或向眉中横刺 0.3～0.5 寸 | |
| 阳　白 | 眉上1寸，正对瞳孔直上 | 从上向下沿皮刺到眉中 0.5～0.8 寸 | |
| 太　阳 | 眉梢与外眼角中间向后 1 寸 | 向后斜刺透率角（在耳尖上1寸）0.5～1.5寸 | |
| 睛　明 | 在内眼角上方 1 分，靠眼眶缘 | 左手食指端按内眼角处，用细针针尖沿左食指甲，在眼球与眼眶之间直刺，慢慢刺入，不提插，不捻转，以防止出血，有明显痠胀感即出针，出针后压迫局部片刻，防止出血 | |
| 球　后 | 眶下缘外 1/4 与内 3/4 交界处 | 以左手食指压在球后穴旁，将眼球向上轻推，沿眼眶壁进针1～1.5寸（余同睛明穴） | |
| 承　泣 | 眶下缘上方正中 | 患者睁眼，沿眼眶下缘与眼球之间进针，直刺0.3～0.5寸 | |
| 四　白 | 眼眶下缘直下约一横指，正对瞳孔 | 距眼眶骨下缘 3 分，正对瞳孔，相当于眶下孔进针，直刺 0.3～0.5 寸 | |
| 迎　香 | 鼻翼旁5分，鼻唇沟中 | 针尖向内上方斜刺0.2～0.8寸，局部胀感，有时扩散至鼻 | |
| 人中（水沟） | 人中沟上 1/3 与下 2/3 交界处 | 针尖向上斜刺0.2～0.5寸 | |
| 承　浆 | 下唇下方正中凹陷处 | 直刺或左右横刺 0.3～0.5 寸 | |
| 下　关 | 耳屏前面一横指，颧弓下，闭口凹陷处 | 直刺1～1.5寸，局部痠胀可到下颌关节或齿部 | |
| 颧　髎 | 外眼角直下，颧骨下缘凹陷处 | 直刺0.5～1寸，痠胀向半侧面部扩散，达齿部 | |
| 地　仓 | 口角旁4分 | 横刺，透向颊车或迎香 | |
| 下地仓 | 在承浆旁开1寸，地仓直下，摸取下颌骨颏孔处取穴 | 直刺0.2寸，找到颏孔后，可横刺向内下方进针1寸，感应放射到下唇 | |
| 颊　车 | 下颌角前方1横指，咬紧牙，在咬肌突出处 | 直刺0.5寸，或横刺透向地仓，感应向四周扩散至下齿部 | |
| 扁桃体 | 下颌角下内1横指 | 向舌根部直刺1～1.5寸，感应可到咽部 | |
| 耳　门 | 耳屏上部缺口前方，张口凹陷处 | 张口直刺或向下刺1～1.5寸，感应向耳深部传导或向半侧面部扩散 | |
| 听　宫 | 耳屏中部，张口时耳前凹陷处 | 张口，直刺1～2寸，感应同上，鼓膜有凸出感 | |
| 听　会 | 耳屏前下方，与耳屏切迹平齐 | 张口，直刺1～2寸 | |
| 聋　穴 | 在听宫与听会之间中点 | 张口，直刺1～2寸 | |
| 翳　风 | 耳垂后方，下颌骨与乳突之间凹陷处 | 针尖向内前方斜刺 1～2 寸，耳道麻胀，有时向咽喉部扩散 | |
| 翳　明 | 耳后乳突后下缘凹陷处 | 针尖直刺0.5～0.8寸 | |
| 安　眠₁ | 安眠₁在翳风与翳明连线中点 | 直刺1～2寸，半侧头、面，颈部痠、胀、麻 | |

续表

| 穴 名 | 位 置 | 针 法 | 灸 量 |
|---|---|---|---|
| 安 眠$_2$ | 安眠$_2$ 在翳明与风池连线中点 | | |
| 风 池 | 颈后枕骨粗隆直下凹陷处与乳突之间（当斜方肌与胸锁乳突肌之间） | 针尖向对侧眼球方向斜刺1～1.5寸，或横透对侧风池 | 灸3壮<br>温灸3～5分钟 |
| 风 府 | 项后正中凹陷处（枕骨粗隆直下） | 直刺0.5～0.8寸，感应可向前到额部 | |
| 哑 门 | 项后正中发际上0.5寸，相当于第1、2颈椎间 | 患者头稍低，针尖向喉结方向进针，浅刺时局部发胀，深达1～2寸时（不宜再深），患者手足或全身有触电感，应立即退针，切勿再深，针刺深度因人而宜 | |
| 上廉泉 | 在喉结上方，取穴时以拇指朝下，指横纹放在下颌骨正中，指尖到达处即是 | 向上后方斜刺1寸左右，痠麻向右舌根传导 | |

表 2　胸腹部常用穴位

| 穴 名 | 位 置 | 针 法 | 灸 量 |
|---|---|---|---|
| 天 突 | 在胸骨切迹上缘正中凹陷处 | 针尖向下，沿胸骨柄前缘沿皮向膻中方向刺，感应到膻中穴；或沿胸骨柄后缘向下刺1～2寸，局部痠胀或似窒息样感觉；不能过深，以免刺伤大血管 | 灸3～5壮<br>温灸5～15分钟 |
| 膻 中 | 胸部正中线与两乳头连线的交点 | 横刺0.5～1寸 | 灸3～5壮<br>温灸5～15分钟 |
| 鸠 尾 | 胸骨剑突下缘 | 沿皮刺透中脘，针1～2寸 | |
| 中 脘 | 剑突与脐孔的中点，脐上 4寸 | 直刺1～2寸，并可向左下、右下斜刺 | 灸3～7壮<br>温灸10～20分钟 |
| 脐中（神阙） | 脐孔中 | | 禁针。可隔盐或隔姜灸3～5壮。温灸20～30分钟 |
| 天 枢 | 脐旁2寸 | 直刺1～1.5寸，痠胀到腹侧部 | 灸5～7壮<br>温灸10～20分钟 |
| 气 海 | 脐下1.5寸，脐中与关元连线的中点 | 向下斜刺1～1.5寸，局部痠胀向外生殖器传导 | 灸3～7壮<br>温灸20～30分钟 |
| 关 元 | 脐下3寸 | 向下斜刺1～1.5寸，感应可向外生殖器传导 | 同气海 |
| 中 极 | 脐下4寸 | 向下斜刺1～1.5寸 | 同气海 |
| 水 道 | 关元穴旁开2寸 | 直刺1寸 | |
| 大 横 | 脐旁4寸，腹直肌外缘 | 直刺1寸 | |

注意：凡针刺下腹部穴位时，应嘱患者先排空小便。

表 3　背腰部常用穴位

| 穴 名 | 位 置 | 针 法 | 灸 量 |
|---|---|---|---|
| 大 椎 | 第七颈椎与第一胸椎棘突之间 | 直刺0.5～1寸，感应向下到腰部 | 灸3～7壮<br>温灸5～20分钟 |
| 定 喘 | 大椎旁开5分 | 针尖向脊柱方向斜刺0.5～1寸，感应向下到背或胸、肩部 | 灸3～5壮<br>温灸5～15分钟 |
| 肩 井 | 大椎穴与肩峰连线之中点 | 直刺0.5寸左右，或针尖向前下横刺0.5～1寸左右（深刺易引起气胸） | |
| 天 宗 | 肩胛冈中点与肩胛骨下角连线的上1/3与中1/3交点处 | 直刺0.5～1寸或向四周斜刺 | |
| 肺 俞 | 第三、四胸椎棘突间旁开1.5寸 | 向内斜刺0.5～1寸 | |
| 心 俞 | 第五、六胸椎棘突间旁开1.5寸 | 向内斜刺0.5～1寸 | |

续表

| 穴　名 | 位　置 | 针　法 | 灸　量 |
|---|---|---|---|
| 中　喘（肝热穴） | 第五、六胸椎棘突间旁开5分 | 向内斜刺0.5～1寸 | |
| 膈　俞 | 第七、八胸椎棘突间旁开1.5寸 | 向内斜刺0.5～1寸 | |
| 肝　俞 | 第九、十胸椎棘突间旁开1.5寸 | 向内斜刺0.5～1寸 | |
| 胆　俞 | 第十、十一胸椎棘突间旁开1.5寸 | 向内斜刺0.5～1寸 | |
| 脾　俞 | 第十一、十二胸椎棘突间旁开1.5寸 | 向内斜刺0.5～1寸 | |
| 胃　俞 | 第十二胸椎与第一腰椎棘突间旁开1.5寸 | 向内斜刺0.5～1寸 | |
| 肾　俞 | 第二、三腰椎棘突间旁开1.5寸 | 直刺1～2寸深，痠胀向臀部传导 | 灸3～7壮<br>温灸5～20分钟 |
| 大肠俞 | 第四、五腰椎棘突间旁开1.5寸 | 直刺1.5～2寸，腰部痠张向下肢传导 | 灸3～7壮<br>温灸5～20分钟 |
| 至　阳 | 第七胸椎棘突下，相当于肩胛下角水平 | 稍向上方斜刺1寸左右，感应沿脊柱向下扩散 | |
| 命　门 | 第二腰椎棘突下，相当于肋弓下缘水平 | 稍向上方斜刺1寸 | 灸3～7壮<br>温灸5～20分钟 |
| 肾　脊 | 第二、三腰椎棘突间旁开5分 | 针尖向脊椎斜刺1～1.5寸 | |
| 八　髎 | 上髎:在第一骶后孔处<br>次髎:在第二骶后孔处<br>中髎:在第三骶后孔处<br>下髎:在第四骶后孔处 | 向内下方深刺1～2寸，骶部痠胀向大腿放射 | |
| 长　强 | 尾骨尖端下方，尾骨末端与肛门之间 | 向上斜刺，沿尾骨刺入1～1.5寸，针时肛门区胀痛，肛门有收缩感 | 灸3～7壮<br>温灸5～20分钟 |
| 夹　脊 | 第七颈椎棘突下至第五腰椎棘突下，各棘突间旁开5分处，共17对 | 向脊柱方向斜刺，背段针1寸左右，腰段针2～2.5寸，感应向四肢或肋间扩散 | 灸3～7壮<br>温灸5～20分钟 |

表4　上肢部常用穴位

| 穴　名 | 位　置 | 针　法 | 灸　量 |
|---|---|---|---|
| 肩　髃 | 垂臂在三角肌起始部中点，锁骨肩峰端下缘处或上臂平举时，肩端前一凹陷处 | 直刺1～2寸，或透向三角肌点，感应可向下放射到拇指 | |
| 肩　髎 | 肩髃穴后约1寸，肩峰后下凹陷中 | 直刺2寸 | |
| 肩内陵（肩前） | 垂臂，在肩前腋前纹端与肩髃穴连线中点 | 直刺0.5～1寸 | |
| 三角肌点 | 在肩髃下方，三角肌正中点 | 直刺或斜刺1.5～2寸 | |
| 肩　贞 | 肩后腋纹尽头上1寸 | 直刺2～2.5寸，感应向下可到手 | |
| 曲　池 | 半屈肘，肘横纹外侧尽头靠近骨边缘处 | 直刺2～2.5寸，感应向下到手，向上可到肩部 | 灸3～7壮<br>温灸5～20分钟 |
| 四　渎 | 腕背横纹后上7寸 | 直刺0.5～1寸，感应向上或向手指放射 | |
| 支　沟 | 外关上1寸，尺、桡骨之间 | 直刺1.5～2寸，感应可向上 | |
| 外　关 | 腕背横纹中央直上2寸，尺、桡骨之间 | 直刺1寸，感应到手指或向上到肩部 | |
| 养　老 | 转手掌心向胸取穴，腕背、尺骨茎突桡侧凹陷处 | 向肘部斜刺0.5～1.5寸，感应可到肩部 | |
| 尺　泽 | 微屈肘，肘横纹上，肱二头肌肌腱桡侧凹陷处 | 直刺1～1.5寸，感应可到肩部 | 温灸5～10分钟 |
| 臂　中 | 前臂掌侧，腕、肘关节连线中点 | 直刺1～2寸，感应到手指 | |

续表

| 穴　名 | 位　置 | 针　法 | 灸　量 |
|---|---|---|---|
| 郄　门 | 前臂掌侧正中两筋间，腕上5寸，内关上3寸 | 直刺1～1.5寸 | |
| 间　使 | 前臂掌侧正中两筋间，腕上3寸 | 直刺1～1.5寸 | |
| 内　关 | 前臂掌侧正中两筋间，腕上2寸 | 直刺1寸，感应到手指或向上到肩、胸部 | |
| 列　缺 | 前臂掌面桡侧腕横纹上 1.5寸，两手虎口交叉时食指尽处 | 针尖向肘斜刺1寸，感应到肘部 | |
| 神　门 | 仰掌，腕横纹尺侧端稍上方凹陷处 | 直刺或斜刺0.5～0.8寸 | |
| 合　谷 | 第一、二掌骨之间，近第二掌骨缘中点 | 向后溪穴透，针1～2寸，感应到手指或肩部 | |
| 鱼　际 | 第一掌骨掌侧中点赤白肉处 | 直刺0.5～1寸 | |
| 劳　宫 | 屈指握拳，中指与无名指尖中间所对的掌心处(在三、四掌骨之间) | 直刺0.3～0.5寸 | |
| 后　溪 | 轻握拳、第五掌骨小头后，掌横纹头处 | 直刺0.5～1寸 | |
| 中　渚 | 手背第四、五掌骨间，指缝后1寸 | 向手腕方向斜刺1寸 | |
| 落　枕 | 手背第二、三掌骨间，指缝后1寸 | 直刺0.5～1寸 | |
| 少　商 | 大拇指桡侧，指甲根旁1分 | 点刺出血 | 温灸1～3分钟 |
| 少　泽 | 小指尺侧，指甲根旁1分 | 点刺出血 | |
| 八　邪 | 手五指背侧指缝间，两手共8穴 | 斜向手腕针0.5～1寸 | |
| 十　宣 | 两手十指尖端，去爪甲1分，两手共10穴 | 点刺出血 | |
| 四　缝 | 第2 3、4、5指中节横纹正中 | 三棱针点刺 | |

表5　下肢部常用穴位

| 穴　名 | 位　置 | 针　法 | 灸　量 |
|---|---|---|---|
| 环　跳 | 侧卧，伸直下面腿，屈上腿成90度，臀部股骨大转子最高点与臀裂上端连线的外1/3与内2/3交点处 | 直刺2～3寸，感应放散到足底、足趾 | |
| 殷　门 | 臀横纹至腘横纹正中连线的中点 | 直刺2～3寸，感应向下到足 | |
| 委　中 | 腘窝横纹中央 | 直刺0.5～1寸，感应向下到足 | |
| 承　山 | 小腿肚下正中，约在委中穴与足跟之中点 | 直刺1～1.5寸，感应向下到足 | |
| 风　市 | 在大腿外侧中线，髌骨上缘7寸，或直立时两手下垂，中指到达之处 | 直刺2寸 | 温灸5～20分钟 |
| 新伏兔 | 在伏兔穴(髌骨外缘直上 6寸)旁开5分 | 直刺或向膝关节方向刺2～3寸，感应向下 | 灸5～7壮<br>温灸5～20分钟 |
| 梁　丘 | 在髌骨上缘上2寸，正对外膝眼 | 直刺2寸 | 灸3～5壮<br>温灸5～15分钟 |
| 鹤　顶 | 膝盖上缘正中 | 向膝关节斜刺1寸，感应到膝关节 | |
| 膝　眼 | 屈膝垂足，膝盖内、外侧凹陷处，外膝眼又称犊鼻 | 斜刺2寸 | 温灸5～15分钟 |
| 阳陵泉 | 腓骨小头前下方凹陷处 | 直刺2寸，针感向下到足，有时向上到大腿 | 灸3～5壮<br>温灸5～15分钟 |
| 聋　中 | 腓骨小头下3寸 | 直刺2寸，感应向上 | |

续表

| 穴名 | 位置 | 针法 | 灸量 |
|---|---|---|---|
| 足三里 | 外膝眼下3寸，胫骨外侧一横指 | 直刺2寸，感应向下到足，有时向上到大腿 | 灸5～15壮<br>温灸10～30分钟 |
| 阑尾穴 | 足三里下2寸，压痛明显处 | 直刺2寸，根据病情，每日针2～4次，每次留30分钟～1小时，留针时每隔10分钟捻转1次 | |
| 上巨虚 | 足三里下3寸，腹泻病人穴位处有明显压痛 | 直刺2寸 | 灸3～7壮<br>温灸5～20分钟 |
| 丰隆 | 外踝前缘与外膝眼连线的1/2，距胫骨一横指处 | 直刺2寸 | |
| 光明 | 外踝直上5寸 | 直刺1～2寸 | |
| 丘墟 | 外踝前下方凹陷中 | 针尖向踝关节腔方向刺1寸 | 温灸5～10分钟 |
| 阴陵泉 | 胫骨内侧髁（膝部内侧的突起）直下凹陷处 | 直刺1.5～2寸 | 灸3壮<br>温灸5～15分钟 |
| 痢疾敏感点 | 内踝尖与阴陵泉连线的上2/5与下3/5交界附近，找最敏感的压痛点 | 直刺1～2寸，每日1～2次 | |
| 三阴交 | 内踝尖直上3寸，胫骨后缘处 | 直刺0.5～1寸，感应向下到足底，有时向上到大腿 | 灸3～7壮<br>温灸10～20分钟 |
| 复溜 | 跟腱前缘太溪直上2寸 | 直刺0.5～1寸 | 温灸5～15分钟 |
| 太溪 | 足外踝与跟腱之间 | 直刺0.5～1寸，感应到足 | 温灸5～15分钟 |
| 昆仑 | 足外踝与跟腱之间 | 直刺0.5～1寸，感应到足 | 灸3～5壮<br>温灸5～15分钟 |
| 解溪 | 踝关节前横纹上，二肌腱间 | 直刺0.5～1寸 | 温灸5～10分钟 |
| 太冲 | 足大趾与第二趾的趾缝上1寸半 | 直刺0.5～1寸，感应向下到足，有时可向上到腹部 | 灸3～5壮<br>温灸5～15分钟 |
| 内庭 | 足第二、三趾缝间 | 斜刺0.2～0.5寸 | 温灸5～10分钟 |
| 悬钟（绝骨） | 外踝直上3寸 | 直刺1.5寸，感应向下到足，有时可向上 | 灸3～5壮<br>温灸5～10分钟 |
| 公孙 | 在足大趾内侧，第一跖骨基底部前（第一跖趾关节后1寸处） | 直刺2寸 | |
| 涌泉 | 脚底心凹陷中，在足底前1/3与后2/3交界处 | 直刺0.5～1寸 | 灸1～3壮<br>温灸5～10分钟 |
| 八风 | 足趾缝间共8穴 | 沿掌骨间向掌心刺1寸 | 温灸5～10分钟 |

## 二、小儿推拿疗法

小儿推拿一般用于治疗5岁以下小儿的某些疾病。年龄越小，治疗效果越好。

小儿推拿手法应轻快柔和，有的手法虽与成人推拿相同，但手法动作及操作方法却不一样。治疗穴位有时也和成人不同。

### （一）常用手法

1．**推法** 用拇指面（正、侧两面均可）或食、中指面，在选定的穴位上作直线推动，称直推法（图1）。用双手拇指面在同一穴位起，向两端分开推，称分推法（图1）。

2．**揉法** 用指端（食、中、拇指均可）或掌根，在选定的穴位上贴住皮肤，带动皮肉筋脉作旋转回环活动，称揉法（图2）。治疗部位小的用指端揉，大的用掌根揉。

3．**捏脊法** 用双手的中指、无名指和小指握成半拳状，食指半屈，拇指伸直对准食指前半段，然后顶住病儿皮肤，拇、食指前移，提拿皮肉。自尾椎两旁双手交替向前，推动至大椎两旁，算作捏脊一遍（图3）。此法多用于小儿疳积，故又称“捏积”。

4．**推脊法** 用食、中指（并拢）面自病儿大椎起循脊柱向下直推至腰椎处，称推脊法（图4）。此法适用于高热。

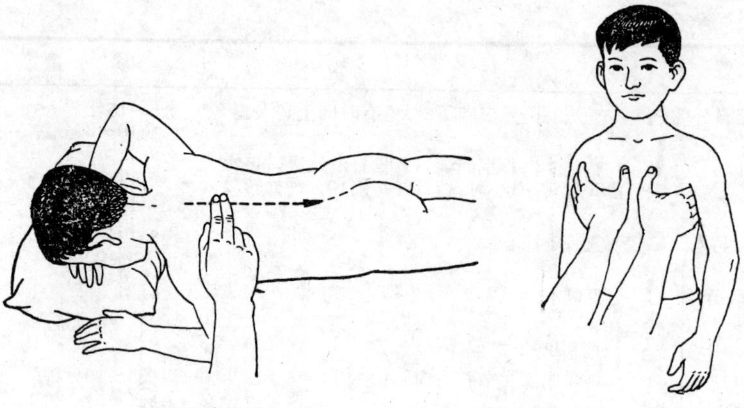

(1)直推法　(2)分推法

图 1　小儿推拿疗法

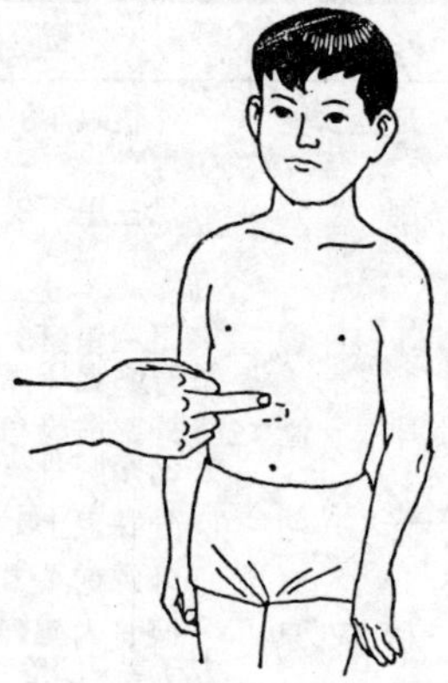

图 2　小儿揉法

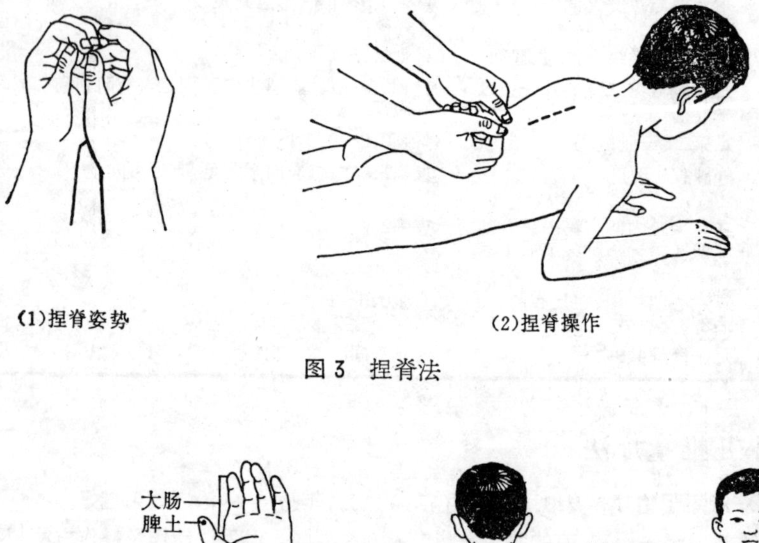

(1)捏脊姿势　(2)捏脊操作

图 3　捏脊法

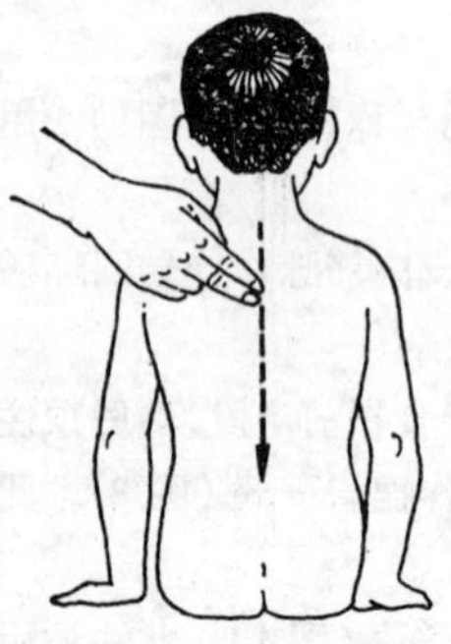

图 4　推脊法

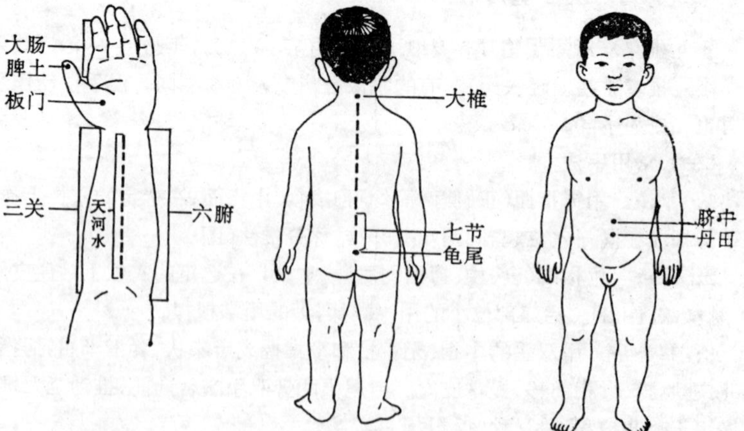


(1)手部　(2)背面　(3)正面

图 5　小儿推拿的常用穴位

（二）常用穴位

小儿推拿的常用穴位(图5,表6)。

表6　小儿推拿常用穴位

| 穴名 | 位置 | 主治 | 操作 |
|---|---|---|---|
| 脾土穴 | 拇指罗纹面 | 腹泻、呕吐 | 用推法,推200～500次 |
| 大肠穴 | 自食指端桡侧边缘至虎口,成一直线 | 食积、腹泻 | 用推法,推100～300次 |
| 板门穴 | 大鱼际隆起处 | 胸闷、呕吐、食积腹满、食欲不振 | 用推法或揉法,操作50～200次 |
| 三关穴 | 前臂桡侧边缘，自腕横纹直上至肘横纹成一直线 | 外感怕冷无汗、营养不良 | 用推法,自腕部向上推至肘部,推200～500次 |
| 六腑穴 | 前臂尺侧边缘，自腕横纹直上至肘横纹成一直线 | 发热、多汗。虚证忌用 | 用推法,自肘部向下推至腕部,推100～500次 |
| 天河水穴 | 前臂掌侧正中，自腕横纹中点至肘横纹中点成一直线 | 身热烦躁,外感发热 | 用推法，自腕部向上推至肘弯处,推100～500次 |
| 七节穴 | 第四腰椎至尾骶骨成一直线 | 腹泻、痢疾、食积腹胀、肠热便秘 | 用推法，自上而下或自下而上均可,推200～500次 |
| 龟尾穴 | 尾椎骨处 | 腹泻、脱肛、便闭 | 用揉法,揉300～600次 |
| 丹田穴 | 脐下2寸 | 少腹痛、遗尿、脱肛、小便赤少 | 用摩法或揉法,操作3～5分钟 |

（三）几种常见病证的治疗

1．腹泻　推脾土500次,推大肠200次,摩腹5分钟,揉脐3分钟,推七节300次，揉龟尾500次。吐乳小儿加揉板门50次。

2．疳积　又称奶痨、小儿营养不良。推脾土500次,推大肠200次,推三关400次,摩腹5分钟,捏脊5遍。

3．外感发热　推天河水300次,推六腑300次,推脊500次,拿风池、肩井各数次。发热无汗加推三关400次。

4．小儿麻痹症　①上肢瘫痪；②下肢瘫痪。取穴及操作见时行疾病。

5．脱肛　揉丹田5分钟,摩腹3分钟,揉龟尾500次,推七节300次。

## 三、常用中药

| 类别 | 药名 | 性味 | 功效 | 剂量(g) |
|---|---|---|---|---|
| 辛温解表药 | 麻黄 | 辛微苦温 | 发汗解表、宣肺平喘、利水消肿 | 1.5～4.5 |
| | 桂枝 | 辛甘温 | 发汗解表、温通经脉、通阳化气 | 3～6 |
| | 紫苏 | 辛温 | 发汗解表、行气宽中、解鱼蟹毒 | 3～9 |
| | 荆芥 | 辛温 | 祛风解表、透发斑疹、炭能止血 | 3～9 |
| | 防风 | 辛甘微温 | 祛风解表、胜湿解痉 | 3～9 |
| | 细辛 | 辛温 | 发散风寒、祛风止痛、温肺化饮 | 2～4.5 |
| | 羌活 | 辛苦温 | 祛风解表、胜湿止痛 | 3～9 |
| | 白芷 | 辛温 | 祛风解表、燥湿止痛、消肿排脓 | 1.5～4.5 |
| | 藁本 | 辛温 | 祛风散寒、胜湿止痛 | 3～9 |
| | 香薷 | 辛微温 | 发汗解表、祛暑化湿、利水消肿 | 3～6 |
| | 生姜 | 辛微温 | 发汗解表、温中止呕、解毒 | 2～3片 |
| | 葱白 | 辛温 | 发汗解表、通阳散寒 | 2～5枚 |
| | 辛夷 | 辛温 | 发散风寒、兼通鼻窍 | 2～6 |
| | 芫荽 | 辛温 | 发表透疹 | 3～9 |

续表

| 类别 | 药 名 | 性 味 | 功 效 | 剂 量(g) |
| --- | --- | --- | --- | --- |
| 辛凉解表药 | 薄荷 | 辛凉 | 疏散风热、清利咽喉、透发斑疹 | 2~4.5 |
| | 牛蒡子 | 辛苦寒 | 疏散风热、祛痰止咳、清热解毒 | 3~9 |
| | 桑叶 | 苦甘寒 | 疏散风热、清肝明目 | 3~9 |
| | 菊花 | 甘苦微寒 | 疏散风热、平肝明目、清热解毒 | 9~15 |
| | 葛根 | 甘辛凉 | 解表透疹、生津止泻 | 4.5~9 |
| | 升麻 | 甘辛微寒 | 发表透疹、清热解毒、升举阳气 | 3~9 |
| | 柴胡 | 苦辛微寒 | 解表退热、疏肝解郁、升举阳气 | 3~9 |
| | 豆豉 | 辛甘微苦寒 | 解表除烦 | 9~12 |
| | 大豆黄卷 | 甘平 | 透邪解表、清利湿热 | 9~15 |
| | 蝉蜕 | 甘寒 | 散风热、利咽喉、退目翳、定惊痫 | 3~6 |
| | 浮萍 | 辛寒 | 解表透疹、发汗利水 | 6~9 |
| | 柽柳 | 甘平 | 发表透疹 | 6~9 |
| 清热泻火药 | 石膏 | 辛甘大寒 | 清热泻火、外用收敛生肌 | 15~60 |
| | 知母 | 苦甘寒 | 清热泻火、滋阴润燥 | 3~9 |
| | 栀子 | 苦寒 | 清热泻火、凉血解毒 | 3~9 |
| | 芦根 | 甘寒 | 清肺胃热、生津止渴 | 15~30 |
| | 天花粉 | 甘微苦微寒 | 清热生津、消肿排脓 | 9~15 |
| | 淡竹叶 | 甘寒 | 清心除烦、利尿渗湿 | 6~9 |
| | 夏枯草 | 辛苦寒 | 清肝散郁 | 9~15 |
| | 鸭跖草 | 甘苦寒 | 清热解毒、利尿渗湿 | 15~60 |
| | 西瓜皮 | 甘寒 | 清暑解热、泻火除烦 | 9~15 |
| | 荷叶 | 苦平 | 解暑清热、升发清阳 | 一角 |
| | 莲子心 | 苦寒 | 清心解热 | 1.5~3 |
| 清热燥湿药 | 黄连 | 苦寒 | 清热燥湿、泻火解毒 | 1.5~6 |
| | 黄芩 | 苦寒 | 清热燥湿、泻火解毒、止血安胎 | 3~9 |
| | 黄柏 | 苦寒 | 清热燥湿、泻火解毒 | 3~9 |
| | 胡黄连 | 苦寒 | 清热燥湿、退骨蒸热 | 3~9 |
| | 龙胆草 | 苦寒 | 清热燥湿、泻肝定惊 | 3~9 |
| | 秦皮 | 苦涩寒 | 清热燥湿、清肝明目 | 3~9 |
| | 苦参 | 苦寒 | 清热燥湿、祛风杀虫 | 3~9 |
| | 白藓皮 | 苦寒 | 清热燥湿、祛风除湿 | 3~9 |
| 清热解毒药 | 金银花 | 甘寒 | 清热解毒(忍冬藤同、并通经络) | 9~15 |
| | 连翘 | 苦微寒 | 清热解毒、消肿散结 | 9~15 |
| | 蒲公英 | 苦甘寒 | 清热解毒、消肿散痈 | 9~30 |
| | 紫花地丁 | 苦辛寒 | 清热解毒、消肿散痈 | 9~15 |
| | 野菊花 | 苦辛凉 | 清热解毒、可降血压 | 9~15 |
| | 四季青 | 苦涩寒 | 清热解毒、凉血止血 | 15~30 |
| | 鱼腥草 | 辛微寒 | 清热解毒、消肺痈、化痰热 | 9~30 |
| | 野荞麦根 | 甘涩微苦凉 | 清热解毒、活血散瘀、祛风止痛 | 15~30 |
| | 红藤 | 苦平 | 清热解毒、活血散瘀 | 9~15 |
| | 败酱草 | 辛苦微寒 | 清热解毒、消肿排脓、活血祛瘀 | 3~9 |
| | 土茯苓 | 甘淡平 | 清热解毒、祛湿通络 | 15~60 |
| | 射干 | 苦寒 | 清热解毒、利咽喉、消痰涎 | 3~9 |
| | 山豆根 | 苦寒 | 清热解毒、利咽 | 3~9 |
| | 挂金灯 | 酸平 | 清热化痰 | 3~9 |
| | 马勃 | 辛平 | 清热解毒、利咽止血 | 2~4.5 |

续表

| 类别 | 药名 | 性味 | 功效 | 剂量(g) |
|---|---|---|---|---|
| 清热解毒药 | 白毛夏枯草 | 苦寒 | 清热解毒、凉血消肿 | 9～30 |
| | 一枝黄花 | 辛苦凉 | 清热解毒、消肿止痛 | 15～30 |
| | 甘中黄 | 甘咸寒 | 清热解毒 | 3～9 |
| | 土牛膝 | 苦酸平 | 泻火解毒 | 9～50 |
| | 白头翁 | 苦寒 | 清热解毒、凉血止痢 | 9～15 |
| | 马齿苋 | 酸寒 | 清热解毒、凉血止痢 | 9～30 |
| | 鸦胆子 | 苦寒 | 止痢、抗疟 | 3～10粒 |
| | 绿豆衣 | 甘寒 | 解热毒、退目翳、清热消暑 | 3～9 |
| 清热解毒药 | 七叶一枝花 | 苦微寒有毒 | 清热解毒、抗癌消肿、解痉 | 9～15 |
| | 半枝莲 | 辛寒 | 清热解毒、抗癌消肿、利尿 | 9～30 |
| | 白花蛇舌草 | 甘淡凉 | 清热解毒、抗癌消痈 | 15～60 |
| | 凤尾草 | 苦寒 | 清热利湿、凉血解毒、抗癌 | 15～30 |
| | 猪胆汁 | 苦寒 | 清热解毒 | 9～15 |
| 清热凉血药 | 鲜生地 | 甘苦寒 | 清热凉血、养阴生津 | 12～60 |
| | 紫草 | 甘寒 | 凉血解毒、透疹活血 | 3～9 |
| | 犀角 | 苦酸咸寒 | 清热定惊、凉血解毒 | 0.6～1.5 |
| | 牛黄 | 苦甘凉 | 清心开窍、豁痰定惊、清热解毒 | 0.15～0.6 |
| | 牡丹皮 | 苦辛微寒 | 清热凉血、活血散瘀 | 3～9 |
| | 赤芍 | 苦微寒 | 清热凉血、活血散瘀 | 3～9 |
| | 大青叶 | 苦大寒 | 清热凉血,解毒消斑 | 9～15 |
| | 板蓝根 | 苦寒 | 凉血解毒 | 9～15 |
| | 青黛 | 咸寒 | 清热凉血、解毒消斑 | 1～1.5 |
| | 玄参 | 苦咸寒 | 清热滋阴、泻火解毒 | 9～15 |
| | 茅根 | 甘寒 | 清热生津、凉血止血、利尿通淋 | 15～30 |
| 退虚热药 | 银柴胡 | 甘微寒 | 凉血、退虚热 | 3～9 |
| | 地骨皮 | 甘淡寒 | 清热凉血、退虚热 | 9～15 |
| | 青蒿 | 苦寒 | 清热解暑、退虚热 | 3～9 |
| | 白薇 | 苦咸寒 | 清热凉血、退虚热 | 3～9 |
| 清肝明目药 | 青葙子 | 苦微寒 | 清肝火、退翳膜 | 6～15 |
| | 决明子 | 甘苦咸微寒 | 清肝明目 | 9～15 |
| | 千里光 | 苦平 | 清热解毒、清肝明目 | 15～30 |
| 温肺化痰药 | 姜半夏 | 辛温、生者有毒 | 燥湿化痰、降逆止呕、消痞散结 | 3～9 |
| | 天南星 | 辛苦温有毒 | 燥湿化痰、祛风解痉 | 3～9 |
| | 白附子 | 辛甘温有毒 | 祛风痰、逐寒湿、化痰涎 | 3～4.5 |
| | 皂荚 | 辛温有小毒 | 祛痰、开窍 | 3～6 |
| | 苏子 | 辛温 | 消痰降气、定喘滑肠 | 6～12 |
| | 白芥子 | 辛温 | 化痰利气、散结消肿 | 3～9 |
| | 桔梗 | 苦辛平 | 宣肺祛痰、排脓 | 3～6 |
| | 旋覆花 | 苦辛咸微温 | 消痰平喘、降逆下气 | 3～9 |
| | 白前 | 辛甘微温 | 温肺化痰、降气止咳 | 3～6 |
| | 天浆壳 | 甘辛温 | 宣肺化痰、止咳平喘、透疹 | 3～9 |
| 清肺化痰药 | 川贝母 | 苦甘微寒 | 润肺清肺、止咳化痰 | 3～9 |
| | 浙贝母 | 苦寒 | 清肺宣肺、止咳化痰 | 6～9 |
| | 前胡 | 苦辛微寒 | 降气化痰、兼散风热 | 3～9 |

续表

| 类别 | 药名 | 性味 | 功效 | 剂量(g) |
|---|---|---|---|---|
| 清肺化痰药 | 瓜蒌 | 甘寒 | 清肺化痰、宽胸散结、润燥滑肠 | 9～15 |
| | 竹茹 | 甘微寒 | 清肺化痰、和胃止呕 | 3～9 |
| | 竹沥 | 甘大寒 | 清肺泻痰、宽胸利窍 | 15～30 |
| | 天竹黄 | 甘寒 | 清化热痰、清心定惊 | 3～9 |
| | 胆南星 | 苦凉 | 清化热痰、熄风定惊 | 3～9 |
| | 猴枣 | 苦咸寒 | 清化痰热、解痉镇惊 | 0.3～1 |
| | 礞石 | 甘咸寒 | 下气坠痰、镇肝止痉 | 9～15 |
| | 海蛤壳 | 苦咸寒 | 清肺化痰、软坚散结 | 9～15 |
| | 海浮石 | 咸寒 | 清肺化痰、软坚散结 | 9～15 |
| | 葶苈子 | 辛苦大寒 | 泻肺化痰、定喘行水 | 3～9 |
| | 昆布 | 咸寒 | 消痰结、散瘿瘤、利水湿 | 6～9 |
| | 海藻 | 苦咸寒 | 消痰结、散瘿瘤、利水湿 | 9～15 |
| | 胖大海 | 甘寒 | 清开肺气、润肠通便 | 3～5枚 |
| | 木蝴蝶 | 苦寒 | 清肺开音、疏肝理气 | 1～3 |
| | 冬瓜子 | 甘寒 | 清肺化痰、排脓消痈 | 9～30 |
| 止咳平喘药 | 杏仁 | 甘苦温小毒 | 止咳定喘、润肠通便 | 3～9 |
| | 马兜铃 | 苦微辛寒 | 清肺止咳、降气平喘 | 3～9 |
| | 枇杷叶 | 苦平 | 清肺止咳、和胃降逆 | 3～9 |
| | 蔊菜 | 辛平 | 止咳化痰、清热解毒 | 15～30 |
| | 天竺子 | 苦涩微甘平 | 止咳平喘 | 3～9 |
| | 款冬花 | 辛温 | 止咳化痰、肃肺下气 | 3～9 |
| | 紫菀 | 辛苦温 | 止咳化痰 | 3～9 |
| | 百部 | 甘苦平 | 润肺止咳、灭虱杀虫 | 3～9 |
| | 桑白皮 | 甘寒 | 泻肺平喘、行水消肿 | 9～15 |
| | 鸡蛋膜 | 甘平 | 润肺止咳、开音 | 2～4.5 |
| | 鼠麴草 | 甘平 | 化痰止咳、平喘 | 9～15 |
| | 千日红 | 甘平 | 止咳平喘、平肝明目 | 3～9 |
| | 钟乳石 | 甘温 | 温肺助阳、化痰平喘 | 9～15 |
| 芳香燥湿药 | 藿香 | 辛微温 | 芳香辟浊、解暑发表 | 3～9 |
| | 佩兰 | 辛平 | 芳香化湿、解暑发表 | 3～9 |
| | 苍朮 | 苦温 | 燥湿健脾、祛风明目 | 3～9 |
| | 厚朴 | 苦辛温 | 燥湿散满、行气降逆 | 3～9 |
| | 砂仁 | 辛温 | 燥湿醒脾、行气宽中 | 1.5～4.5 |
| | 白豆蔻 | 辛温 | 化湿和胃、行气宽中 | 1.5～4.5 |
| 利水渗湿药 | 茯苓 | 甘平 | 利水渗湿、健脾和中、宁心安神 | 9～15 |
| | 猪苓 | 甘平 | 利水渗湿 | 6～9 |
| | 泽泻 | 甘淡寒 | 利水渗湿、泄热 | 6～9 |
| | 车前子 | 甘微寒 | 利水通淋、止咳祛痰、止泻、明目 | 3～9 |
| | 木通 | 苦寒 | 下乳通经、利水通淋 | 3～6 |
| | 通草 | 甘淡寒 | 清热利水 | 3～6 |
| | 茵陈 | 苦平 | 清热渗湿、利胆退黄 | 9～30 |
| | 薏苡仁 | 甘淡微寒 | 利水渗湿、清肺排脓、健脾止泻 | 9～30 |
| | 防已 | 大苦辛寒 | 利水消肿、祛风止痛 | 3～9 |
| | 冬瓜皮 | 甘微寒 | 利水消肿 | 15～30 |
| | 葫芦壳 | 甘平 | 利水消肿 | 15～30 |
| | 赤小豆 | 甘酸平 | 利水消肿、解毒排脓 | 9～30 |

续表

| 类别 | 药名 | 性味 | 功效 | 剂量(g) |
|---|---|---|---|---|
| 利水渗湿药 | 椒目 | 苦平 | 利水消肿 | 2~4.5 |
| | 玉米须 | 甘平 | 利水消肿、渗湿退黄 | 15~30 |
| | 地肤子 | 苦寒 | 清利湿热、利尿止痒 | 4.5~15 |
| | 萹蓄 | 苦微寒 | 清热利水、通淋止痒 | 9~30 |
| | 瞿麦 | 苦寒 | 清热利水、通淋降火 | 9~15 |
| | 海金沙 | 甘寒 | 利水通淋 | 9~15 |
| | 石韦 | 苦微寒 | 利水通淋、凉血止血 | 3~9 |
| | 萆薢 | 苦微寒 | 利湿祛风 | 9~15 |
| | 滑石 | 甘寒 | 利水渗湿、清热解暑 | 9~15 |
| | 泽漆 | 辛苦微寒小毒 | 利水消肿、化痰散结 | 9~15 |
| | 半边莲 | 辛微寒 | 利水消肿、解毒 | 9~15 |
| | 生姜皮 | 辛温 | 利水消肿 | 1.5~4.5 |
| 祛风化湿药 | 独活 | 辛苦微温 | 祛风胜湿、通痹止痛 | 3~9 |
| | 豨莶草 | 苦寒 | 祛风化湿、兼强筋骨 | 9~15 |
| | 苍耳子 | 甘苦温 | 祛风化湿、兼通鼻窍 | 3~9 |
| | 秦艽 | 苦辛平 | 祛风湿、退黄疸、除虚热 | 3~9 |
| | 蚕砂 | 甘辛温 | 祛风除湿、和胃化浊 | 3~9 |
| | 老鹳草 | 苦辛平 | 祛风湿、强筋骨 | 9~15 |
| | 木瓜 | 酸温 | 舒筋活络、和胃化湿 | 3~9 |
| | 五茄皮 | 辛苦温 | 祛风湿、强筋骨、消水肿 | 3~9 |
| | 鹿蹄草 | 苦平 | 祛风除湿、补肾止血 | 9~30 |
| | 威灵仙 | 辛温 | 祛风除湿、通络止痛 | 3~9 |
| | 丝瓜络 | 甘平 | 祛风通络 | 3~9 |
| | 桑枝 | 苦平 | 祛风通络 | 9~15 |
| | 徐长卿 | 辛温有毒 | 祛风止痛、解毒消肿 | 3~9 |
| | 扦扦活 | 甘苦平 | 祛风通络、活血止痛、利水消肿 | 9~15 |
| | 乌梢蛇 | 甘平 | 祛风通络、定惊止搐 | 3~9 |
| 消积导滞药 | 莱菔子 | 辛甘平 | 消食化积、祛痰下气 | 9~15 |
| | 山楂 | 酸甘微温 | 消化肉积、散瘀消结 | 9~15 |
| | 六曲 | 甘辛温 | 消食和胃 | 9~15 |
| | 鸡内金 | 甘平 | 运脾消积、止遗尿、化结石 | 3~9 |
| | 麦芽 | 甘平 | 消乳面食积、和中开胃 | 9~15 |
| | 谷芽 | 甘平 | 消食和中、健脾开胃 | 9~30 |
| 攻下逐水药 | 大黄 | 苦寒 | 攻积导滞、泻火凉血 | 3~9 |
| | 芒硝 | 辛咸苦大寒 | 泻热通便 | 3~9 |
| | 番泻叶 | 甘苦大寒 | 泻热导滞 | 1.5~4.5 |
| | 芦荟 | 苦寒 | 泻热通便、杀虫凉肝 | 1~2.5 |
| | 牵牛子 | 苦寒有毒 | 泻水消肿、祛痰逐饮、杀虫攻积 | 3~9 |
| | 甘遂 | 苦寒有毒 | 泻水逐饮、消肿散结 | 1.5~3 |
| 润下通腑药 | 火麻仁 | 甘平 | 润肠通便、滋养补虚 | 9~15 |
| | 郁李仁 | 苦甘平 | 润肠通便、利水退肿 | 3~9 |
| | 蜂蜜 | 甘平 | 滑肠通便、润肺补中、解毒缓急 | 9~30 |
| 温里祛寒药 | 附子 | 大辛大热有毒 | 回阳救逆、温益脾肾、散寒止痛 | 3~9 |
| | 肉桂 | 辛甘大热 | 益气补肾、温中止泻、散寒止痛 | 1~3 |
| | 干姜 | 辛温 | 温中回阳、温肺化痰 | 1.5~4.5 |

续表

| 类别 | 药名 | 性味 | 功效 | 剂量(g) |
|---|---|---|---|---|
| 温里祛寒药 | 煨姜 | 辛温 | 温中止呕、温里止痛 | 2~3片 |
| | 炮姜 | 辛苦大热 | 温中止泻、温经止血 | 1.5~4.5 |
| | 高良姜 | 辛热 | 温中祛寒、止脘腹痛 | 3~9 |
| | 吴茱萸 | 辛苦大热 | 温中止痛、降逆止呕、兼杀蛲虫 | 1.5~4.5 |
| | 毕澄茄 | 辛温 | 温中散寒、行气止痛 | 1.5~4.5 |
| | 丁香 | 辛温 | 温中降逆、温经止痛 | 1.5~4.5 |
| | 小茴香 | 辛温 | 理气止痛、调中和胃 | 3~9 |
| 平肝熄风药 | 羚羊角 | 咸寒 | 平肝熄风、清热明目 | 0.3~1 |
| | 石决明 | 咸寒 | 平肝潜阳、清热明目 | 15~30 |
| | 珍珠母 | 咸甘寒 | 平肝潜阳、明目安神 | 15~30 |
| | 天麻 | 甘微温 | 平肝熄风、通络止痛 | 3~9 |
| | 钩藤 | 甘微寒 | 平肝熄风、清热镇惊 | 9~15 |
| | 白蒺藜 | 辛苦微温 | 平肝疏肝、祛风明目 | 3~9 |
| | 穞豆衣 | 甘平 | 养血平肝、除热止汗 | 6~9 |
| | 代赭石 | 苦寒 | 平肝止血、重镇降逆 | 9~30 |
| | 地龙 | 咸寒 | 清热熄风、通络祛风、平喘利尿 | 3~9 |
| | 僵蚕 | 咸辛平 | 熄风解痉、化痰散结 | 3~9 |
| | 全蝎 | 辛平有毒 | 熄风解痉、祛风止痛 | 1~3 |
| | 蜈蚣 | 辛温有毒 | 熄风解痉、通络止痛 | 1~3 |
| 重镇安神药 | 磁石 | 辛寒 | 重镇安神、益肾潜阳、纳气平喘 | 15~30 |
| | 龙骨 | 甘涩平 | 重镇安神、平肝潜阳、收敛固涩 | 15~30 |
| | 牡蛎 | 咸涩微寒 | 重镇安神、平肝潜阳、收敛软坚 | 15~30 |
| | 琥珀 | 甘平 | 重镇安神、利水化瘀 | 1~1.5 |
| 养心安神药 | 酸枣仁 | 甘酸平 | 养心安神、益阴敛汗 | 9~15 |
| | 柏子仁 | 甘辛平 | 养心安神、润肠通便 | 9~15 |
| | 远志 | 苦辛温 | 宁心安神、化痰消痈 | 3~4.5 |
| | 夜交藤 | 甘平 | 养心安神、养血通络 | 9~30 |
| | 合欢皮 | 甘平 | 安神活血、活血解郁 | 9~15 |
| | 小麦 | 甘平 | 养心安神 | 15~30 |
| | 秫米 | 甘微寒 | 和胃安神 | 9~15 |
| | 鸡子黄 | 甘平 | 养心安神、益阴补中 | 1~2枚 |
| 开窍药 | 麝香 | 辛温 | 开窍通闭、活血散结、催产下胎 | 0.03~0.15 |
| | 冰片 | 辛苦微寒 | 开窍通闭、清热止痛 | 0.03~0.15 |
| | 苏合香 | 辛温 | 开窍辟秽 | 0.3~1 |
| | 石菖蒲 | 辛温 | 化痰开窍、化湿和中 | 3~9 |
| 理气药 | 橘皮 | 辛苦温 | 理气健脾、燥湿化痰 | 3~9 |
| | 青皮 | 苦辛温 | 疏肝破气、散结化滞 | 3~9 |
| | 枳实 | 苦微寒 | 破气消积、泻痰除痞 | 3~9 |
| | 木香 | 辛苦温 | 行气止痛 | 1.5~9 |
| | 乌药 | 辛温 | 顺气止痛、散寒温肾 | 3~9 |
| | 薤白 | 辛苦温 | 温中通阳、下气散结 | 3~9 |
| | 香附 | 辛微苦甘平 | 疏肝理气、调经止痛 | 9~15 |
| | 川楝子 | 苦寒 | 理气止痛、杀虫疗癣 | 9~15 |
| | 大腹皮 | 辛微温 | 行气宽中、利水消肿 | 3~9 |
| | 佛手 | 辛苦酸温 | 和中理气、醒脾止呕 | 3~4.5 |

续表

| 类别 | 药名 | 性味 | 功效 | 剂量(g) |
|---|---|---|---|---|
| 理气药 | 绿萼梅 | 酸涩平 | 疏肝散郁、开胃生津 | 3～6 |
| | 荷梗 | 苦平 | 宽胸通气 | 30～60cm |
| | 荔枝核 | 辛温 | 行气散寒、止疝气痛 | 4.5～9 |
| | 橘核 | 苦温 | 理气散结、止痛治疝 | 3～9 |
| | 沉香 | 辛苦温 | 降气平喘、温中止痛 | 1～3 |
| | 刀豆 | 甘温 | 止呃 | 9～15 |
| | 柿蒂 | 苦平 | 降气止呃 | 3～9 |
| 活血破血药 | 丹参 | 苦微寒 | 活血祛瘀、凉血养血 | 3～15 |
| | 川芎 | 辛温 | 活血行气、祛风止痛 | 3～9 |
| | 桃仁 | 苦甘平 | 活血祛瘀、润肠、止咳 | 3～9 |
| | 红花 | 辛温 | 活血祛瘀 | 3～9 |
| | 泽兰 | 辛微温 | 活血祛瘀 | 3～9 |
| | 益母草 | 微苦微寒 | 活血祛瘀、利水退肿 | 9～30 |
| | 鸡血藤 | 苦微甘温 | 补血行血、舒筋活络 | 9～15 |
| | 三棱 | 苦平 | 破血逐瘀、行气止痛 | 3～9 |
| | 莪术 | 苦辛温 | 破血逐瘀、消积止痛 | 3～9 |
| | 地鳖虫 | 咸寒小毒 | 破血逐瘀、消结消癥 | 3～9 |
| | 穿山甲 | 咸微寒 | 活血散瘀、消肿排脓 | 3～9 |
| | 皂角刺 | 辛温 | 消肿排脓 | 3～9 |
| | 乳香 | 辛苦温 | 活血止痛、生肌去腐 | 3～9 |
| | 没药 | 苦平 | 活血止痛、生肌去腐 | 3～9 |
| | 郁金 | 辛苦寒 | 凉血祛瘀、行气止痛、利胆退黄 | 3～9 |
| | 延胡索 | 辛苦温 | 活血祛瘀、行气止痛 | 3～9 |
| | 平地木 | 苦平 | 活血祛瘀、止血、利尿渗湿、止咳 | 9～30 |
| 止血药 | 仙鹤草 | 苦涩平 | 收敛止血、解毒杀虫 | 9～30 |
| | 紫珠草 | 苦寒 | 止血、解毒 | 9～15 |
| | 白及 | 苦甘涩微寒 | 收敛止血、消肿生肌 | 3～9 |
| | 蚕豆花 | 甘微辛平 | 止血、降压 | 15～30 |
| | 荠菜花 | 甘淡凉 | 止血、降压、清利湿热 | 9～30 |
| | 地锦草 | 辛平 | 止血、止泻、清热解毒 | 9～30 |
| | 艾叶 | 苦辛温 | 温经止血、散寒止痛 | 3～9 |
| | 灶心土 | 辛微温 | 收敛止血、温中止呕 | 15～30 |
| | 大蓟 | 甘凉 | 凉血止血、散瘀消肿 | 9～15 |
| | 小蓟 | 甘凉 | 凉血止血、利尿消肿 | 9～15 |
| | 侧柏叶 | 苦涩微寒 | 凉血止血 | 3～9 |
| | 万年青根 | 苦微甘寒 | 凉血止血、强心利尿、清热解毒 | 3～9 |
| | 槐花 | 苦微寒 | 凉血止血 | 9～15 |
| | 地榆 | 苦酸微寒 | 凉血止血、解毒收敛 | 3～9 |
| | 茜草 | 苦寒 | 凉血止血、行血祛瘀 | 2～9 |
| | 蒲黄 | 甘平 | 收敛止血、活血祛瘀 | 3～9 |
| | 棕榈炭 | 苦涩平 | 收涩止血 | 3～9 |
| | 血余炭 | 苦平 | 止血消瘀 | 3～9 |
| | 藕节 | 涩平 | 收涩止血 | 9～15 |
| | 参三七 | 甘微苦温 | 祛瘀止血、活血止痛 | 3～9 |
| | 花蕊石 | 酸涩平 | 止血化瘀 | 9～15 |

续表

| 类别 | 药 名 | 性 味 | 功 效 | 剂 量(g) |
| --- | --- | --- | --- | --- |
| 补气药 | 人参 | 甘平 | 大补元气、补肺益脾、生津安神 | 1.5~9 |
| | 党参 | 甘平 | 补中益气 | 9~15 |
| | 太子参 | 甘微苦平 | 补气养阴 | 6~15 |
| | 黄芪 | 甘微温 | 补气升阳、固表生肌、利水退肿 | 9~15 |
| | 白术 | 苦甘温 | 补脾燥湿、利水止汗 | 3~9 |
| | 山药 | 苦平 | 平补脾胃、补益肺肾 | 9~30 |
| | 扁豆 | 健脾 | 健脾化湿、衣疗泄泻、花能解暑 | 3~12 |
| | 大枣 | 甘平 | 健脾益胃、养营安神、缓和药性 | 3~10枚 |
| | 甘草 | 甘平 | 补中益气、泻火解毒、缓急和药 | 1.5~9 |
| | 饴糖 | 甘微温 | 补中缓痛、润肺止咳 | 30~60 |
| | 人胞 | 甘咸温 | 益气补血益精 | 1.5~3 |
| | 黄精 | 甘平 | 补脾润肺 | 9~15 |
| 助阳药 | 鹿角 | 咸温 | 温补肝肾、强壮筋骨、活血消肿 | 3~9 |
| | 淫羊藿 | 辛温 | 补肾助阳、祛风除湿 | 9~15 |
| | 仙茅 | 辛热有小毒 | 温肾壮阳、祛寒除湿 | 3~9 |
| | 巴戟天 | 辛甘微温 | 补肾助阳、散风祛寒湿 | 9~15 |
| | 补骨脂 | 辛苦大温 | 补肾助阳 | 6~12 |
| | 胡桃肉 | 甘温 | 补肾敛肺、强壮腰膝、定喘、润肠 | 9~30 |
| | 肉苁蓉 | 甘咸温 | 补肾助阳、润肠通便 | 9~15 |
| | 益智仁 | 辛温 | 温肾助阳而缩尿、温脾止泻兼摄涎 | 3~9 |
| | 沙苑蒺藜 | 甘温 | 固肾益阳、养肝明目 | 9~15 |
| | 菟丝子 | 辛甘平 | 固肾助阳、养肝明目 | 9~15 |
| | 蛤蚧 | 咸平有小毒 | 补肺肾、定喘嗽 | 1对研末分服 |
| | 脐带 | 甘温 | 纳气平喘、敛汗 | 1~2条 |
| | 冬虫夏草 | 甘温 | 滋肺补肾、止血化痰 | 3~9 |
| | 葫芦巴 | 苦大温 | 温肾阳、逐寒湿 | 3~9 |
| | 蛇床子 | 辛苦温 | 温肾壮阳、燥湿杀虫 | 3~9 |
| | 韭子 | 辛甘温 | 温肾壮阳 | 3~9 |
| | 续断 | 苦微温 | 补肝肾、强筋骨、通血脉 | 9~15 |
| | 杜仲 | 甘温 | 补肝肾、强筋骨 | 9~15 |
| | 狗脊 | 苦甘温 | 补肝肾、强筋骨、祛风湿 | 9~15 |
| 养血药 | 熟地黄 | 甘微温 | 补血、滋阴、生者凉血 | 9~30 |
| | 何首乌 | 苦涩微温 | 补肝益肾、乌发、润大肠、解毒 | 9~30 |
| | 当归 | 甘辛温 | 补血调经、活血止痛 | 3~9 |
| | 白芍 | 苦酸微寒 | 养血敛阴、柔肝止痛 | 3~9 |
| | 阿胶 | 甘平 | 补血止血、滋阴润肺 | 4.5~15 |
| | 桑椹子 | 甘寒 | 滋阴补血 | 9~15 |
| | 龙眼肉 | 甘温 | 补心安神、养血益脾 | 3~9 |
| 滋阴药 | 沙参 | 甘微寒 | 润肺养胃、化痰清肺 | 9~15 |
| | 天门冬 | 甘苦大寒 | 润肺滋肾、养阴生津 | 3~9 |
| | 麦门冬 | 甘微苦微寒 | 清心润肺、养胃生津 | 3~9 |
| | 石斛 | 甘微寒 | 滋阴养胃、清热生津 | 3~9 |
| | 玉竹 | 甘平 | 滋阴润肺、养胃生津 | 9~15 |
| | 百合 | 甘微寒 | 润肺清肺、宁心安神 | 9~15 |
| | 枸骨叶 | 微苦凉 | 养阴清热、补益肝肾 | 9~30 |

续表

| 类别 | 药名 | 性味 | 功效 | 剂量(g) |
|---|---|---|---|---|
| 滋阴药 | 女贞子 | 甘苦平 | 补肾滋阴、养肝明目 | 9～30 |
| | 旱莲草 | 甘酸寒 | 养阴益肾、凉血止血 | 9～15 |
| | 龟板 | 咸甘平 | 滋阴潜阳、益肾健骨 | 9～30 |
| | 鳖甲 | 咸平 | 滋阴潜阳、散结消痞 | 9～30 |
| | 枸杞子 | 甘平 | 补肾益精、养肝明目 | 3～9 |
| | 桑寄生 | 苦平 | 补肝肾、除风湿、强筋骨 | 9～15 |
| 收敛药 | 山茱萸 | 酸涩微温 | 补益肝肾、固涩止汗 | 3～9 |
| | 五味子 | 酸温 | 敛肺滋肾、敛汗止泻 | 1.5～4.5 |
| | 乌梅 | 酸平 | 敛肺涩肠、生津安蛔 | 3～9 |
| | 莲子 | 甘涩平 | 养心安神、益肾固涩、健脾止泻 | 9～15 |
| | 肉豆蔻 | 辛温 | 涩肠止泻、温中行气 | 3～9 |
| | 诃子 | 苦酸涩平 | 涩肠止泻、敛肺利咽 | 3～9 |
| | 赤石脂 | 甘酸涩温 | 涩肠止泻、生血生肌 | 9～20 |
| | 禹余粮 | 涩平 | 涩肠止泻、收敛止血 | 9～20 |
| | 五倍子 | 酸寒 | 敛肺降火、涩肠止泻、敛汗止血 | 1.5～4.5 |
| | 罂粟壳 | 涩平 | 敛肺、涩肠、止痛 | 3～9 |
| | 石榴皮 | 酸涩温 | 涩肠止泻、杀虫 | 3～9 |
| | 芡实 | 甘涩平 | 益肾健脾、止泻止带 | 9～30 |
| | 桑螵蛸 | 甘咸平 | 补肾缩尿 | 3～9 |
| | 覆盆子 | 甘酸微温 | 益肾缩尿、补肝明目 | 3～9 |
| | 金樱子 | 酸平 | 缩尿、止泻 | 9～30 |
| | 乌贼骨 | 咸微温 | 收敛止血、制酸、止带 | 3～9 |
| | 浮小麦 | 甘凉 | 专敛虚汗 | 9～15 |
| | 糯稻根 | 甘平 | 止虚汗、退虚热 | 15～30 |
| | 碧桃干 | 苦微温 | 敛汗止血 | 9～15 |
| | 麻黄根 | 甘平 | 专止虚汗 | 3～9 |
| | 白果 | 甘苦平小毒 | 定痰喘、缩小便 | 3～9 |
| | 蚕茧壳 | 甘温 | 止消渴、缩小便 | 8～10只 |
| 驱虫药 | 苦楝根皮 | 苦寒有毒 | 杀蛔虫、疗疥癣 | 9～30 |
| | 使君子 | 甘温 | 杀蛔蛲虫、消积治疳 | 3～9 |
| | 槟榔 | 辛苦温 | 杀虫消积、行水消肿 | 9～30 |
| | 雷丸 | 苦寒有小毒 | 杀诸虫 | 3～6 |
| | 鹤虱 | 苦辛平小毒 | 杀蛔蛲虫、止腹痛 | 3～9 |
| | 芜荑 | 辛苦温 | 杀虫治腹痛、消疳止久痢 | 3～9 |
| | 榧子 | 甘涩平 | 杀虫、缓泻消积 | 15～30 |
| | 南瓜子 | 甘温 | 杀诸虫 | 30～60 |
| | 贯众 | 苦微寒小毒 | 杀虫止血、清热解毒 | 9～15 |
| | 大蒜 | 辛温 | 杀虫、解毒、消痈 | 3～5个 |
| | 常山 | 苦辛微寒小毒 | 截疟、退热 | 3～9 |
| | 草果 | 辛温 | 截疟、燥湿温中 | 3～6 |
| | 绿矾 | 酸寒 | 燥湿、杀虫、补血 | 0.1～0.3 |

## 四、7岁以下小儿体重、身高、头围、胸围正常值

| 年龄 | 体重(kg) | | 身高(cm) | | 头围(cm) | | 胸围(cm) | |
|---|---|---|---|---|---|---|---|---|
| | 男 | 女 | 男 | 女 | 男 | 女 | 男 | 女 |
| 出生时 | 3.32 | 3.25 | 50.56 | 49.91 | 33.73 | 34.38 | 33.32 | 33.08 |
| 1月 | 4.99 | 4.63 | 56.64 | 55.25 | 38.08 | 37.33 | 38.05 | 37.20 |
| 2月 | 5.92 | 5.55 | 58.98 | 58.38 | 39.88 | 39.21 | 40.28 | 39.28 |
| 3月 | 6.53 | 6.02 | 61.59 | 60.24 | 40.61 | 40.48 | 40.70 | 40.33 |
| 4月 | 7.07 | 6.51 | 64.00 | 62.52 | 41.99 | 40.89 | 42.51 | 41.31 |
| 5月 | 7.43 | 6.93 | 65.69 | 64.39 | 42.90 | 41.86 | 43.04 | 41.85 |
| 6月 | 7.77 | 7.16 | 67.39 | 65.56 | 43.61 | 42.56 | 43.32 | 42.22 |
| 7月 | 8.03 | 7.45 | 68.43 | 67.92 | 44.15 | 43.01 | 43.94 | 42.67 |
| 8月 | 8.37 | 7.97 | 69.70 | 68.70 | 44.66 | 43.68 | 44.18 | 43.50 |
| 9月 | 8.61 | 8.17 | 71.54 | 69.86 | 45.11 | 43.97 | 44.60 | 43.56 |
| 10月 | 9.01 | 8.35 | 72.74 | 70.89 | 45.32 | 44.30 | 45.31 | 44.18 |
| 11月 | 9.07 | 8.95 | 73.78 | 72.35 | 45.71 | 44.65 | 45.39 | 44.25 |
| 12月 | 9.54 | 8.95 | 75.61 | 73.99 | 46.25 | 45.09 | 46.35 | 45.25 |
| 15月 | 10.21 | 9.55 | 77.64 | 76.41 | 46.90 | 45.74 | 47.26 | 46.28 |
| 18月 | 10.68 | 10.05 | 80.02 | 78.71 | 47.83 | 46.38 | 48.43 | 47.04 |
| 21月 | 11.16 | 10.78 | 82.90 | 81.50 | 48.01 | 46.83 | 49.27 | 48.19 |
| 24月 | 11.79 | 11.27 | 85.14 | 83.70 | 48.27 | 47.09 | 49.83 | 48.72 |
| 27月 | 12.08 | 11.58 | 86.83 | 85.56 | 48.41 | 47.27 | 50.26 | 49.25 |
| 30月 | 12.75 | 12.22 | 88.56 | 87.49 | 48.89 | 47.84 | 51.04 | 50.16 |
| 33月 | 13.21 | 12.55 | 90.84 | 89.50 | 49.03 | 48.11 | 51.55 | 50.31 |
| 3岁 | 13.86 | 13.26 | 93.35 | 92.06 | 49.34 | 48.22 | 51.70 | 50.68 |
| $3\frac{1}{2}$岁 | 14.72 | 14.29 | 96.93 | 95.81 | 49.74 | 48.50 | 52.48 | 51.67 |
| 4岁 | 15.63 | 15.06 | 100.34 | 99.71 | 49.83 | 49.09 | 53.03 | 52.12 |
| $4\frac{1}{2}$岁 | 16.28 | 16.02 | 103.52 | 102.44 | 50.22 | 49.46 | 53.74 | 52.80 |
| 5岁 | 17.46 | 16.92 | 107.02 | 106.43 | 50.95 | 49.79 | 54.57 | 53.62 |
| $5\frac{1}{2}$岁 | 18.22 | 17.85 | 109.53 | 109.39 | 50.95 | 49.92 | 55.22 | 54.28 |
| 6岁 | 19.29 | 18.96 | 113.09 | 112.72 | 50.98 | 50.24 | 55.83 | 55.14 |
| $6\frac{1}{2}$岁 | 19.87 | 19.57 | 116.04 | 115.82 | 51.25 | 50.53 | 56.65 | 55.93 |
| 7岁 | 21.36 | 21.04 | 119.30 | 119.06 | 51.64 | 50.57 | 57.31 | 56.49 |

## 五、常用小儿实验室检查正常值

### （一）小儿血液细胞成分正常值

| 项目 | 法定单位 | 旧单位 |
|---|---|---|
| 红细胞计数 | 男：$4\times10^{12}\sim5\times10^{12}$/L | $4\times10^{6}\sim5\times10^{6}$/mm³ |
| | 女：$3.5\times10^{12}\sim4.5\times10^{12}$/L | $3.5\times10^{6}\sim4.5\times10^{6}$/mm³ |
| 血红蛋白 | 男：120～150g/L | 12～15g/dl |
| | 女：105～135g/L | 10.5～13.5g/dl |
| 白细胞计数 | $4\times10^{9}\sim10\times10^{9}$/L | $4\times10^{3}\sim10\times10^{3}$/mm³ |
| 白细胞分类 | 中性粒细胞50%～70%，<br>嗜酸粒细胞 0.5%～3%，<br>嗜碱粒细胞 0～0.75%，<br>淋巴细胞20%～30% | |

续表

| 项　　目 | 法定单位 | 旧 单 位 |
| --- | --- | --- |
| 白细胞分类 | 单核细胞3%～8% | |
| 嗜酸粒细胞计数 | $(0.05\sim0.5)\times10^9$/L | 50～500/$mm^3$ |
| 网织红细胞计数 | 0.5%～1.5% | |
| 血小板计数 | $100\times10^9\sim300\times10^9$/L | $10\times10^4\sim30\times10^4$/$mm^3$ |

（二）小儿血液化验正常值

| 项　　目 | 法定单位 | 旧 单 位 |
| --- | --- | --- |
| 钠 | 135～143mmol/L | 135～143mEq/L |
| 钾 | 3.5～5.1mmol/L | 3.5～5.1mEq/L |
| 钙 | 2.2～2.7mmol/L | 9～11mg/dl |
| 无机磷 | 1.3～1.9mmol/L | 4～6mg/dl |
| 铁 | 9～32μmol/L | 50～180μg/dl |
| 铁结合力 | 45～72μmol/L | 250～400μg/dl |
| 铜 | 14～19.5μmol/L | 90～124μg/dl |
| 镁 | 0.74～0.99mmol/L | 1.8～2.4mg/dl |
| 锌 | 109±9.2μmol/L | 716±60μg/dl |
| 铅 | 1.4～2.4μmol/L | 30～50μg/dl |
| 氯 | 98～106mmol/L | 98～106mEq/L |
| 葡萄糖 | 4.4～6.7mmol/L | 80～120mg/dl |
| 尿素 | 3.2～7.0mmol/L | 19～42mg/dl |
| 尿素氮 | 2.5～5.4mmol/L | 7～15mg/dl |
| 非蛋白氮 | 17.8～28.5mmol/L | 25～40mg/dl |
| 尿酸 | 120～357μmol/L | 2～6mg/dl |
| 肌酐 | 88～177μmol/L | 1～2mg/dl |
| 肌酸 | 230～534μmol/L | 3～7mg/dl |
| 丙酮酸 | 80～135μmol/L | 0.7～1.2mg/dl |
| 氨 | 29～59μmol/L | 50～100μg/dl |
| 总胆红素 | 3.4～13.7μmol/L | 0.2～0.8mg/dl |
| 1分钟胆红素 | 0.5～3.4μmol/L | 0.03～0.2mg/dl |
| 胆固醇 | 3.4～5.7mmol/L | 130～220mg/dl |
| | 婴儿2.1～3.2mmol/L | 80～125mg/dl |
| 磷脂 | 1·7～3.2mmol/L | 130～250mg/dl |
| 甘油三酯 | 0.57～1.7mmol/L | 50～150mg/dl |
| 总蛋白 | 60～80g/L | 6～8g/dl |
| 白蛋白 | 34～54g/L | 3.4～5.4g/dl |
| 球蛋白 | 20～30g/L | 2～3g/dl |
| 纤维蛋白原 | 2～4g/L | 0.2～0.4g/dl |
| 免疫球蛋白 | | |
| IgG | 6～16g/L | 600～1600mg/dl |
| IgA | 0.2～5.0g/L | 20～500mg/dl |
| IgM | 0.6～2.0g/L | 60～200mg/dl |
| IgD | 1～4mg/L | 0.1～0.4mg/dl |
| IgE | 0.1～0.9mg/L | 0.01～0.09mg/dl |
| 甲胎蛋白 | 0～30μg/L | 0～30ng/ml |
| 碱性磷酸酶 | 5～15布氏单位 | |
| | 12～20金氏单位 | |

续表

| 项 目 | 法定单位 | 旧 单 位 |
|---|---|---|
| 肌酸磷酸激酶 | 新生儿68～580u/L成人 男性12～70u/L 女性10～55u/L | |
| 铜氧化酶 | >0.15～0.6光密度 | |
| 淀粉酶 | <32u(温氏单位) | |
| 乳酸脱氢酶 | 新生儿160～450u/L,婴儿100～250u/L,儿童60～170u/L | |
| 二氧化碳结合力 | 18～27mmol/L | 40～60vol% |
| 淋巴细胞转化 | 60～80% | |
| T 花环 | 65±5% | |
| B 花环 | 40% | |
| 补体3(C3) | 0.9～1.3g/L | |
| 血清粘蛋白 | 13～53mg/L | 1.3～5.3mg/dl |
| 抗链球菌溶血素"O" | ≤500u | |
| C反应性蛋白 | 阴性 | |
| 冷凝集试验 | 1:32以下 | |
| 嗜异体凝集试验 | 1:28以下 | |
| 类风湿因子 | 阴性 | |
| 抗核抗体 | 阴性 | |
| 抗心肌抗体 | 阴性 | |
| 血清铁蛋白 | 3～31μg/L | |
| 铜蓝蛋白 | 160～330mg/L | 16～33mg/dl |
| 蛋白结合碘 | 0.32～0.63μmol/L | 4～8μg/dl |
| 谷丙转氨酶(GPT) | <40u | |
| 谷草转氨酶(GOT) | <40u | |
| 脑磷脂胆固醇絮状试验(CCFT) | 阴性→+ | |
| 麝香草酚絮状试验(TFP) | －～+ | |
| 麝香草酚浊度试验(TTT) | <6u | |
| 硫酸锌浊度试验(ZnTT) | 2～12u | |
| 出血时间 | 1～3min | |
| 凝血时间 | 3～8min | |
| 血块收缩时间 | 30～60min开始收缩,18～24h完全收缩 | |
| 凝血酶原时间 | 12±1s | |
| 凝血酶时间 | 16～18s,新生儿19～44s | |
| 红细胞沉降率 | 男:0～15mm/h,女:0～20mm/h | |

（三）小儿尿液检查正常值

| 项 目 | 法 定 单 位 | 旧 单 位 |
|---|---|---|
| 尿常规 | 色淡黄,pH4.8～7.8, 比重1.010～1.030,红细胞0～3/HP,白细胞0～3/HP,管型无或偶见,蛋白质阴性,尿糖阴性 | |
| 尿蛋白定量 | 40～100mg/24h | |
| 尿糖 | 定性:阴性,<br>定量:≤0.3g/24h | |
| 尿醋酮 | 阴性 | |
| 尿胆红素 | 阴性 | |
| 尿胆原 | 1:20阴性 | |
| 尿胆素 | 弱阳性 | |

续表

| 项目 | 法定单位 | 旧单位 |
|---|---|---|
| 尿爱迪氏计数 | 白细胞<$10\times10^5$/12h,红细胞 0～$5\times10^5$/12h,管型 0～5000/12h | |
| 尿酸 | 1.18～11.8mmol/24h | 200～2000mg/24h |
| 尿肌酐 | 6.16～13.2mmol/24h | 0.7～1.5g/24h |
| 尿肌酸 | 0～1520μmol/24h | 0～0.2g/24h |
| 醛固酮 | 1～5μg/24h | |
| 儿茶酚胺 | <180μg/24h | |
| VMA 定量 | 1000～3500μg/24h | |
| 尿淀粉酶 | <64u(温氏单位) | |
| 尿 17 羟类固醇 | <6 岁 5.7～17.1μmol/24h<br>>6 岁 17.1～28.5μmol/24h | 2～6mg/24h,<br>6～10mg/24h |
| 尿 17 酮类固醇 | <4 岁 3.5～7.0μmol/24h<br>>4 岁 10.5～17.5μmol/24h | 1～2mg/24h,<br>3～5mg/24h |

（四）小儿脑脊液正常值

| 项目 | 法定单位 | 旧单位 |
|---|---|---|
| 压力 | 0.4～2.0kPa | 40～200mm$H_2O$ |
| 细胞 | (0～10)$\times10^5$/L,均为单核 | |
| 潘氏试验 | 阴性 | |
| 蛋白 | <0.4g/L,新生儿:足月 0.4～1.2g/L,未成熟 0.5～2.0g/L | |
| 糖 | 1.9～4.2mmol/L | 35～75mg/dl |
| 氯化钠 | 116～128mmol/L | 680～750mg/dl |

## 六、急性传染病的潜伏期、隔离期和检疫期

| 病名 | 潜伏期(常见) | 隔离期 | 接触者检疫期 |
|---|---|---|---|
| 水痘 | 10～21 日 (13～17 日) | 隔离至全部皮疹干燥、结痂、脱落为止,不得少于发病后 2 周 | 医学观察 21日 |
| 麻疹 | 6～21 日 (10～12 日) | 隔离至出疹后 5 日，合并肺炎者延长隔离至出疹后 10 日 | 易感者医学观察 21 日，接受过被动免疫者检疫 28 日 |
| 风疹 | 5～25 日 (10～21 日) | 隔离至出疹后5日 | 不检疫 |
| 流行性腮腺炎 | 8～30 日 (14～21 日) | 隔离至症状和体征消失为止或发病后 10 日 | 医学观察 21 日 |
| 流行性感冒 | 数小时～4 日 (1～2 日) | 隔离至症状消失为止或热退后 2 日 | 大流行期间，集体机构人员应检疫 4 日 |
| 猩红热 | 1～7 日 (2～4 日) | 隔离至接受治疗后 7 日 | 医学观察 7 日 |
| 白喉 | 1～7 日 (2～4 日) | 隔离至症状消失后咽拭培养 2 次阴性为止或于症状消失后 14 日 | 医学观察 7 日 |
| 百日咳 | 2～21 日 (7～10 日) | 隔离至发病后 40 日或痉咳后 30 日 | 医学观察 21 日 |
| 流行性脑脊髓膜炎 | 1～7 日 (2～3 日) | 隔离至症状消失后 3 日或发病后 7 日 | 医学观察 7 日 |
| 流行性乙型脑炎 | 4～21 日 (10～14 日) | 隔离至体温正常为止，隔离在有防蚊设备室内 | 不检疫 |
| 脊髓灰质炎 | 3～35 日 (5～14 日) | 隔离期不少于发病后 40 日 | 集体机构儿童检疫35日 |
| 病毒性肝炎 | 甲型 15～40 日(3～4 周)<br>乙型2月～6 月(60～160 日) | 隔离自发病日起不少于 30 日 | 密切接触者检疫 40 日 |

续表

| 病　名 | 潜伏期(常见) | 隔　离　期 | 接触者检疫期 |
|---|---|---|---|
| 细菌性痢疾 | 数小时～7日(2～4日) | 隔离至症状消失后粪便培养连续3次阴性为止 | 医学观察7日 |
| 阿米巴痢疾 | 4日～1年(7～14日) | 隔离至症状消失后粪便检查3次阴性为止 | 不检疫 |
| 食物中毒 | 沙门氏菌<br>4小时～3日(18小时)<br>葡萄球菌<br>$\frac{1}{2}$～6小时($2\frac{1}{2}$～3小时)<br>肉毒杆菌<br>2小时～10日(12～36小时)<br>嗜盐菌(副溶血弧菌)<br>1～99小时(6～20小时) | 病人集中隔离治疗 | 不检疫 |
| 伤　寒 | 5～40日　(7～14日) | 隔离至体温正常后15日为止;或症状消失，停药3日后大便培养连续3次阴性止 | 医学观察25日 |
| 副伤寒 | 2～15日　(6～8日) | 同伤寒 | 医学观察15日 |
| 霍乱、副霍乱 | 数小时～7日(1～3日) | 隔离至症状消失后,大便培养连续3次阴性止,或自发病日起至少2周 | 医学观察5日，并大便培养3次阴性 |
| 流行性斑疹伤寒 | 5～21日(10～14日) | 彻底灭虱,或体温正常后12日解除隔离 | 彻底灭虱，医学观察15日 |
| 恶性疟 | 7～15日　(12日) | 不隔离,住室内应防蚊、灭蚊 | 不检疫 |
| 疟疾间日疟、卵形疟 | 10～20日(13～15日)<br>(长潜伏期原虫可达6个月以上) | 不隔离,住室内应防蚊、灭蚊 | 不检疫 |
| 三日疟 | 14～45日　(21～30日) | 不隔离,住室内应防蚊、灭蚊 | 不检疫 |
| 流行性出血热 | 4～60日　(7～14日) | 隔离至急性症状消失为止 | 不检疫 |
| 布氏杆菌病 | 3日～1年　(14日) | 隔离至临床症状消失为止 | 不检疫 |
| 钩端螺旋体病 | 3～28日　(10日) | 隔离治疗至痊愈为主 | 不检疫 |
| | 1～12日　(3～4日) | 隔离治疗至淋巴结肿完全愈合，菌检3次阴性为止 | 医学观察9日，接受过预防接种或血清者检疫12日 |
| 肺鼠疫 | 数小时～3日(1～3日) | 隔离至症状消失后痰液培养3次阴性 | |
| 狂犬病 | 10日～1年以上(12～99日) | 病程中隔离治疗 | 不检疫，被可疑狂犬咬伤后注射疫苗 |

## 七、预防接种

| 免疫制剂名称 | 接种对象 | 接种方法及剂量 | 初种和复种时间 | 免疫期 | 备　注 |
|---|---|---|---|---|---|
| 卡介苗<br>(结核活菌苗) | 初生婴儿及结核菌素试验阴性儿童 | 皮内注射每次0.1ml | 初种:出生24～48小时<br>复种:3～4岁、7～8岁<br>11～12岁<br>(结核菌素试验阴性者) | 3～4年 | |
| 脊髓灰质炎减毒活疫苗 | 2足月龄～7足岁 | 先服I型糖丸1粒，间隔1月后再同时服II、III型各1粒 | 初服:2足月龄婴儿<br>加服:1、2、7足岁时剂量同初服 | 3年以上 | 切忌用热开水吞服 |
| 百日咳菌苗、白喉类毒素、破伤风类毒素 三联 | 3足月龄～4足岁 | 皮下注射0.25～0.5ml共3次，每次间隔1～3个月 | 初种:3足月龄婴儿<br>复种:第2年、4足岁时各加强1次 | | 如为5足月龄开始全程，则第1次加强乃在3足岁 |
| 麻疹减毒活疫苗 | 8足月龄以上的易感儿童 | 皮下注射0.35ml | 初种:8足月婴儿<br>复种:小学一年级学生 | 4～6年以上 | 丙种球蛋白注射后，至少间隔1～3月才能注射麻疹减毒活疫苗 |
| 流行性乙型脑炎灭活疫苗 | 1足岁以上儿童 | 皮下注射2次,间隔7～10天，学龄前儿童全程和加强均为0.5ml，小学生为1.0ml | 初种:1足岁开始<br>加强:次年、小学一、四年级各加强1次 | 1年 | |

续表

| 免疫制剂名称 | 接种对象 | 接种方法及剂量 | 初种和复种时间 | 免疫期 | 备注 |
|---|---|---|---|---|---|
| 伤寒、副伤寒甲乙三联死菌苗 | 疫点周围人群（2岁以上儿童） | 皮下注射全程3次，每次间隔7～10天，剂量2～6岁0.2、0.4、0.4ml,7～14岁0.3、0.6、0.6ml,15岁以上0.5、1.0、1.0ml | 每年加强1次，连续3年（加强剂量为2～6岁0.4ml,7～14岁0.6ml,15岁以上1.0 ml） | 1年 | 可采用皮内注射法，剂量均为0.1ml，加强时每年1次，连续2年 |
| 霍乱死菌苗 | 疫区儿童 | 皮下注射2次，间隔7～10天，剂量6岁以下0.2 0.4ml,7～14岁0.3 0.6 ml,15岁以上0.5、1.0ml | 每年加强1次，（加强剂量为6岁以下0.4ml,7～14岁0.5ml，15岁以上1.0ml） | 3～6个月 | 要求在流行前1月完成 |
| 流行性斑疹伤寒死疫苗 | 疫区儿童 | 皮下注射全程3次，每次间隔5～10天，剂量14岁以下为0.3～0.4、0.6～0.8、0.6～0.8ml，15岁以上0.5、1.0、1.0ml | 每年加强1次（加强剂量为14岁以下0.6～0.8ml,15岁以上1.0ml） | 1年 | |
| 狂犬病死疫苗 | 被狂犬、疑似狂犬的动物咬伤、抓伤者 | 肌内注射全程10针，即被咬后0、1、2、3、7、10、14、20、30、90天各1次，每次1支疫苗 | | | 和抗狂犬病血清40u/kg联合应用（将抗血清先作过敏试验，再于伤口滴注，局部浸润注射，剩余的血清可肌内注射）可提高预防效果。伤口及早处理 |
| 冻干流行性脑脊髓膜炎多糖体菌苗（A群） | 与患者密切接触的3～14岁儿童 | 皮下注射0.5ml | | 1年左右 | 作应急接种用的制剂用稀释液稀释 |
| 精制白喉抗毒素 | 与白喉患者密切接触而锡克反应阳性的体弱儿 | 皮下或肌内注射1000～2000u | | 3周 | 可和白喉类毒素0.5ml分别注射，达到联合预防作用。注前先作过敏试验。 |
| 精制破伤风抗毒素 | 受伤后有发生破伤风可能者 | 5年内未经破伤风类毒素全程免疫者，皮下或肌内注射，1500～3000u，伤口严重者加倍量 | | 3周 | 可和破伤风类毒素0.5ml同时分别注射。注前先作过敏试验。 |

# 方剂索引

## 一　划

一捻金(«医宗金鉴»)　大黄　槟榔　黑丑　白丑　人参

## 二　划

二豆散(«医宗金鉴»)　赤小豆　豆豉　天南星　白蔹

二陈汤(«和剂局方»)　陈皮　半夏　茯苓　炙甘草　生姜　乌梅

十全大补丸(«和剂局方»)　人参　当归　川芎　白芍药　地黄　白术　茯苓　炙甘草　黄芪　肉桂　生姜　大枣

七味白术散(«小儿药证直诀»)　藿香　木香　葛根　人参　白术　茯苓　甘草

八正散(«和剂局方»)　木通　萹蓄　车前子　瞿麦　滑石　炙甘草　大黄　山栀　灯心

八珍汤(«正体类要»)　当归　川芎　白芍　熟地黄　人参　白术　茯苓　炙甘草

人参五味子汤(«幼幼集成»)　人参　白术　茯苓　五味子　麦冬　炙甘草　生姜　大枣

人参乌梅汤(«温病条辨»)　人参　乌梅　木瓜　山药　莲子肉　炙甘草

人参养荣汤(«和剂局方»)　人参　黄芪　白术　当归　茯苓　炙甘草　白芍　熟地黄　陈皮　桂心　五味子　远志　生姜　大枣

## 三　划

三子养亲汤(«韩氏医通»)　苏子　莱菔子　白芥子

三仁汤(«温病条辨»)　杏仁　薏苡仁　白蔻仁　滑石　通草　竹叶　厚朴　半夏

三甲复脉汤(«温病条辨»)　炙甘草　地黄　白芍药　牡蛎　麦冬　阿胶　麻仁　鳖甲　龟版

三妙丸(«医学正传»)　苍术　黄柏　牛膝

三拗汤(«和剂局方»)　麻黄　杏仁　甘草

大山楂丸(验方)　山楂　神曲　麦芽

大安丸(«丹溪心法»)　白术　山楂　神曲　莱菔子　半夏　茯苓　陈皮　连翘

大连翘汤(«婴童百问»)　连翘　防风　瞿麦　荆芥穗　木通　车前子　当归　柴胡　赤芍　滑石　蝉蜕　黄芩　山栀　甘草　紫草

大补元煎(«景岳全书»)　人参　当归　熟地黄　山药　杜仲　枸杞子　炙甘草　山茱萸

大补阴丸(«丹溪心法»)　熟地黄　龟版　知母　黄柏

大青龙汤(«伤寒论»)　麻黄　桂枝　杏仁　炙甘草　石膏　生姜　大枣

大定风珠(«温病条辨»)　白芍　阿胶　龟版　地黄　麻仁　五味子　牡蛎　麦冬　炙甘草　鳖甲　鸡子黄

大承气汤(«伤寒论»)　大黄　芒硝　厚朴　枳实

小儿回春丹(«上海市中药成药制剂规范»)　牛黄　冰片　朱砂　羌活　僵蚕　天麻　防风　麝香　雄黄　胆南星　天竺黄　川贝母　全蝎　白附子　蛇含石　钩藤　甘草

小青龙汤(«伤寒论»)　麻黄　桂枝　芍药　细辛　半夏　干姜　五味子　甘草

小建中汤(«伤寒论»)　桂枝　白芍药　炙甘草　生姜　大枣　饴糖

己椒苈黄丸(«金匮要略»)　防己　椒目　葶苈子　大黄

## 四　划

天王补心丹(«摄生秘剖»)　生地黄　人参　丹参　玄参　茯苓　五味子　远志　桔梗　当归　天门冬　麦门冬　柏子仁　酸枣仁　朱砂
天麻丸(«幼幼集成»)　天麻　半夏　防风　羌活　胆南星　僵蚕　全蝎
木香大安丸(«证治准绳»)　木香　连翘　黄连　陈皮　白术　枳实　山楂　神曲　麦芽　砂仁　莱菔子
木香槟榔丸(«医方集解»)　木香　槟榔　青皮　陈皮　枳壳　莪术　黄连　三棱　大黄　黄柏　香附　玄明粉　黑丑
五子衍宗丸(«医学入门»)　枸杞子　菟丝子　覆盆子　车前子　五味子
五皮饮(«三因极一病证方论»)　桑白皮　生姜皮　陈皮　大腹皮　茯苓皮
五苓散(«伤寒论»)　白术　桂枝　猪苓　泽泻　茯苓
五虎汤(«医宗金鉴»)　麻黄　杏仁　石膏　甘草　细茶　生姜
五味消毒饮(«医宗金鉴»)　银花　野菊花　蒲公英　紫花地丁　紫背天葵子
止痉散(验方)　全蝎　蜈蚣　天麻　僵蚕
止嗽散(«医学心悟»)　荆芥　桔梗　紫菀　百部　白前　陈皮　甘草
少腹逐瘀汤(«医林改错»)　小茴香　炒干姜　延胡索　没药　当归　川芎　肉桂　赤芍　蒲黄　五灵脂
牛黄千金散(«苏药标准»)　天竺黄　大黄　钩藤　制天南星　雄黄　川贝母　僵蚕　天麻　橘红　半夏　甘草　黄连　人造牛黄　朱砂　麝香　冰片
牛黄夺命散(«幼幼集成»)　白牵牛　黑牵牛　大黄　槟榔
牛黄抱龙丸(«明医杂著»)　天竺黄　胆南星　辰砂　麝香　雄黄　牛黄　甘草　生姜
化毒丹(«医宗金鉴»)　犀角　黄连　桔梗　玄参　薄荷　大黄　青黛　甘草
化斑汤(«温病条辨»)　石膏　知母　甘草　玄参　犀角　白粳米
乌药散(«小儿药证直诀»)　乌药　白芍　香附　高良姜
乌梅丸(«伤寒论»)　乌梅　细辛　干姜　黄连　当归　附子　黄柏　桂枝　人参　川椒
匀气散(«医宗金鉴»)　陈皮　桔梗　炮姜　砂仁　木香　炙甘草　红枣
六一散(«伤寒标本»)　滑石　生甘草
六君子汤(«医方考»)　人参　白术　茯苓　甘草　陈皮　半夏
六味地黄丸(«小儿药证直诀»)　熟地黄　山药　山萸肉　茯苓　泽泻　丹皮
六神丸(验方)　麝香　牛黄　冰片　珍珠　蟾酥　雄黄　百草霜
孔圣枕中丹(«千金要方»)　龟版　龙骨　远志　菖蒲

## 五　划

玉女煎(«景岳全书»)　石膏　熟地黄　牛膝　知母　麦冬
玉枢丹(验方)　山慈菇　麝香　千金子霜　雄黄　红芽大戟　朱砂　五倍子
玉屏风散(«丹溪心法»)　黄芪　防风　白术
玉真散(«外科正宗»)防风　天南星　白芷　天麻　羌活　白附子
甘桔汤(«小儿药证直诀»)　桔梗　甘草
甘露消毒丹(«温热经纬»)　滑石　茵陈　石菖蒲　黄芩　川贝母　连翘　藿香　射干　木通　白蔻仁　薄荷
石斛夜光丸(«原机启微»)　天门冬　麦门冬　人参　茯苓　熟地黄　生地黄　牛膝　杏仁　枸杞子　草决明　川芎　犀角　白蒺藜　羚羊角　枳壳　石斛　五味子　青葙子　甘草　防风　肉苁蓉　黄连

菊花　山药　菟丝子

右归丸(《景岳全书》)　熟地黄　山药　枸杞子　山萸肉　菟丝子　鹿角胶　附子　肉桂　杜仲　当归

左归丸(《景岳全书》)　熟地黄　山药　枸杞子　牛膝　山萸肉　菟丝子　鹿角胶　龟版胶

左金丸(《丹溪心法》)　黄连　吴萸

龙胆泻肝汤(《医宗金鉴》)　龙胆草　黄芩　栀子　泽泻　木通　车前子　当归　柴胡　甘草　生地黄

龙骨散(《杂病源流犀烛》)　龙骨　枯矾

可保立苏汤(《医林改错》)　黄芪　党参　白术　当归　白芍药　山茱萸　酸枣仁　枸杞子　补骨脂　核桃　甘草

归脾汤(《校注妇人良方》)　白术　黄芪　龙眼肉　茯苓　酸枣仁　人参　当归　木香　远志　炙甘草　生姜　大枣

四君子汤(《和剂局方》)　人参　白术　甘草　茯苓

四妙丸(验方)　黄柏　苍术　牛膝　薏苡仁

四苓散(《丹溪心法》)　猪苓　茯苓　白术　泽泻

四物汤(《和剂局方》)　当归　川芎　白芍药　熟地黄

四逆加人参汤(《伤寒论》)　人参　附子　干姜　甘草

四逆汤(《伤寒论》)　附子　干姜　甘草

生脉散(《内外伤辨惑论》)　人参　麦冬　五味子

白术散(《全生指迷方》)白术　橘皮　茯苓　生姜　大腹皮

白头翁汤(《伤寒论》)　白头翁　黄柏　黄连　秦皮

白虎加人参汤(《伤寒论》)　人参　石膏　知母　甘草　粳米

白虎承气汤(《重订通俗伤寒论》)　生石膏　知母　生甘草　粳米　生大黄　芒硝　陈仓米(荷叶包)

白虎汤(《伤寒论》)　石膏　知母　甘草　粳米

瓜蒌薤白半夏汤(《金匮要略》)　瓜蒌　薤白　半夏　白酒

加味六君子汤(《医宗金鉴》)　人参　白术　炮姜　陈皮　半夏　茯苓　炙甘草　升麻　肉桂　柴胡

加味六味地黄丸(《医宗金鉴》)　熟地黄　山萸肉　山药　泽泻　茯苓　丹皮　鹿茸　五加皮　麝香

加味导赤散(《证治准绳》)　生地　木通　防风　甘草　山栀　薄荷　麦门冬　灯心　竹叶

加味泻白散(《医宗金鉴》)　桑白皮　地骨皮　生甘草　麦门冬　知母　川贝母　桔梗　黄芩　薄荷

加味消毒饮(《医宗金鉴》)　荆芥　防风　牛蒡子　升麻　甘草　连翘　赤芍　山楂

加味温胆汤(《医宗金鉴》)　陈皮　姜半夏　茯苓　麦门冬　枳实　竹茹　黄连　灯心　甘草

## 六　划

巩堤丸(《景岳全书》)　熟地黄　菟丝子　白术　五味子　益智仁　破故纸　附子　茯苓　家韭子

百合固金汤(《医方集解》)　生地黄　熟地黄　麦门冬　百合　白芍　当归　贝母　甘草　玄参　桔梗

地黄饮子(《医方集解》)　人参　黄芪　生地黄　熟地黄　天门冬　麦冬　泽泻　石斛　枇杷叶　炙甘草　枳壳

至宝丹(《和剂局方》)　朱砂　麝香　犀角　冰片　牛黄　琥珀　雄黄　玳瑁　安息香　金箔　银箔

当归四逆汤(《伤寒论》)　桂枝　细辛　白芍　当归　炙甘草　木通　大枣

曲麦枳术丸(《奇效良方》)　神曲　麦曲　枳实　白术　荷叶

竹叶石膏汤(《伤寒论》)　竹叶　石膏　半夏　麦门冬　人参　甘草　粳米

竹沥达痰丸(《杂病源流犀烛》)　大黄　黄芩　半夏　陈皮　青礞石　沉香　炙甘草　竹沥　姜汁　人参　白术　茯苓　火硝

朱衣滚痰丸(《医宗金鉴》)　礞石　沉香　黄芩　大黄　朱砂

朱砂安神丸(«内外伤辨惑论») 黄连 生地黄 当归 朱砂 甘草
华盖散(«和剂局方») 麻黄 杏仁 甘草 桑白皮 紫苏子 赤茯苓 陈皮
血府逐瘀汤(«医林改错») 当归 生地黄 牛膝 红花 桃仁 柴胡 枳壳 赤芍药 川芎 桔梗 甘草
行军散(«霍乱论») 牛黄 麝香 珍珠 冰片 硼砂 雄黄 火硝 金箔
全蝎散(«保婴撮要») 全蝎 僵蚕 南星 白附子 防风 天麻 甘草 朱砂 川芎 薄荷
冰硼散(验方) 煅硼砂 冰片
安宫牛黄丸(«温病条辨») 牛黄 郁金 犀角 黄连 朱砂 冰片 麝香 珍珠 山栀 雄黄 黄芩 金箔
安神丸(验方) 人参 当归 茯神 酸枣仁 杏仁 赤芍 橘红 五味子 半夏 甘草 姜片汁
羊肝丸(«类苑方») 羊肝 夜明砂 蝉蜕 木贼 当归
异功散(«小儿药证直诀») 人参 白术 茯苓 甘草 陈皮
导赤泻心汤(«张氏医通») 黄芩 黄连 山栀 滑石 知母 麦门冬 茯神 犀角 人参 灯心 生姜 大枣
导赤散(«医宗金鉴») 木通 生地黄 生甘草梢 灯心 竹叶
导痰汤(«校注妇人良方») 半夏 橘红 赤茯苓 炙甘草 枳实 天南星 生姜
防己黄芪汤(«金匮要略») 防己 黄芪 白术 甘草 生姜 大枣
如意金黄散(«外科正宗») 天花粉 黄柏 大黄 白芷 姜黄 天南星 苍术 厚朴 陈皮 甘草
红灵丹(验方) 麝香 朱砂 青礞石 银硝 雄黄 冰片 硼砂

## 七 划

麦门冬汤(«金匮要略») 麦门冬 半夏 人参 甘草 粳米 大枣
远志丸(«济生方») 远志 菖蒲 茯神 龙齿 人参 朱砂 茯苓
杞菊地黄丸(«医级») 熟地黄 山药 山萸肉 茯苓 泽泻 丹皮 菊花 枸杞子
苣胜丹(«医宗金鉴») 生地黄 当归 白芍 苣胜子 胡粉
苏合香丸(«和剂局方») 朱砂 青木香 苏合香油 诃子肉 荜拨 沉香 香附 麝香 犀角 檀香 丁香 冰片 白术 安息香 薰陆香
杏苏饮(«医宗金鉴») 杏仁 紫苏 前胡 桔梗 枳壳 橘红 贝母 桑皮 甘草 黄芩 麦冬 生姜
杏苏散(«温病条辨») 杏仁 苏叶 橘皮 半夏 桔梗 枳壳 前胡 茯苓 甘草 大枣 生姜
辰砂僵蚕散(«医宗金鉴») 辰砂 僵蚕 蛇蜕皮 麝香
扶元散(«医宗金鉴») 人参 白术 茯苓 熟地黄 茯神 黄芪 山药 炙甘草 当归 白芍 川芎 菖蒲 生姜 大枣
连梅汤(«温病条辨») 黄连 乌梅 麦门冬 生地黄 阿胶
连翘败毒散(«伤寒全生集») 防风 连翘 柴胡 川芎 桔梗 薄荷 羌活 山栀 玄参 升麻 当归 黄芩 芍药 牛蒡子 红花
牡蛎散 («和剂局方») 煅牡蛎 黄芪 麻黄根 浮小麦
沈氏闷泉丸(«杂病源流犀烛») 益智仁 茯苓 白术 白蔹 栀子 白芍药
沙参麦冬汤(«温病条辨») 沙参 麦门冬 玉竹 甘草 桑叶 白扁豆 天花粉
补天大造丸(«医学心悟») 人参 白术 当归 枣仁 黄芪 远志 白芍 山药 茯苓 枸杞子 紫河车 龟版 鹿角 熟地黄
补中益气汤(«脾胃论») 黄芪 人参 白术 炙甘草 当归 陈皮 升麻 柴胡 生姜 大枣
补阳还五汤(«医林改错») 生黄芪 当归尾 赤芍药 川芎 地龙 桃仁 红花

补肾地黄丸（《医宗金鉴》） 熟地黄 泽泻 丹皮 山萸肉 牛膝 山药 鹿茸 茯苓
补肾益脾散(验方) 珍珠母 太子参 苍术 熟地黄 五味子 女贞子
补益地黄丸(《太平圣惠方》) 熟地黄 五味子 鹿角 远志 桂心 巴戟天 天门冬 菟丝子 肉苁蓉 石龙芮
良附丸(《良方集腋》) 高良姜 香附
阿胶鸡子黄汤(《重订通俗伤寒论》) 阿胶 鸡子黄 白芍药 石决明 钩藤 生地黄 炙甘草 生牡蛎 络石藤 茯神
阿胶散(《小儿药证直诀》) 阿胶 马兜铃 牛蒡子 炙甘草 杏仁 糯米
附子泻心汤(《伤寒论》)大黄 黄连 黄芩 附子
附子理中丸(《和剂局方》) 人参 白术 炮姜 炙甘草 附子

## 八　划

青蒿鳖甲汤(《温病条辨》) 青蒿 鳖甲 生地黄 知母 丹皮
青黛散(验方) 青黛 黄柏 生石膏 滑石
抱龙丸(《小儿药证直诀》) 胆南星 雄黄 朱砂 天竺黄 麝香
虎骨散(《幼科准绳》) 虎胫骨 生地黄 酸枣仁 肉桂 白茯苓 防风 当归 川芎 牛膝
虎潜丸(《丹溪心法》) 知母 黄柏 龟版 熟地黄 陈皮 白芍 干姜 锁阳 虎骨
固真汤(《证治准绳》) 人参 白术 茯苓 甘草 黄芪 附子 肉桂 山药
知柏地黄汤(《医宗金鉴》) 知母 黄柏 地黄 山萸肉 山药 泽泻 茯苓 丹皮
金刚丸(《素问病机气宜保命集》) 肉苁蓉 猪腰子 萆薢 菟丝子 杜仲
金沸草散(《类证活人书》) 旋覆花 前胡 荆芥 细辛 姜半夏 赤芍药 炙甘草 生姜 大枣
金匮肾气丸(《金匮要略》) 干地黄 山萸肉 山药 茯苓 泽泻 丹皮 桂枝 附子
肥儿八珍膏(验方) 党参 芡实 茯苓 白扁豆 山药 薏苡仁 莲肉 炙鸡内金 五谷虫 白砂糖 粳米 糯米
肥儿丸(《医宗金鉴》) 人参 茯苓 白术 黄连 胡黄连 使君子 神曲 麦芽 山楂 芦荟 甘草
炙甘草汤(《伤寒论》) 甘草 生姜 人参 生地黄 桂枝 阿胶 麦冬 火麻仁 大枣
河车八味丸(《幼幼集成》) 紫河车 地黄 丹皮 枣皮 茯苓 泽泻 山药 麦冬 五味子 肉桂 附片 鹿茸
河车大造丸(《景岳全书》) 紫河车 龟版 熟地黄 山药 天门冬 麦门冬 牛膝 杜仲 黄柏 砂仁 茯苓
泻心汤(《金匮要略》) 大黄 黄连 黄芩
泻心导赤汤(《医宗金鉴》) 木通 生地黄 黄连 生甘草 灯心草
泻白散(《小儿药证直诀》) 桑白皮 地骨皮 甘草 粳米
泻黄散(《小儿药证直诀》) 藿香叶 山栀 石膏 甘草 防风
定吐丸(《医宗金鉴》) 丁香 蝎尾 半夏 枣肉
定喘汤(《摄生众妙方》) 麻黄 白果 黄芩 半夏 款冬 桑白皮 甘草 杏仁 苏子
定痫丸(《医学心悟》) 天麻 川贝母 胆南星 姜半夏 陈皮 茯苓 茯神 丹参 麦门冬 菖蒲 远志 全蝎 僵蚕 琥珀 辰砂 竹沥 姜汁 甘草
实脾饮(《济生方》) 白术 茯苓 大腹皮 木瓜 厚朴 木香 草果仁 附子 干姜 甘草 干姜 大枣
参苏饮(《和剂局方》) 人参 紫苏叶 葛根 姜半夏 茯苓 甘草 桔梗 枳壳 木香 陈皮 前胡 生姜 大枣

参附汤(《校注妇人良方》) 人参 附子 生姜 大枣
参附龙牡汤(验方) 人参 附子 龙骨 牡蛎
参附龙牡救逆汤(验方) 人参 附子 龙骨 牡蛎 白芍 炙甘草
参苓白术散(《和剂局方》) 人参 白术 茯苓 甘草 薏苡仁 桔梗 山药 白扁豆 莲子肉 砂仁 大枣
参蛤散(《普济方》) 人参 蛤蚧

## 九　划

枳实导滞丸(《内外伤辨惑论》) 大黄 枳实 神曲 茯苓 黄芩 黄连 白术 泽泻
栀子金花丸(《中华人民共和国药典》) 栀子 黄芩 黄连 黄柏 大黄 银花 知母 天花粉
栀子豉汤(《伤寒论》) 山栀 香豉
荆防败毒散(《摄生众妙方》) 荆芥 防风 羌活 独活 柴胡 川芎 枳壳 茯苓 甘草 桔梗 前胡 人参 生姜 薄荷
茜根散(《证治准绳》) 茜根 地榆 生地黄 当归 山栀 黄芩 黄连 犀角
茵陈五苓散(《金匮要略》) 茵陈 猪苓 茯苓 白术 泽泻 桂枝
茵陈理中汤(《张氏医通》) 茵陈 干姜 人参 白术 甘草
茵陈蒿汤(《伤寒论》) 茵陈 栀子 大黄
钩藤散(《婴童百问》) 钩藤 蝉蜕 天麻 防风 全蝎尾 麻黄 僵蚕 川芎 麝香 甘草 人参
香砂六君子汤(《医方集解》) 人参 白术 茯苓 甘草 半夏 陈皮 香附 砂仁
香砂平胃散(《增补万病回春》) 香附 苍术 陈皮 厚朴 砂仁 山楂 神曲 麦芽 枳壳 白芍 甘草 生姜
香薷饮(《和剂局方》) 香薷 白扁豆 厚朴
保和丸(《丹溪心法》) 山楂 六曲 半夏 茯苓 陈皮 连翘 莱菔子
独参汤(《十药神书》) 人参
济生肾气丸(《济生方》) 熟地黄 山药 山萸肉 泽泻 丹皮 茯苓 肉桂 附子 牛膝 车前子
养心汤(《证治准绳》) 黄芪 当归 茯苓 川芎 半夏曲 柏子仁 枣仁 五味子 人参 肉桂 炙甘草 茯神 远志
养阴生肌散(验方) 牛黄 黄柏 龙胆草 雄黄 青黛 甘草 冰片
养阴清肺汤(《重楼玉钥》) 生地黄 麦门冬 玄参 丹皮 白芍药 贝母 甘草 薄荷
养胃增液汤(验方) 石斛 乌梅 北沙参 玉竹 甘草 白芍
养脏散(《医宗金鉴》) 当归 沉香 木香 肉桂 川芎 丁香
宣毒发表汤(《医宗金鉴》) 升麻 葛根 枳壳 防风 荆芥 薄荷 木通 连翘 牛蒡子 竹叶 生甘草 前胡 桔梗 芫荽

## 十　划

珠黄散(验方) 珍珠 牛黄
秦艽鳖甲散(《卫生宝鉴》) 秦艽 鳖甲 柴胡 当归 地骨皮 青蒿 知母 乌梅
桂枝甘草龙骨牡蛎汤(《伤寒论》) 桂枝 甘草 牡蛎 龙骨
桂枝人参汤(《伤寒论》) 桂枝 人参 干姜 炙甘草 白术
桂枝加黄芪汤(《金匮要略》) 桂枝 芍药 甘草 黄芪 生姜 大枣
桂枝汤(《伤寒论》) 桂枝 芍药 甘草 生姜 大枣
桃仁汤(《千金要方》) 桃仁 虻虫 当归 大黄 桂心 甘草 芒硝 水蛭
桃核承气汤(《伤寒论》) 桃仁 大黄 桂枝 甘草 芒硝

桃红四物汤(«医宗金鉴») 当归 川芎 芍药 地黄 桃仁 红花
都气丸(«医宗已任编») 熟地黄 山药 山萸肉 丹皮 泽泻 茯苓 五味子
真武汤(«伤寒论») 附子 白术 茯苓 白芍 生姜
逐寒荡惊汤(«福幼编») 胡椒 炮姜 肉桂 丁香 灶心土
柴胡葛根汤(«外科正宗») 柴胡 天花粉 葛根 黄芩 桔梗 连翘 牛蒡子 石膏 甘草 升麻
柴葛解肌汤(«伤寒六书») 柴胡 葛根 黄芩 石膏 芍药 羌活 白芷 桔梗 甘草 生姜 大枣
透疹凉解汤(验方) 桑叶 菊花 薄荷 连翘 牛蒡子 赤芍 蝉蜕 紫花地丁 黄连 藏红花
健脾丸(«医方集解») 人参 白术 陈皮 麦芽 山楂 枳实 神曲
射干麻黄汤(«金匮要略») 射干 麻黄 细辛 半夏 紫菀 款冬花 五味子 生姜 大枣
疳积散(验方) 五谷虫 神曲 槟榔 胡黄连 麦芽 香附 苍术 肉果
凉心散(«医宗金鉴») 青黛 硼砂 黄柏 黄连 人中白 风化硝 冰片
凉营清气汤(«喉痧证治概要») 犀角尖 鲜石斛 生石膏 鲜生地 薄荷叶 生甘草 黄连 山栀 丹皮 赤芍 玄参 连翘 竹叶 茅根 芦根 金汁
凉惊丸(«婴童百问») 龙胆草 防风 钩藤 青黛 黄连 牛黄 冰片 麝香
凉膈散(«和剂局方») 大黄 朴硝 甘草 山栀 黄芩 薄荷 连翘 竹叶 白蜜
消乳丸(«证治准绳») 香附 神曲 麦芽 陈皮 砂仁 炙甘草
涤痰汤(«奇效良方») 半夏 橘红 茯苓 甘草 竹茹 枳实 生姜 制南星 人参 石菖蒲
益元散(«河间六书») 滑石 朱砂 甘草
益胃汤(«温病条辨») 沙参 麦门冬 生地黄 竹叶 冰糖
益脾散(«证治准绳») 人参 茯苓 草果 木香 甘草 陈皮 厚朴 紫苏子 生姜 大枣
益脾镇惊散(«医宗金鉴») 人参 白术 茯苓 朱砂 钩藤 炙甘草 灯心草
资生健脾丸(«缪仲淳方») 白术 薏苡仁 人参 桔梗 山楂 神曲 山药 麦芽 枳实 茯苓 黄连 白蔻仁 泽泻 枳壳 藿香 炙甘草 莲肉 扁豆
调元散(«活幼心书») 人参 茯苓 茯神 白术 白芍 熟地黄 当归 黄芪 川芎 甘草 石菖蒲 山药
调脾散(验方) 苍术 陈皮 山楂 鸡内金 佩兰
桑白皮汤(«景岳全书») 桑白皮 半夏 苏子 杏仁 贝母 黄芩 黄连 山栀 生姜
桑菊饮(«温病条辨») 桑叶 菊花 杏仁 连翘 薄荷 甘草 桔梗 芦根
桑螵蛸散(«本草衍义») 桑螵蛸 远志 菖蒲 龙骨 人参 茯神 当归 龟版
通关散(«丹溪心法附余») 皂角 细辛
通窍活血汤(«医林改错») 赤芍 川芎 桃仁 红花 鲜姜 红枣 老葱 麝香

## 十一划

理中丸(«伤寒论») 人参 白术 干姜 甘草
菖蒲丸(«医宗金鉴») 人参 石菖蒲 麦门冬 远志 川芎 当归 乳香 朱砂
菟丝子散(«医宗必读») 菟丝子 鸡内金 肉苁蓉 牡蛎 附子 五味子
黄芪桂枝五物汤(«金匮要略») 黄芪 桂枝 芍药 生姜 大枣
黄连阿胶汤(«伤寒论») 黄连 黄芩 芍药 阿胶 鸡子黄
黄连解毒汤(«外台秘要») 黄芩 黄连 黄柏 山栀
银翘散(«温病条辨») 银花 连翘 豆豉 牛蒡子 荆芥穗 薄荷 桔梗 生甘草 竹叶 芦根
麻杏石甘汤(«伤寒论») 麻黄 杏仁 石膏 甘草
麻黄汤(«伤寒论») 麻黄 桂枝 杏仁 甘草

麻黄连翘赤小豆汤(«伤寒论») 麻黄 连翘 赤小豆 杏仁 生梓白皮 生姜 大枣 甘草

清心涤痰汤(«医宗金鉴») 竹茹 橘红 半夏 茯苓 枳实 生甘草 麦冬 枣仁 人参 菖蒲 南星 黄连 生姜

清宁散(«幼幼集成») 桑白皮 葶苈子 茯苓 车前子 炙甘草 生姜 大枣

清金化痰汤(«杂病广要»引«统旨方») 黄芩 山栀 桑白皮 知母 瓜蒌仁 贝母 麦冬 桔梗 甘草 橘红 茯苓

清咽下痰汤(验方) 玄参 桔梗 甘草 牛蒡子 贝母 瓜蒌 射干 荆芥 马兜铃

清胃解毒汤(验方) 升麻 黄连 丹皮 生地 黄芩 石膏

清热甘露饮(«医宗金鉴») 生地黄 麦冬 石斛 知母 枇杷叶 石膏 甘草 茵陈 黄芩 灯心

清热和胃丸(«医宗金鉴») 黄连 山栀 竹茹 麦冬 连翘 山楂 神曲 麦芽 陈皮 枳实 大黄 甘草

清热泻脾散(«医宗金鉴») 山栀 石膏 黄连 黄芩 生地黄 赤苓 灯心

清热消毒散(«证治准绳») 黄连 山栀 连翘 当归 芍药 生地黄 银花 川芎 甘草

清营汤(«温病条辨») 犀角 生地黄 玄参 竹叶心 银花 连翘 黄连 丹参 麦冬

清暑益气汤(«温热经纬») 西洋参 麦冬 知母 甘草 竹叶 黄连 石斛 荷梗 西瓜翠衣 粳米

清暑益气汤(«脾胃论») 黄芪 人参 橘皮 当归 炙甘草 苍术 白术 泽泻 升麻 葛根 神曲 青皮 黄柏 五味子 麦门冬

清解透表汤(验方) 西河柳 蝉蜕 葛根 升麻 紫草根 桑叶 菊花 甘草 牛蒡子 银花 连翘

清瘟败毒饮(«疫疹一得») 石膏 生地黄 犀角 黄连 栀子 桔梗 黄芩 知母 赤芍 玄参 连翘 甘草 丹皮 鲜竹叶

渗脐散(«医宗金鉴») 枯矾 龙骨 麝香

羚角钩藤汤(«重订通俗伤寒论») 羚羊角 桑叶 川贝 生地黄 钩藤 菊花 白芍 生甘草 竹茹 茯神

绵茧散(«证治准绳») 出蛾绵茧 生白矾

## 十 二 划

琥珀抱龙丸(«活幼心书») 琥珀 胆南星 朱砂 檀香 茯苓 天竺黄 山药 枳壳 枳实 甘草 人参 金箔

葛根黄芩黄连汤(«伤寒论») 葛根 黄芩 黄连 甘草

葛根汤(«伤寒论») 葛根 麻黄 桂枝 芍药 生姜 大枣 甘草

葱豉汤(«肘后方») 葱白 豆豉

葶苈大枣泻肺汤(«金匮要略») 葶苈子 大枣

葶苈丸(«小儿药证直诀») 葶苈子 黑丑 防己 杏仁

越婢加术汤(«金匮要略») 麻黄 石膏 白术 生姜 大枣 甘草

越婢汤(«金匮要略») 麻黄 石膏 生姜 大枣 甘草

紫河车丸(«证治准绳») 河车 当归 芡实 人参

紫雪丹(«和剂局方») 滑石 石膏 寒水石 磁石 羚羊角 青木香 犀角 沉香 丁香 升麻 玄参 甘草 朴硝 朱砂 麝香 金箔 硝石

黑锡丹(«和剂局方») 黑锡 硫黄 川楝子 葫芦巴 木香 附子 肉豆蔻 补骨脂 阳起石 沉香 茴香 肉桂

集成沆瀣丹(«幼幼集成») 川芎 大黄 黄芩 黄柏 黑丑 薄荷 滑石 槟榔 枳壳 连翘 赤

芍

集成定痫丸(«幼幼集成») 人参 茯苓 白术 苍术 白蔻仁 木香 当归 白芍 陈皮 半夏 菖蒲 肉桂 龙齿 朱砂 赤金箔

猴枣散(验方) 猴枣 羚羊角 贝母 天竺黄 礞石 伽楠香 月石 犀香

汤氏芎黄散(«幼科准绳») 川芎 生地黄 山药 当归 甘草

温下清上汤(验方) 附子 黄连 磁石 蛤粉 天花粉 补骨脂 覆盆子 菟丝子 桑螵蛸 白莲须

温胆汤(«千金要方») 半夏 陈皮 甘草 竹茹 枳实 生姜

普济消毒饮(«东垣试效方») 黄芩 黄连 连翘 玄参 板蓝根 马勃 牛蒡子 僵蚕 升麻 柴胡 陈皮 桔梗 甘草 人参 薄荷

犀地清络饮(«重订通俗伤寒论») 犀角 丹皮 连翘 赤芍 鲜生地黄 桃仁 竹沥 生姜 菖蒲

犀角地黄汤(«千金要方») 犀角 生地 丹皮 芍药

犀角消毒饮(«医宗金鉴») 防风 牛蒡子 荆芥 犀角 银花 生甘草

犀角散(«经验方») 犀角 黄连 升麻 山栀 茵陈

犀角解毒饮(«医宗金鉴») 牛蒡子 犀角 荆芥穗 防风 连翘 银花 赤芍 生甘草 黄连 生地黄 灯心

缓肝理脾汤(«医宗金鉴») 桂枝 人参 茯苓 白术 白芍 陈皮 山药 扁豆 甘草 煨姜 大枣

## 十 三 划

锡类散(«金匮翼») 冰片 人指甲 珍珠 牛黄 象牙屑 青黛 壁钱

解肌透痧汤(«丁氏医案») 荆芥穗 蝉蜕 射干 生甘草 葛根 牛蒡子 马勃 桔梗 前胡 连翘 僵蚕 豆豉 鲜竹茹 浮萍

新加香薷饮(«温病条辨») 香薷 银花 鲜扁豆花 厚朴 连翘

## 十四划以上

酸枣仁汤(«金匮要略») 酸枣仁 知母 茯苓 川芎 甘草

磁朱丸(«千金要方») 磁石 朱砂 神曲

缩泉丸(«校注妇人良方») 山药 乌药 益智仁

增液汤(«温病条辨») 玄参 麦冬 生地黄

撮风散(«证治准绳») 蜈蚣 钩藤 蝎尾 朱砂 麝香 僵蚕

镇惊丸(«证治准绳») 茯神 麦冬 朱砂 远志 菖蒲 枣仁 牛黄 黄连 钩藤 珍珠 胆南星 天竺黄 犀角 甘草

黛蛤散(验方) 青黛 海蛤壳

礞石滚痰丸(«丹溪心法») 礞石 沉香 大黄 黄芩

藿朴夏苓汤(«医原») 藿香 厚朴 半夏 赤苓 杏仁 生苡仁 白蔻仁 猪苓 淡豆豉 泽泻

藿连汤(«幼幼集成») 川连 厚朴 藿香 生姜 大枣

藿香正气散(«和剂局方») 藿香 紫苏 白芷 桔梗 白术 厚朴 半夏曲 大腹皮 茯苓 陈皮 甘草

# 中成药索引

## 二　划

二冬膏　天门冬　麦门冬　蜂蜜

十灰散　大蓟炭　小蓟炭　牡丹皮炭　侧柏叶炭　大黄炭　茜草炭　陈棕炭　荷叶炭　栀子炭　白茅根炭

七味新消丸　麝香　蟾酥　人工牛黄　公丁香　乳香　没药　雄黄

## 三　划

三黄片　大黄　黄连　黄芩

小儿牛黄散　钩藤　僵蚕　天麻　全蝎　黄连　大黄　胆南星　浙贝母　天竺黄　半夏　橘红　滑石　人工牛黄　朱砂　麝香　冰片

小儿化毒散　牛黄　珍珠　雄黄　大黄　黄连　甘草　天花粉　川贝母　赤芍　乳香　没药　冰片

小儿回春丸　全蝎　朱砂　蛇含石　天竺黄　川贝母　胆南星　牛黄　白附子　天麻　僵蚕　雄黄　防风　羌活　麝香　冰片　甘草　钩藤

小儿金丹片　朱砂　橘红　贝母　胆南星　前胡　玄参　半夏　大青叶　木通　桔梗　荆芥穗　羌活　西河柳　地黄　枳壳　赤芍　钩藤　葛根　牛蒡子　天麻　甘草　防风　冰片　人工牛黄　羚羊角粉　薄荷脑

小儿香橘丹　木香　陈皮　苍术　白术　茯苓　甘草　白扁豆　山药　莲子　薏苡仁　山楂　麦芽　六神曲　厚朴　枳实　香附　砂仁　半夏　泽泻

小儿健脾丸　人参　白术　炙甘草　山药　莲子　扁豆　木香　草豆蔻　陈皮　青皮　神曲　麦芽　谷芽　山楂　芡实　薏苡仁　当归　枳壳

小儿脐风散　猪牙皂　全蝎　朱砂　当归　牛黄　巴豆霜　大黄

小青龙汤口服液　麻黄　桂枝　白芍　干姜　细辛　甘草　半夏　五味子

小柴胡冲剂　柴胡　黄芩　党参　半夏　甘草　生姜　大枣

## 四　划

木香槟榔丸　木香　槟榔　陈皮　枳壳　三棱　莪术　香附　黄柏　生大黄　黄连　芒硝　牵牛子

五子衍宗丸　枸杞子　菟丝子　覆盆子　五味子　车前子

五福化毒丸　连翘　犀角　黄连　玄参　生地　赤芍　青黛　桔梗　牛蒡子　芒硝　甘草

止血片　熟军炭　当归炭　槐花炭　蒲黄炭　阿胶

午时茶　藿香　防风　白芷　羌活　柴胡　前胡　陈皮　苍术　枳实　川芎　连翘　山楂　六曲　干姜　甘草　厚朴　紫苏　桔梗　红茶

牛黄清心丸　牛黄　犀角　羚羊角　黄芩　白蔹　桔梗　杏仁　肉桂　蒲黄　柴胡　防风　人参　茯苓　白术　甘草　干姜　红枣　山药　当归　白芍　川芎　麦冬　阿胶　神曲　大豆卷　麝香　雄黄　冰片　朱砂

牛黄解毒片　大黄　石膏　黄芩　桔梗　雄黄　甘草　冰片　牛黄

乌鸡白凤丸　乌骨鸡　鹿角胶　鳖甲　牡蛎　桑螵蛸　人参　黄芪　当归　白芍　香附　天门冬　甘草　熟地黄　川芎　银柴胡　丹参　山药　芡实　鹿角霜

六味地黄丸　熟地黄　山萸肉　山药　茯苓　丹皮　泽泻

双黄连注射液　金银花　黄芩　连翘
孔圣枕中丹　龟版　菖蒲　远志　龙骨

## 五　划

玉真散　白附子　天南星　羌活　防风　白芷　天麻
玉屏风口服液　黄芪　白术　防风
龙牡壮骨冲剂　党参　白术　茯苓　龙骨　牡蛎　龟版　黄芪　山药　五味子　麦冬等
龙胆泻肝丸　龙胆草　生地黄　泽泻　柴胡　栀子　黄芩　甘草　木通　当归　车前子
生脉注射液(口服液)　人参　五味子　麦冬
云南白药　(从略)
宁血糖浆　花生衣

## 六　划

曲麦枳术丸　白术　麦芽　六神曲　枳实　枳壳　山楂　陈皮　桔梗
朱砂安神丸　生地黄　黄连　当归　朱砂　甘草
羊胆丸　羊胆干膏　百部　白及　浙贝母　甘草粉
红灵丹　朱砂　银硝　雄黄　硼砂　青礞石　麝香　冰片

## 七　划

纯阳正气丸　藿香　青木香　麝香　公丁香　雄黄　硼砂　冰片　火硝　苍术　茯苓　白术　肉桂　陈皮　半夏　青礞石等

## 八　划

板蓝根冲剂　板蓝根　大青叶等
虎潜丸　酒炙龟版　熟地黄　黄柏　知母　白芍　炙虎骨　锁阳　干姜　陈皮
固本咳喘片　党参　白术　茯苓　甘草等
金刚丸　肉苁蓉　杜仲　菟丝子　萆薢　猪腰子

## 九　划

茵栀黄注射液　茵陈　山栀　黄芩　金银花
复方丹参注射液　丹参　降香

## 十　划

哮喘冲剂　大青叶　平地木　前胡　桑白皮　半夏　旋覆梗　炙甘草　麻黄　白果
桑菊感冒冲剂　桑叶　菊花　薄荷油　杏仁　桔梗　连翘　芦根　甘草

## 十一划

银翘解毒片　金银花　连翘　荆芥　甘草　豆豉　薄荷油　淡竹叶　桔梗　牛蒡子　芦根
清开灵注射液　胆酸　水牛角　黄芩甙　珍珠层粉　栀子　板蓝根　金银花提取物

## 十二划以上

镇痫片　红参　郁金　珍珠母　人工牛黄　朱砂　茯苓　酸枣仁　胆南星　远志　石菖蒲　麦冬　莲子芯　甘草

醒脑静 麝香 冰片 牛黄 黄连 黄芩 栀子 郁金等
藿香正气水 藿香 苏叶 白芷 茯苓 半夏 苍术 大腹皮 厚朴 陈皮 甘草